医疗社会史研究

Journal of the Social History of Medicine and Health

Vol.I, No.1, June 2016

第一辑

主　　编　张勇安

特约主编　周　奇　James Mills

中国社会科学出版社

图书在版编目（CIP）数据

医疗社会史研究．第 1 辑／张勇安主编．—北京：中国社会科学出版社，
2016.7

ISBN 978 - 7 - 5161 - 8482 - 0

Ⅰ.①医…　Ⅱ.①张…　Ⅲ.①医学社会学—研究　Ⅳ.①R - 05

中国版本图书馆 CIP 数据核字（2016）第 146122 号

出 版 人	赵剑英	
责任编辑	张　林	
特约编辑	郑延巍	
责任校对	高建春	
责任印制	戴　宽	

出　　版	中国社会科学出版社	
社　　址	北京鼓楼西大街甲 158 号	
邮　　编	100720	
网　　址	http://www.csspw.cn	
发 行 部	010 - 84083685	
门 市 部	010 - 84029450	
经　　销	新华书店及其他书店	

印　　刷	北京明恒达印务有限公司	
装　　订	廊坊市广阳区广增装订厂	
版　　次	2016 年 7 月第 1 版	
印　　次	2016 年 7 月第 1 次印刷	

开　　本	710×1000　1/16	
印　　张	20.25	
插　　页	2	
字　　数	335 千字	
定　　价	76.00 元	

凡购买中国社会科学出版社图书，如有质量问题请与本社营销中心联系调换
电话:010 - 84083683

目　　录

档案文献

学术书评

目　录

发刊词

　　人类总是在不断遇到新问题和回答新问题的尝试中前行，学术研究亦是如此。传统的政治史、军事史、经济史遗留下的问题，后续的研究或冠之以社会文化史，或冠之以家庭史，或冠之以性别史、动物史、身体史、物质文化史、全球史等以新视角、新领域，甚至新学科的身份出现，对其做出这样或那样的解答，或言其未言，或言其未尽言，或言其未确言……凡此诸史，为我们认识自然世界、人类社会的不同面向，提供了诸多洞见。然而，史料之浩繁，史事之繁复，"自然"之无常，"人事"之复杂，"社会"之丰富，仍有待我们以新的视角、维度和尺度，探掘过去未被触及的面向。为此，我们创办了《医疗社会史研究》，旨在从医疗卫生及其社会意谓和意味的角度，探察并揭示自然世界和人类历史的新意涵，绝不言唯此为新，而只求以此推进。

　　古往今来，以现代学科建制用语论，无论是自然科学还是人文社会科学，都对自然世界的星辰运行、生物衍变，人的医疗、健康与卫生，人所在的社会之安全与谐和，以及人类整个共同体的公共福祉给予了这样或那样的关切，并为之做出了不懈的探索和努力。步入现代社会，环境之变迁、人类之安康与社会之谐和这一话题历久弥新，常说常在。进入新世纪以来，"非典""禽流感""埃博拉""寨卡病毒""雾霾"和其他非传统安全问题纷至沓来，这对我们的人文关怀的幅度和方式提出了新的挑战，人的健康谐和问题呈现出新的面孔，有了新的蕴含，凡此挑战，有待我们做出新的回应。在此，我们创办了《医疗社会史研究》，意在搭建一个新的学术平台，供学界同仁切磋交流，并为迎接新的挑战提供智识支持。

　　《医疗社会史研究》是一个鼓励多学科或跨学科研究路径，倡导扎实的原始资料运用，对论证分析风格不拘，对文体篇幅不限的医疗社会史及相关研究领域专业学术刊物。我们倡导规范，我们更欢迎既合乎规范又富有学术个性的各类佳作。

幸得国内外医疗卫生社会史及相关研究领域学界同仁的大力支持与厚爱，《医疗社会史研究》得以刊行面世，在此，谨向本刊的各位作者致以最诚挚的谢意！

新刊伊始，我们将竭力前行，在此祈盼广大学界同仁惠予支持，共助新刊成长。

《医疗社会史研究》编辑部

2016 年 6 月

专题论文

作为有目的战略行动者的国际卫生组织
——理论成果和方法论意涵

[美] 尼特珊·科列夫著　杨军译

摘　要　国际卫生组织的行动界限在哪里？本文将从有目的和战略性两个维度来界定国际卫生组织。有目的行动者有自己的意向和目标。许多国际卫生组织之所以具备目的性特征，是因为它们有着清晰的组织使命，以及它们是从相对统一的职业群体吸收成员的机构。作为战略行动者，国际组织不仅有独立的目标，而且通过理性的手段和行动来实现这些目标。本文描述了国际卫生机构所能采纳的战略行动类型，包括被动的和主动的反应。本文提出了比较的、历史的主张，认为国际卫生机构的近期转变表明，与过去相比，今天的国际卫生组织少了些目的性，不能那么成功地实施战略性行动。最后，本文辨识了将国际组织看作有目的战略行动者的一些方法论意涵。

关键词　国际组织　世界卫生组织　联合国　行动理论

　　什么是国际卫生组织？它可以像其他国际组织一样被研究吗？或者，由于事关卫生问题，它们是否有自己的独特之处？能否认为，所有国际卫生组织都是一样的？特别是，鉴于对从"国际"向"全球"公共卫生转变的习见理解①，它是否要求有概念化国际卫生组织的不同方式？

---

　　① Theodore M. Brown, Marcos Cueto and Elizabeth Fee, "The World Health Organization and the Transition from 'International' to 'Global' Public Health," *American Journal of Public Health*, Vol. 96, No. 1 (2006), pp. 62 – 72.

本文提出了一些关于国际组织，尤其是关于国际卫生组织的主张。本文第二部分提出，国际组织是有目的的行动者。这意味着，它们有独立的目标和意图，可能影响也可能不影响国际领域。我将表明，国际卫生组织的确有独特的特性，因为一般来说，它们有着清晰的组织使命，其机构传统上由相对统一的职业群体主导，倾向于有目的地和战略性地行动。不过，我还要表明，时过境迁，今天的国际卫生组织在观念上不再像以前那样条理分明，在专业上不再那么一致，不再那么有能力影响外部环境。文章第三部分旨在阐述，国际组织不仅是有目的的，而且是战略性的行动者。这意味着，至少有时候，即使面临外部限制，它们也能够成功地追求自己的目标。这一部分列举了国际机构可能采取的战略行动类型。其对消极的和战略性的反应，以及导向服从和导向抵抗的反应做了区分。通过简单引述世界卫生组织（WHO）和其他联合国具体部门的事例，我展示了可能出现的各种选择。在第四部分，本文明确了一些条件，包括有独立的目标和偏好、监管少而领导强等，它们使得战略反应可能或非常可能成功。基于这些条件，我认为，与以前的国际卫生组织相比，近期的卫生组织采取战略行动的能力下降了。最后，在本文第五部分，本文分析了将国际组织视为有目的战略行动者的一些方法论意涵。

一　作为有目的行动者的国际卫生组织

在社会科学中，人们一般认为，在国际组织中只有各成员国是利益主体，有能力采取行动。在国际关系领域，新现实主义理论的常见看法是，国际机构是"表现实力关系的场所"，学者通常不认为它们有自己的因果力量（causal power）。① 与之针锋相对的理论包括新自由主义制度论②，

---

① Tony Evans and Peter Wilson, "Regime theory and the English School of International Relations: A Comparison," *Millennium: Journal of International Studies*, Vol. 21, No. 3 (1992), p. 330. See John Mearsheimer, "The False Promise of International Institutions," *International Security*, Vol. 19, No. 3 (1994), pp. 5 – 49.

② Robert Keohane, *After Hegemony: Cooperation and Discord in the World Political Economy*, Princeton: Princeton University Press, 1984; Robert Keohane and Lisa L. Martin, "The Promise of Institutionalist Theory," *International Security*, Vol. 20, No. 1 (1995), pp. 39 – 51.

它赋予国际组织一些因果相关性，尽管是间接的。根据这种理论，制度安排"改变了令各国进行欺诈的诱因；它们……降低了交易成本，将种种事务联结起来，提供了合作的重心"，由此转变了国家的偏好、行为，最终改变了它们的政策结果①。不过，虽然新自由主义制度论者声称，制度框架对国家作出了限制，但像新现实主义者一样，他们也不认可国际组织有行动能力。② 与国际关系领域的学者相比，在社会学中，对国际领域感兴趣的理论倾向于更多地把它看成是同质的，如对"世界文化"和"世界社会"等术语的使用，③ 然而，国际准则和惯例源于民族国家，尤其源于西欧北美。④

不过，国际组织并非只是供他人行动的场所，国际卫生组织尤其如此。虽说成员国间的谈判和妥协是国际组织决策过程的核心，但其政策往往受到国际机构自身的影响。国际组织的领导和职员编制预算，排列各方案的先后顺序，写出立场文件，阐述其主题，向成员国宣传其政策，是影响政策制定的关键因素。他们不仅是中立的调解人，而且是在针锋相对的立场间或传播于各地形成的观念间帮助找到可行的妥协之路。相反，我以为，国际机构可以作为有自己利益的、因而也是有自己偏好的行动者而行动。在成员国谈判达成的政策中，它们加入了自己的目标和观念。

（一）有目的的行动及其限度

相当多的国际关系理论对于国际关系研究中占据主导地位的、以国家为中心的路径，发起了挑战，认为国际组织是有目的的行动者。将国际组

---

① Robert Keohane and Lisa L. Martin, "The Promise of Institutionalist Theory," p. 49.

② Michael Barnett and Martha Finnemore, *Rules for the World: International Organizations in Global Politics*, Ithaca: Cornell University Press, 2004.

③ John W. Meyer, John Boli, George M. Thomas and Francisco O. Ramirez, "World Society and the Nation – State," *American Journal of Sociology*, Vol. 103, No. 1 (1997), pp. 144 – 181; Georg Krücken and Gili S. Drori, eds., *World Society: The Writings of John W. Meyer*, New York: Oxford University Press, 2009.

④ John W. Meyer, John Boli, George M. Thomas and Francisco O. Ramirez, "World Society and the Nation – State," pp. 144 – 181.

织看作行动者的早期理论包括认知共同体的研究文献①和国际组织决策的研究文献②。当前持此观点的有建构主义③与委托—代理理论（principal - agent theory）④。虽然本文赞同这些理论中的一些见解，但提供的是一条不同的路径，不仅分析组织自主性的起源，更重要的是，也分析自主性和外部限制间的相互作用。

汲取政治社会学和组织社会学的见解对辨识决定着国际组织的部分自主性的机构因素，是有益的。政治社会学帮助我们理解公共机构形成独立的目标、偏好和利益的能力。在以社会为中心和以国家为中心的路径之间，有关国际组织本质的争论呼应着有关国家本质的争论。主张国家中心论的学者表明，在形成偏好时，选出的官员和公务员并不依赖各自的选区和捐赠者，而且，虽然"自主的国家行为通常采取的形式是试图加强权威，延续政治生命，加强对国家组织的控制"⑤，但这些偏好并不只是出

---

① Peter M. Haas, "Introduction: Epistemic Communities and International Policy Coordination," *International Organization*, Vol. 46, No. 1 (1992), pp. 1 – 35.

② Robert Cox, "The Executive Head: An Essay on Leadership in the ILO," *International Organization*, Vol. 23, No. 2 (1969), pp. 205 – 229. Robert Cox and Harold Jacobson, eds., *Anatomy of Influence: Decision Making in International Organization*, New Haven: Yale University Press, 1974.

③ Martha Finnemore, *National Interests in International Society*, Ithaca: Cornell University Press, 1996; Michael Barnett and Martha Finnemore, *Rules for the World: International Organizations in Global Politics*; Catherine Weaver and Ralf J. Leiteritz, "Our Poverty is a World Full of Dreams: Reforming the World Bank," *Global Governance*, Vol. 11, No. 3 (2005), pp. 369 – 388.

④ D. Roderick Kiewiet and Mathew D. McCubbins, *The Logic of Delegation*, Chicago: The University of Chicago Press, 1991; Barbara Koremenos, Charles Lipson and Duncan Snidal, eds., *The Rational Design of International Institutions*, New York: Cambridge University Press, 2001; Don Nielson and Michael Tierney, "Delegation to International Organizations: Agency Theory and World Bank Environmental Reform," *International Organization*, Vol. 57, No. 2 (2003), pp. 241 – 276.

⑤ Theda Skocpol, "Bringing the State Back In: Current Research," in Peter Evans, Dietrich Rueschemeyer and Theda Skocpol eds., *Bringing the State Back In*, New York: Cambridge University Press, 1985, p. 15.

于生存需要。① 组织社会学家则表明，组织能形成独特的身份：关于它是何种组织的信念，它看起来应是什么样的，它应该如何表现自己②。类似地，国际机构也是有着独立目标的行动者，包括物质和理念上的目标。

就国际机构的物质目标而言，最常见的是掌握行动的权力和有效行动的资金。国际机构的领导层也形成了扩张的倾向，试图争取更长的任期和更多的预算。不过，物质目标不是绝对的。举例来说，如果威胁到了组织的自主权，或削弱了其正当性，国际机构会拒绝扩张的机会③。同样，资金数量也很少是唯一的考量。国际机构更关心的是如何使用资源的支配权。

不过，国际机构有的不只是物质偏好。关于组织的使命和有关怎样才能最好地完成使命的理解，国际组织也发展出指导其认知的原则、偏好和理念④。这些原则塑造了职员们对组织政策和方案的观点。当然，产生理

---

① Fred Block, "The Ruling Class Does Not Rule: Notes Toward a Marxist Theory of the State," *Socialist Revolution*, Vol. 7 (1977), pp. 6 – 28; Peter Evans, Dietrich Rueschemeyer, and Theda Skocpol, eds., *Bringing the State Back In*; Theda Skocpol, *Protecting Soldiers and Mothers: The Political Origins of Social Policy in the United States*, Cambridge: Harvard University Press, 1992.

② Stuart Albert and David A. Whetton, "Organizational Identity," *Research in Organizational Behavior*, Vol. 7 (1985), pp. 263 – 295; Jane E. Dutton and Janet M. Dukerich, "Keeping an Eye on the Mirror: Image and Identity in Organizational Adaptation," *Academy of Management Journal*, Vol. 34, No. 3 (1991), pp. 517 – 554; Karen Golden – Biddle and Hayagreeva Rao, "Breaches in the Boardroom: Organizational Identity and Conflicts of Commitment in a Nonprofit Organization," *Organization Science*, Vol. 8, No. 6 (1997), pp. 593 – 611; Mary Ann Glynn, "When Cymbals Become Symbols: Conflict Over Organizational Identity Within a Symphony Orchestra," *Organization Science*, Vol. 11, No. 3 (2000), pp. 285 – 298.

③ Michael Barnett and Liv Coleman, "Designing Police: Interpol and the Study of Change in International Organizations," *International Studies Quarterly*, Vol. 49, No. 4 (2005), pp. 593 – 619.

④ Ron L. Jepperson, "Institutions, Institutional Effects, and Institutionalism," in W. W. Powell and Paul Di Maggio eds., *The New Institutionalism in Organizational Analysis*, Chicago: University of Chicago Press, 1991, pp. 143 – 163; Michael Barnett and Martha Finnemore, *Rules for the World: International Organizationsin Global Politics*; Michael Barnett and Liv Coleman, "Designing Police: Interpol and the Study of Change in International Organizations," pp. 593 – 619.

念目标的来源和从它们中汲取的观念都会随着时间而变化，但是，有两种来源特别重要。首先，国际机构受组织创建者的价值观和目标的影响极大，尤其是组织初创文本中的那些内容，诸如组织章程之类①。其次，如果国际机构受一种专业主导，专业知识和精神就会强烈地塑造这个组织的原则②。值得注意的是，包括组织成员在内，初创宣言和专业知识这两个来源被看作判定组织偏好的正当性依据。与初创宣言的一致能够证明，组织是在被授权范围内行动的，并且，它是非政治性的；对专业知识及正当专业技能的依赖指向的是公平客观，表现出的是政治中立③。

　　一般来说，绝大多数国际机构有着类似的物质目标，但说到理念目标，包括目标的内容和对之的忠诚，有理由认为它们之间存在着区

　　① Lloyd C. Harris and Emmanuel Ogbonna, "The Strategic Legacy of Company Founders," *Long Range Planning*, Vol. 32, No. 3 (1999), pp. 333 – 343; Victoria Johnson, *Backstage at the Revolution: How the Royal Paris Opera Survived the End of the Old Regime*, Chicago: University of Chicago Press, 2008.

　　② Paul J. Di Maggio and Walter W. Powell, "The Iron Cage Revisited: Institutional Isomorphism and Collective Rationality in Organizational Fields," pp. 147 – 160; Walter W. Powell, "Institutional Effects on Organizational Structure and Performance," in Lynne G. Zuckerc ed., *Institutional Patterns and Organizations: Culture and Environment*, Cambridge: Ballinger, 1983, pp. 115 – 136; Mary Ann Glynn, "When Cymbals Become Symbols: Conflict Over Organizational Identity Within a Symphony Orchestra," pp. 285 – 298; Catherine Weaver and Ralf J. Leiteritz, " 'Our Poverty is a World Full of Dreams': Reforming the World Bank," pp. 369 – 388; Sarah Babb, "Embeddedness, Inflation, and International Regimes: The IMF in the Early Postwar Period," *American Journal of Sociology*, Vol. 113, No. 1 (July 2007), pp. 128 – 164; Jeffrey Chwieroth, "Normative Change From Within: The International Monetary Fund's Approach To Capital Account Liberalization," *International Studies Quarterly*, Vol. 52, No. 1 (April 2008), pp. 129 – 158; Jeffrey Chwieroth, "Organizational Change 'From Within': Exploring The World Bank's Early Lending Policies," *Review of International Political Economy*, Vol. 15, No. 4 (2008), pp. 481 – 505.

　　③ Michael Barnett and Martha Finnemore, "The Politics, Power, and Pathologies of International Organizations," *International Organization*, Vol. 53, No. 4 (1999), pp. 699 – 732.

别。这些区别通常是由初创文件中的理念构想的不同所导致的，是由专业的社会化方面的不同所导致的。就各种国际组织来说，国际卫生组织中尤其常见的是，它产生了自主理念目标并有高度忠于它们的机构。这是因为，国际卫生组织一般都有内在理念化的初创文件——当然许多别的国际组织也是如此——也因为其职员通常来自公共卫生这同一专业，所以，经过一种专业化进程，他们具备了连贯的、共有的专业精神。有趣的是，正是由于这一点，人们能够预判较传统的和较新的国际卫生组织之间的区别，如世界卫生组织和全球反艾滋病、肺结核和疟疾的各个基金会。在较新的国际卫生组织那里，可能的情况是，对共有理念目标的高度忠诚不怎么明显。它们被规划为公共—私人的合作团体，对于专业趋向的态度更为"开放"，不怎么被公共卫生或其他医学专家主导，因为它们也雇用健康经济学家、律师和其他专业人士，而对于组织的使命和实现的方式，这些人或许有不同的解释。

总之，虽然不同类型的组织间存在着区别，但国际机构一般会形成物质目标和理念上的认知，决定着它们对成员国提出的动议及其他要求的立场。不过，我们也要记得，国际机构按自己独立偏好行动的能力受它们与成员国之间关系及其他外部力量的限制。为了分析国际机构与向它们提出要求者之间的关系，再次引述有关组织的社会学理论是有益的，特别是资源依赖路径①和新制度主义路径。② 利用这些文献，我提出，国际机构追求上述目标的能力受三种依赖类型约束：资源依赖、程序依赖和规范依赖。

（二）资源依赖

为维持自身存在和实现自己的目标，国际组织需要财政资源，但它们

---

① Jeffrey Pfeffer and Gerald R. Salancik, *The External Control of Organizations: A Resource Dependence Perspective*, New York: Harper and Row, 1978.

② Paul J. Di Maggio and Walter W. Powell, eds., *The New Institutionalism in Organizational Analysis*, Chicago: University of Chicago Press, 1991.

中的绝大多数都不是自给自足的，而严重依赖提供所需资金的外部参与者。① 资源依赖的程度因各种制度安排的不同而不同。在决定着国际组织对富裕国家资源依赖水平的问题上，一些情况需要特别指出。② 有趣的是，这些情况显示，与世界卫生组织等旧的卫生组织相比，全球基金（Global Fund）③ 等新卫生组织倾向于更多地依赖富有的国家。

1. 所需外部资金的数量。国际组织为实践自己使命所需资金数目越大，它对外部捐赠者的依赖就越强。例如，在捐赠者面前，世界银行特别脆弱，因为它的活动需要庞大的资金。相比之下，世界贸易组织的预算较小，因此，外部参与者不能依靠扣留或不承诺新的资源来影响它的行为和政策。国际货币基金组织也需要大批资源，但不像世界银行那样脆弱，因为它自己能产生一些收益。④ 国际卫生组织自己没有收入，其资源依赖水平主要取决于它们是可操作性的，还是聚焦于政策宣传或技术援助。世界卫生组织的资金明显依靠的是成员国和其他捐赠者。与全球基金相比，它的活动范围有限，而基金会则比世界卫生组织更依赖于财政支持。⑤

---

① Jeffrey Pfeffer and Gerald R. Salancik, *The External Control of Organizations*: *A Resource Dependence Perspective*; Peter M. Blau, *Exchange and Power in Social Life*, New York: Wiley, 1964; James D. Thompson, *Organizations in Action*, New York: McGraw - Hill, 1967; Sarah Babb, *Behind the Development Banks*, Chicago: University of Chicago Press, 2009.

② 国际组织也尝试从私人基金会和私人部门获取捐赠，但是，到目前为止，最大的捐赠者依然是富有的国家。

③ "全球基金"在联合国前秘书长科菲·安南的积极倡导下，于 2002 年 1 月在瑞士成立，是一个政府与民间合作创办的国际金融机构，致力于抗击艾滋病、结核病和疟疾，总部设在瑞士日内瓦。自成立以来，该基金在机构及个人捐款的支持下，在全世界开展抗击恶性疾病的工作，其业务目前已覆盖 150 多个国家和地区。译者注。

④ Nitsan Chorev and Sarah Babb, "The Crisis of Neoliberalism and the Future of International Institutions: The IMF and the WTO in Comparative Perspective," *Theory and Society*, Vol. 38, No. 5 (Sep. 2009), pp. 459 - 484.

⑤ 从 2002 年到 2011 年，世界卫生组织的全部预算是平均每年 14 亿美元。同一时期，全球基金平均每年募集约 20 亿美元。关于全球基金，参见 2012 年全球基金报告。关于世界卫生组织，参见网站 http://www.who.int/about/resources_ planning/en/index.html 中不同年份的报告。

2. 成员捐赠规模的区别。与贫穷的成员捐赠的资金量相比，富裕的成员捐赠越多，国际组织越是依赖于富裕成员。世界银行只依赖富国的捐赠，此类国际组织特别脆弱。包括世界卫生组织在内，正常情况下，联合国各专业机构一般是根据成员国支付能力来评估捐款数的比例方案。这看起来很恰当，其结果却是对美国及其他富国产生严重依赖。当然，就全球基金等组织来说，它的部分成员是资金接受者，只有部分成员是捐赠者，因此，对富国的依赖更加严重。一种相关的情况是，为组织提供大量资金的成员数量和它们立场的一致性。重要捐赠者的数量越少，立场越接近，国际组织的影响力就越小。

3. 强制与自愿捐赠。强制捐赠削弱了富有成员以其付出作为施加影响的工具的能力。在过去，世界卫生组织的绝大部分预算来自成员国的强制捐赠，但近些年有了变化，特别指定了用途的自愿捐赠占了每年预算的很大一部分。① 在全球基金一类的组织中，捐赠全是自愿的。

4. 与其他组织的资源竞争。当一些职责重叠的机构竞争同样的资金时，资源依赖性会更大。因此，随着全球基金和许多其他公共—私人合作机构在 21 世纪的成立，世界卫生组织的依赖状况加剧了。

（三）程序依赖

由于各成员往往是主管团体的代表，国际组织不仅在外部力量撤回其资金的能力面前显得软弱，面对成员们收回选票的能力时同样如此。为恰当地行使职责，国际组织需要多数投票成员赞同其政策和方案。如果国际机构是中立的，它对多数成员通过的政策和方案内容就不会有很多利益牵扯。然而，由于国际机构对政策和方案内容有自己的利益考量，它便有了

---

① 自 20 世纪 70 年代中期以来，自愿捐赠的部分逐渐增加了。1974—1975 年，自愿捐赠增长到世界卫生组织全部费用的 30%，1980—1981 年达到 53%。在 20 世纪 80 年代，它们一直维持在 50% 左右，但到 20 世纪 90 年代增加到接近 60%。2004 年是 70%，见 Kelley Lee, *The World Health Organization (WHO)*, London and New York: Routledge, 2009; Patrick J. Vaughan, Sigrun Mogedal, Stein‑Erik Kruse, Kelley Lee, Gill Walt, and Koen de Wilde, "Financing the World Health Organisation: Global Importance of Extrabudgetary Funds," *Health Policy*, Vol. 35, No. 3 (March 1996), pp. 229 – 245。

对以选票形式表现出来的成员立场的依赖。与资源依赖一样，制度方面的安排影响着程序依赖的程度。

1. 投票形式。各个国际组织有着不同的投票类型。以民族国家作为成员的一些国际组织实行一国一票制，另一些采取"权重"（weighted）形式，其中一国选票的权重反映了它对该组织的财政资助比例。虽然有争议，但程序依赖并未怎么吸引研究者，因为在世界银行和国际货币基金组织等最常被考察的国际组织中，富国控制了多数选票，从而有可能使资源依赖和程序依赖重合。不过，在联合国的机构中，一国一票制造成了对穷国的程序依赖，因为后者拥有多数选票。世界卫生组织也采取一国一票制，它的官僚机构要依赖成员国的多数决定原则。世界卫生组织的执行委员会的成员分布反映了成员国的地理与经济差异，由此，类似于同资源依赖的脱节，执行委员会创造了又一层程序依赖。全球基金的结构很不一样，其主要管理实体是委员会，而不是各民族国家组成的大会。全球基金委员会有20个可以投票的成员，代表7个"选区"，其中捐赠国政府8票，"执行"国政府7票，发达与发展中国家的非政府组织各1票，私人基金会1票，私有部门1票，艾滋病、肺结核、疟疾患者1票。这样，世界卫生组织和全球基金的一个重要区别是，后者的选举成员不仅仅是成员国。另一区别是，委员会设计为各有10名投票成员的两个群体，即捐赠者和受益者。① 这消除了指望不上资源依赖的穷国在世界卫生组织中所具有的程序优势。

2. 决策权威的位置。只是在由选举成员做决定时，在决定不受无代表地区干扰时，选举安排才是重要的。在世界卫生组织，有利于富国的一个有效方式是减少组织对多数选票的依赖，而提供了可以特别指定用途的自愿捐赠的机会。全球基金则不允许指定资金用途。举例来说，这阻止了美国政府有关不将美国捐赠用于资助赞成流产的诊所的要求。不过，它的另一面是相对而言，全球基金权力分散，许多决定不是由委员会作出的。

----

① Michel Kazatchkine, Blog - interview at The Herald Tribune, March 12, 2008, available at http: //blogs. iht. com/tribtalk/business/globalization/? p = 672.

（四） 规范依赖

如组织社会学家提醒我们的那样，国际组织不仅需要物质资源，也需要象征资源。为争取支持，一个组织对自身、对其使命和方案的呈现必须被认作是正当的。① 绝大部分正当性资源是内在的。② 要被认作是"内在的"正当性，国际组织的政策和方案需要与其最初的授权一致，而不能超越于它。它们也必须被看作是中立的，例如，不能被认为是服务于富国或跨国团体的利益，或是成为穷国的喉舌。最后，国际组织还必须表现出管理能力。管理能力和效率常常与中立问题关联，就像尤其是富国指责的那样，政治化会让组织失灵。其他正当性资源是外在的。为获取"外在的"正当性，国际组织需要符合由主导性的全球行动者界定和再界定的全球规范、规则和原则。③

概括一下就是，国际组织依赖于资源、选举多数和正当性。基于许多

① John Meyer and Brian Rowan, "Institutional Organizations: Formal Structure as Myth and Ceremony," *American Journal of Sociology*, Vol. 83, No. 2 (1977), pp. 340 – 363; Mark Suchman, "Managing Legitimacy: Strategic and Institutional Approaches," *Academy of Management Review*, Vol. 20, No. 3 (1995), pp. 571 – 610; Ian Hurd, *After Anarchy: Legitimacy and Power in the United Nations Security Council*, Princeton: Princeton University Press, 2007.

② Michael Barnett and Martha Finnemore, *Rules for the World: International Organizations in Global Politics*; Ian Hurd, *After Anarchy: Legitimacy and Power in the United Nations Security Council*; Terence C. Halliday and Bruce G. Carruthers, *Bankrupt: Global Law making and Systemic Financial Crisis*, Stanford: Stanford University Press, 2009.

③ John Meyer and Brian Rowan, "Institutional Organizations: Formal Structure as Myth and Ceremony," pp. 340 – 363; W. Richard Scott and John W. Meyer, "The Organization of Societal Sectors," in John W. Meyer and W. Richard Scott eds., *Organizational Environments: Ritual and Rationality*, Beverly Hills: Sage, 1983, pp. 129 – 153; Paul J. Di Maggio and Walter W. Powell, "The Iron Cage Revisited: Institutional Isomorphism and Collective Rationality in Organizational Fields," pp. 147 – 160; Elizabeth Goodrick and Gerald R. Salancik, "Organizational Discretion in Responding to Institutional Practices: Hospitals and Cesarean Births," *Administrative Science Quarterly*, Vol. 41, No. 1 (1996), pp. 1 – 28; Ian Hurd, *After Anarchy: Legitimacy and Power in the United Nations Security Council*.

国际组织特征的既定制度安排，资源依赖使得它们特别关注富国、私人基金会和企业的要求，新的国际卫生组织看起来尤其如此。通过迫使国际组织关心贫穷多数的愿望，程序依赖潜在地能平衡资源依赖。不过，程序依赖是旧的国际卫生组织的特点，新的组织不是这样。最后，规范依赖使得国际组织在面临对有关它们的权威、中立和能力方面的批评时显得特别脆弱。

很明显，聚焦于国际组织对其成员国的依赖与那些认为成员国对政策结果有重大影响的理论是一致的，但是，它把这种影响力的根源从作为绝大多数国际关系理论核心的国家关系那里转到了国家与国际机构的关系上了。根据这里所作的分析，政策结果并不仅仅依赖其成员影响其他成员立场的能力，同样地，它也依赖其成员控制国际组织的领导与职员的能力。我将在下一部分表明，另一方面，虽然国际机构有种种依赖的情况，它也常常能规避外来压力。

二　作为战略行动者的国际卫生组织

本文强调，潜在地具有自主性的国际机构与其成员及非成员存在着可能发生的矛盾，它带来一个许多研究经常忽视的问题：考虑到国际组织对其成员的依赖，国际机构怎么能坚持自己的目标和利益——如果后者与外部要求有抵触？

从建构主义观点的总体构想来看，它承认国家施加的外部约束。[1] 然而，在绝大多数经验分析中，诸如对国际组织独立的但符合国家利益而行动的个案研究，或是对国家不关心国际组织行动结果的个案研究，国际机构的独立目标与外部要求的潜在冲突被回避了。[2] 几乎没有研究文献中的分析注意另一些事例，其中，国际组织没能贯彻国家的要求，或是以违背

[1]　Michael Barnett and Martha Finnemore, *Rules for the World: International Organizations in Global Politics*, p. 12.

[2]　Rawi Abdelal, *Capital Rules: The Construction of Global Finance*, Cambridge: Harvard University Press, 2007.

国家利益的方式行动。① 这种经验事例选择偏好的一个结果是，事实上，许多建构主义研究倾向于夸大国际组织拥有的势力，贬低外部压力与约束的影响。② 换句话说，建构主义研究的疏忽不在于夸大了国际组织的自主权，而是疏于探讨那些使得国际组织能够在有外部反对的情况下推进其自主利益的因素。

委托—代理理论的分析则认为，作为代理者的国际组织"能够展示相当大的独立性"，因为作为委托者的成员国受到"集体委托""多重委托"和"代表链"（chain of delegation）的混乱局面的干扰，后者限制了它们的有效监管。③ 虽然与绝大多数建构主义研究相比，这种构想反映了对成员国和国际组织间潜在矛盾的更多关注，不过，委托—代理理论的文献还是首要集中于对多少能容纳有效监管的委托者特征的辨识。其结果是，一些学者自己坦承，这种分析"在代理者行为的观点方面相当薄弱"④。

总之，绝大多数建构主义和委托—代理理论的研究没有分析国际组织在这些目标与成员国的偏好发生冲突的时候坚持其目标的能力。我认为，要理解国际组织如何在其目标与偏好同成员国存在着潜在矛盾的事例中还能予以坚持的能力，我们要分析的不是诸如权威或知识等国际组织的象征性资源，像那些理论常常做的那样，而是要分析它们的实践，尤其是它们进行战略行动的能力。实际上，关于国际机构面对威胁其目标的要求时能

---

① Michael Barnett and Martha Finnemore, *Rules for the World: International Organizations in Global Politics*, p. 28.

② Michael Barnett and Martha Finnemore, *Rules for the World: International Organizations in Global Politics*; Rawi Abdelal, *Capital Rules: The Construction of Global Finance*; Jeffrey Chwieroth, "Normative Change from Within: The International Monetary Fund's Approach to Capital Account Liberalization," pp. 129 – 158.

③ Don Nielson and Michael Tierney, "Delegation to International Organizations: Agency Theory and World Bank Environmental Reform," pp. 241 – 276.

④ Darren G. Hawkins and Wade Jacoby, "How Agents Matter," in Darren G. Hawkins, David A. Lake, Daniel L. Nielson, and Michael J. Tierney eds., *Delegation and Agency in International Organizations*, New York: Cambridge University Press, 2006, p. 1999.

够作出的战略反应，我的分析是建立在持委托—代理理论的学者①和建构主义的学者②开创的研究基础上的。在委托—代理理论家的一项研究中，不同寻常地，戴伦·霍金斯（Darren Hawkins）和韦德·雅各比（Wade Jacoby）考察的不是代理者的特征，而是它们用以避免委托者控制的战略。不过，他们的分析局限于有意影响代理者自主程度的战略，如对授权的再解释，而没有讨论代理者在给定自主程度内的战略。③一些建构主义研究也开始考察在存在着压力的情况下采取自主行动的可能性。④

在面对不合意的要求时，国际机构要维护自己的目标，能够采取什么样的战略？为了更系统地辨识这些，我将援用组织社会学。对组织社会学中的战略行为的关注引发了学者们对新制度主义理论的早期设想的质疑；那些设想暗示，组织会顺从其环境的指令。⑤与之相反，学者们开始承认，组织有可能采取有目的的行动，采纳战略选择。除了其他贡献，这些研究还承认，外部指令易于被指令接收者解释、操纵、修改和细化。⑥克

---

① Darren G. Hawkins and Wade Jacoby, "How Agents Matter."

② Michael Barnettand Liv Coleman, "Designing Police: Interpol and the Study of Change in International Organizations," pp. 593 – 619; Catherine Weaver, *Hypocrisy Trap: The World Bank and the Poverty of Reform*, Princeton: Princeton University Press, 2008.

③ Darren G. Hawkins and Wade Jacoby, "How Agents Matter."

④ Michael Barnett and Liv Coleman, "Designing Police: Interpol and the Study of Change in International Organizations," pp. 593 – 619.

⑤ Paul J. Di Maggio and Walter W. Powell, "The Iron Cage Revisited: Institutional Isomorphism and Collective Rationality in Organizational Fields," pp. 147 – 160; Walter W. Powell, "Institutional Effects on Organizational Structure and Performance," in Lynne G. Zucker ed., *Institutional Patterns and Organizations: Culture and Environment*, Cambridge: Ballinger, 1988, pp. 115 – 136.

⑥ W. Richard Scott, "Approaching Adulthood: The Maturing of Institutional Theory," *Theory and Society*, Vol. 37, No. 5, Special Issue on Theorizing Institutions: Current Approaches and Debates (Oct. 2008), pp. 430; 也可参见: Paul J. Di Maggio and Walter W. Powell, eds., *The New Institutionalism in Organizational Analysis*; Jerry D. Goodstein, "Institutional Pressures and Strategic Responsiveness: Employer Involvement in Work – Family Issues," *The Academy of Management Journal*, Vol. 37, No. 2 (1994), pp. 350 – 382; Elizabeth Goodrick and Gerald R. Salancik, "Organizational Discretion in Responding to Institutional Practices: Hospitals and Cesarean Births," pp. 1 – 28.

里斯廷·奥里弗（Christine Oliver）极其清晰地列出了面对外部压力时组织行动者可能有的5种反应。① 简略地说，可能的反应包括：默认（屈服于压力）；妥协（不得不让步）；回避（试图消除遵从的必要性）；反抗（拒绝外部的期待）；操纵（试图积极地改变外部期待的内容）。迈克尔·巴内特（Michael Barnett）和丽芙·科尔曼（Liv Coleman）主张，国际组织也能采用同样的战略，并提出了第6种反应，即战略性的社会建构（调整环境，使之与组织目标一致）；② 2008年，凯瑟琳·韦弗（Catherine Weaver）和拉尔夫·雷特里茨（Ralf J. Leiteritz）详细描述了将回避（或"有组织的伪善"）作为世界银行一种核心战略的情形。③

　　研究文献中描述的一系列可能反应尽管有用，但也会造成分析上的混乱，尤其是这些反应似乎追随一种双重线性逻辑，有着"从消极地遵从到积极地抵抗"的不同。④ 不过，"消极—积极"和"顺从—抵抗"这两种二分并非严丝合缝地重合。什么使得一种反应是消极或积极的？不在于顺从或抵抗外部要求，而在于反应中是否包括改变那些要求的意义的尝试，不管那是属于顺从还是抵抗它们的一部分。例如，操纵指有目的地收买、影响或控制制度压力的努力，以改变那些期望的内容；奥里弗将它列为抵抗，因为它是"对这些压力的最积极反应"⑤。如果组织能通过操纵来回避对最初要求的服从，那它真的应被视作抵抗。可是，如果在操纵它们的内容后，组织还在以看上去满足了最初要求的方式遵行那些改变了的

---

① 奥立弗（1991）利用了可能的战略的更早一些时期的设想，包括普费弗（Pfeffer）与萨兰西克（Salancik）（1978）和斯科特（1981年，第8章）。Christine Oliver, "Strategic Responses to Institutional Pressures," *Academy of Management Review*, Vol. 16, No. 1 (1991); Jeffrey Pfeffer and Gerald R. Salancik, *The External Control of Organizations: A Resource Dependence Perspective*; W. Richard Scott, *Organizations: Rational, Natural and Open Systems*, New Jersey: Prentice-Hall, 1981。

② Michael Barnett and Liv Coleman, "Designing Police: Interpol and the Study of Change in International Organizations," pp. 593-619.

③ Catherine Weaver and Ralf J. Leiteritz, "'Our Poverty is a World Full of Dreams': Reforming the World Bank," pp. 369-388.

④ Christine Oliver, "Strategic Responses to Institutional Pressures," p. 146.

⑤ Christine Oliver, "Strategic Responses to Institutional Pressures," p. 157.

期望，那么操纵就应被视为一种积极或战略性服从的形式——下文中，奥里弗称作"积极的"反应的地方我将改用"战略的"一词。将两种二分归并一起的做法阻碍了将"消极 vs 积极/战略反应"与"服从 vs 抵抗"区别开来的独立评估，而我将在下面提出，这一点对我们理解国际机构成功地偏离外部指示的能力至关重要。

如果我们在两种二分法中作个区分，会出现何等不同类型的反应？表1列出了这些类型，依据是（1）服从/抵抗＝反应是否导向将满足外部势力的变化（服从），或者，是否将避免变化或导向不满足外部势力的变化（抵抗），以及（2）消极的/战略的＝组织是否将压力看作"应该服从或反抗的特定限制"（消极），或者，它是否试图重新定义外部压力的意义（战略的），即予以"改变、改造或控制"①。

表1　　　　　　　　　　　　　　可能的反应类型

	服从	抵抗
消极的	依循最初的期望	不服从
战略的	依循重新解释后的期望	宣告无效

这一分类产生了四种可能反应的类型。

（一）消极服从和消极抵抗

消极反应将那些要求看作给定的并予以接受，包括消极服从，即国际机构依循最初的期望，以及消极抵抗，即国际机构明确地不服从外部要求。事实上，服从与抵抗的常见二分针对的是这些"消极"分类。关于消极服从，人们熟悉的一个事例是在 20 世纪 70 年代，联合国教科文组织对发展中国家相对激进的要求作出的反应。遵照那些要求，联合国教科文组织发布了有争议的新国际信息规则，未考虑它会削弱组织在发达国家眼中的正当性的可能。事实上，美国政府声称，教科文组织提出的政策危害

---

① Christine Oliver, "Strategic Responses to Institutional Pressures," p. 159.

了新闻业的独立，从而退出了这个组织。① 关于消极抵抗，2005 年，巴内特和科尔曼提供了一个事例，其中描述了国际刑警组织对要求其涉入反恐怖主义的压力的抵制，因为担心牵扯进政治事件会令组织解体。成员国的反应是建立了竞争性的警察网络，以配合它们的反恐政策，并作为对国际刑警组织的惩罚。②

（二）战略性服从和战略性抵抗

上面两个简短事例表明，消极服从和消极抵抗都有风险，往往会导致国际机构在物质和/或理念目标上的牺牲。因此，国际机构经常会作出其他反应：战略性服从和战略性抵抗。两种反应都牵涉到改变那些要求的意义，但结果不同。在战略性服从的事例中，国际机构在遵行那些要求前改变它们的意义，使其更易于和机构自身立场相协调。在战略性抵抗的事例中，国际机构对那些要求重行组织，使得人们不再期待国际机构顺应它们。国际机构根据改变了的期望制定政策，有时能以不那么令人不快的方式顺应它们，从而将服从的代价最小化；在另一些时候，国际机构以不被认作抵抗的方式拒绝服从，以此将遭惩罚的风险最小化。

战略性服从外部要求时，国际机构认可成员国的要求，但只是在赋予这些要求一种意义之后：既与最初的期望相容，也符合组织的独立目标。重要的是，重新解读期望（改变那些要求的意义）并不同于改变期望（改变要求），后者被认为是抵抗而非服从。战略服从并非是要外部势力改变它们的要求，而是让这些势力相信，最初的要求已经满足了。这种战略服从导向的不是部分服从，不是消极服从的预期结果，正如在妥协的事例中所表明的那样；它导向的是扭曲的服从，亦即，在重新解读那些要求后，组织会一丝不苟地遵行。可接受地重新构建主导逻辑的挑战恰恰在于

① Mark F. Imber, *The USA, ILO, UNESCO and IAEA: Politicization and Withdrawal in the Specialized Agencies*, London: Macmillan, 1989; Robert N. Wells, "Introduction: the UN's Specialized Agencies: Adaptation and Role Changes in an Altered International Environment," in Robert N. Wells ed., *Peace by Pieces—United Nations Agencies and Their Roles: A Reader and Selective Bibliography*, Lanham: The Scarecrow Press, 1991.

② Michael Barnett and Liv Coleman, "Designing Police: Interpol and the Study of Change in International Organizations," pp. 593 – 619.

令这样的再构造可被人接受；通过重新构建，国际机构让扭曲的服从看起来像是完全彻底的。

不同于联合国教科文组织，在 20 世纪 70 年代，世界卫生组织对发展中国家的要求作出的是战略服从的反应，而不是消极服从。针对发展中国家建立新国际经济秩序的呼吁，世界卫生组织重新定义了它们提出的原则，包括将发展看作社会发展，关注国家内部而非国家之间的不平等，主张自立并减轻发达国家的义务，只支持恰当的技术转让。由此，以与那些要求相协调的方式，世界卫生组织机构得以成功推出其《2000 年全民健康》方案，推出其基本卫生保健方略。

战略抵抗外部要求的情况是，国际机构接受外部原则，但不予遵行。战略抵抗涉及直接面对外部要求，而不是像在逃避的事例中那样绕过它们。不过，不同于消极反抗的表现，战略抵抗试图尽量降低外部势力视其反应为挑战它们期望的正当性的程度。战略抵抗外部期望的国际机构并不拒绝主导逻辑，相反，它依靠这一逻辑将拒绝服从正当化。这样的正当化辩解使得国际机构能够取消遵行的期望，令成员国视之为恰切的行为，而不是挑衅性的（消极）抵抗。

世界卫生组织机构提供了许多战略抵抗的事例。20 世纪 80 年代，借助援引新国际经济秩序的政治与经济主权原则，世界卫生组织领导成功抵制了一项药品销售方面的国际规范。10 年后，在一场有关知识产权保护的争论中，世界卫生组织秘书处抵制了富国的要求，但暗示那完全不是抵制，因为知识产权规则包含了秘书处相信适用于生产艾滋病专利药物的非专利版本的灵活性。

三　战略反应的条件

在什么条件下，国际机构采用战略的而非消极的反应形式？它们什么时候选择战略服从，什么时候选择战略抵抗？在什么条件下它们更容易成功？学者们声称，组织对于外部压力的反应选择取决于预计成本：服从会在组织目标方面付出多大代价？抵制外部要求会让组织付出什么样的代价[①]。然而，对外部要求的战略反应降低了潜在的成本，因为，通过改变组织将遵行的要求的意义，组织牺牲其原则和目标的程度降低了；通过令人信服地将抵抗正当化，因抵抗而被惩罚的风险降低了。战略服从或抵抗带来了降低成本的潜在能力，这意味着，仅用成本不足以解释一个组织的行动选择。我们还需要考虑提供降低可能成本的能力的因素，亦即，适应战略的能力。我将表明，影响战略反应的至少有三个因素：目标与偏好的独立程度、监管范围和领导类型。

独立的目标和偏好。什么时候需要战略适应？只有在环境的要求与机构对其物质或理念目标的理解发生冲突时。[②] 这类冲突出现在组织独立于政治环境而形成其目标的情况下——国际组织本应如此，除非外部环境中的主导势力能够收买它或它的领导层。如果像世界银行那样，组织在选票和资金两方面依赖外部势力，后者就易于进行收买；不过，即便没有主观意图，收买同样可能发生，例如人们争辩说，在新国际经济秩序时代，联合国教科文组织对新秩序太过看重，牺牲了组织自身的目标。然而，即便没有别的条件，独立的目标和偏好依旧可能导向消极的而非战略的反应。当然，独立目标和偏好体现着组织的自主水平。如上文所讨论的，与世界卫生组织这样的国际卫生组织相比，全球基金对富国有更大的依赖性，又有着更为多样化的专家群体，因此，与世界卫生组织相比，它的行动可能更为消极，更少战略性。

监管的范围。如委托—代理理论家所主张的那样，成员国对国际机构的监管范围影响着代理者选择战略行动的能力。委托—代理理论确认了监督机制的许多可能缺陷，如不够明确、信息缺失和多重委托问题。关于有效监管，委托—代理分析未提及的一个潜在重要条件是，国际组织中代表着并为成员国说话的代表们的立场。国家本身分割为部分自主的机构，官

---

① Christine Oliver, "Strategic Responses to Institutional Pressures," pp. 145 – 179; Michael Barnett and Liv Coleman, "Designing Police: Interpol and the Study of Change in International Organizations," pp. 593 – 619.

② Michael Barnett and Liv Coleman, "Designing Police: Interpol and the Study of Change in International Organizations," p. 595.

员们往往代表各自部门的立场，而不是代表作为整体的政府。① 世界卫生大会和其他国际卫生组织的绝大多数代表来自卫生部，通常会出于自己的理由支持国际卫生组织制定的政策，比如说，对国内预算份额的竞争。像国际卫生组织的官员一样，这些代表可能有着与公共卫生专家一致的专业精神。② 代表们与国际组织的潜在联盟可能会削弱有效的监管。如果代表来自政府中较边缘化的部门，如卫生或教育部，而不是更具影响力的财政或外交等部门，这种状况就更加显著了。

学者们经常说，相互竞争的各方所提外部要求的多样性削弱了监管，扩大了组织的自主空间③。然而，相互冲突的期望也会限制国际机构的适应能力；在国际卫生组织中，期望者包括富国、穷国、卫生积极分子、药物公司等。在这类事例中，尤其在成员国之间的冲突危及组织正当性的时候，战略适应往往会被用于实现妥协，以国际机构自身立场为代价来满足相互竞争的外部利益。出现下述情况时，要求的多样性也可能影响战略反应的类型：要求的多样性限制了组织进行解释的灵活性，同时又提供了对挑衅性反应的一些外部支持，使得多重要求经常导向战略抵抗而非战略服从，如世界卫生组织回应药物产品市场管理规范的事例所表明的那样。

决定监管范围的另一因素与要求的准确度有关。1996 年，伊丽莎白·古德里克（Elizabeth Goodrick）和杰拉尔德·萨兰西克（Gerald Salancik）令人信服地辩称，明确的外部压力影响最大，也就是说，最可能导向消极服从，因为含混会产生自由裁决空间，使得组织可以凭其特殊利益作出对恰当行动的定义。如果外部期望含混不清，组织就能"在（环境）产生和许可的自由裁决限度内，追求自己的战略利益，从而在符

---

① Nitsan Chorev, *Remaking U. S. Trade Policy：From Protectionism to Globalization*, Ithaca：Cornell University Press, 2007.

② 有趣的是，在全球基金，美国政府的代表不是卫生与公共事业部，而是国务院下属的美国全球艾滋病协调办公室。

③ Christine Oliver, "Strategic Responses to Institutional Pressures," pp. 145 – 179；Don Nielson and Michael Tierney, "Delegation to International Organizations：Agency Theory and World Bank Environmental Reform," pp. 241 – 276.

合其（政治环境）的同时造成实践中的变化"①。由此，这些期望类型设定了所许可的自由权的界限，进而设定了可用战略的范围。一些组织常常面对模糊的期望，另一些经常收到明确的指示。要求的特征也可能影响在两种适应战略间的选择：模糊的期望留出了战略服从的余地，而当要求较为精确时，作有创意解释的可能受到更多的限制，这种情况下的组织更易于选择战略抵抗。

组织的领导。另一影响战略行动可能性的因素是组织的领导。就关注执行领导问题的国际关系领域文献来看，绝大部分都追随一种"国际组织伟人理论"，将重心放在领导的个人特征上。厄恩斯特·哈斯（Ernst Haas）在1964年的研究是一个例外，它把领导置于给定环境，强调领导影响环境以扩大机构权威的能力。② 罗伯特·考克斯（Robert Cox）虽然赞同哈斯，但批评他"低估了内在于执行首脑亦是其中一部分的关系圈的约束"，尤其是机构中的其他人、成员国和国际体系。③ 事实上，一如上文所详细分析的，正如国际组织的能动性受其环境约束的方式一样，包括领导在内，国际组织中个人的能动性也同时受组织和环境的约束。我们可以借用"嵌套代理者"（nested agents）这一术语思考这个问题：个人代理者在其组织的约束下行动，组织则在组织所处环境的约束下活动。

这里，我们应该再次援用组织社会学；类似地，它也有"嵌套代理困境"（paradox of embedded agency）这一难题④，即在组织约束的情

---

① Elizabeth Goodrick and Gerald R. Salancik, "Organizational Discretion in Responding to Institutional Practices: Hospitals and Cesarean Births," p. 2. See Lauren B. Edelman, "Legal Ambiguity and Symbolic Structures: Organizational Mediation of Civil Rights," *American Journal of Sociology*, Vol. 97, No. 6 (1992), pp. 1531 – 1576.

② Ernst B. Haas, *Beyond the Nation – State: Functionalism and International Organization*, Stanford: Stanford University Press, 1964.

③ RobertCox, "The Executive Head: An Essay on Leadership in the ILO," pp. 205 – 229.

④ Petter Holm, "The Dynamics of Institutionalization: Transformation Processes in Norwegian Fisheries," *Administrative Science Quarterly*, Vol. 40, No. 3 (1995), pp. 398 – 422.

况下，个人的能动性是否可能？研究组织的学者确定了两种实现"制度创新精神"的条件类型①，其中，代理者能够引入"不同于他们被嵌入的制度环境"的变化②。第一种实现条件包括各种"场域—水平"（field - level）制度特征，它们决定了行动的制度范围。③ 上文强调的独立目标和模糊期望这两个因素就是此类场域—水平特征。不过，"虽然场域—水平条件……似乎在制度创新精神中扮演着作为保证条件的重要角色，但在同一场域中，并非所有嵌入的行动者都同样地表现为制度创新者"④。第二种实现条件强调行动者的个别特征，但强调的依然是制度性而非个人性的特征。尤为重要的是，"行动者在一个组织场域中的社会地位"⑤。在组织中和环境中，行动者的社会地位都很重要。

关于领导在组织中的社会地位，我认为，当制度条件能够容纳高效的强力领导时，战略反应更有可能发生。许可强力领导的制度条件为组织首脑提供了转变组织的手段，而不必担心此类尝试会因外部反对或内部争论而流产。联合国的特别机构和方案比较易于产生强力领导，如联合国贸易与发展会议的劳尔·普雷维什（Raul Prebisch）和儿童基金会的詹姆斯·格兰特（James P. Grant）就是如此。世界卫生组织也是如此，其制度条件允许总干事显著地影响组织的方向，例如，总干事通

---

① Paul J. Di Maggio, "Interest and Agency in Institutional Theory," in Lynne Zucker, ed. , *Institutional Patterns and Organizations: Culture and Environment*, Cambridge: Ballinger, 1988.

② Julie Battilana, Bernard Leca and Eva Boxenbaum, "How Actors Change Institutions: Towards a Theory of Institutional Entrepreneurship," *The Academy of Management Annals*, Vol. 3, No. 1 (2009), pp. 65 – 107.

③ Julie Battilana, Bernard Leca and Eva Boxenbaum, "How Actors Change Institutions: Towards a Theory of Institutional Entrepreneurship," p. 74.

④ Julie Battilana, Bernard Leca and Eva Boxenbaum, "How Actors Change Institutions: Towards a Theory of Institutional Entrepreneurship," p. 75.

⑤ Julie Battilana, Bernard Leca and Eva Boxenbaum, "How Actors Change Institutions: Towards a Theory of Institutional Entrepreneurship," p. 75.

常能成立新部门，招纳新人管理这些部门，并将新的优先权"置于"① 旧方案之上，同时避免因事实上放弃了原来的优先秩序而可能导致的矛盾。总干事超越于职员的权威对于战略适应至关重要，因为，如杰夫瑞·科沃罗斯（Jeffrey Chwieroth）令人信服地表明的那样，改变现有职员的职位虽然是可能的，但对组织来说，更常见的是通过为组织引进新人来改变职员的观念。②

大部分有关个人特征的组织研究文献聚焦于行动者在组织中的社会地位。此外，我们还需考虑行动者在环境中的社会地位。③ 我认为，如果领导部分地嵌入外部环境，他们可以发挥组织与更大环境之间桥梁的作用，此时战略反应更有可能发生。这要求国际组织领导熟悉和亲近主导逻辑，人们期待他们能在其中自如穿梭。作为新逻辑一员的身份使得领导能够至少部分地追随外部原则，拥有或能够获取足以应对环境的充分环境知识。不过，虽然部分嵌入是一种重要条件，彻底嵌入则导向对环境而非组织的更大忠诚，有可能导向消极服从。而且，我认为，随着任期的流逝，领导的战略能力有减弱的趋势。新任领导可以重新思考组织的立场，引入战略性变化；如果领导在环境中也有着优越的地位，这些变化就易于成功地被环境认可。不过，接下来，这些政策变化和涉及变化的观念或正当性辩护会变得制度化，如果有了新的外部条件并要求组织作出反应，它们就构成了障碍。

总之，当组织有独立的目标和偏好时，当外部监管相对松散时，当组

---

① Eric Schickler, *Disjointed Pluralism: Institutional Innovation and the Development of the U. S. Congress*, Princeton NJ: Princeton University Press, 2001; Wolfgang Streeck and Kathleen A. Thelen, "Introduction: Institutional Change in Advanced Political Economies," in Wolfgang Streeck and Kathleen A. Thelen, eds. , *Beyond Continuity: Institutional Change in Advanced Political Economies*, New York: Oxford University Press, 2005, pp. 22 – 24.

② Jeffrey Chwieroth, "Organizational Change 'From Within': Exploring The World Bank's Early Lending Policies," pp. 481 – 505.

③ Patricia H. Thornton and William Ocasio, "Institutional Logics and the Historical Contingency of Power in Organizations: Executive Succession in the Higher Education Publishing Industry, 1958 – 1990," *American Journal of Sociology*, Vol. 105, No. 3 (1999), pp. 801 – 843.

织有近期任命的强劲且地位优越的领导时，战略适应更易于发生。

四　把国际组织作为代理者来研究：方法论意涵

如何把国际组织作为有自身权益的代理者而非其他行动者场所来研究？它要求对参与者进行细致的概念化，要求有针对复杂组织的精细方法论路径。

首先，如何定义组织的边界？比如说，组织的什么部分是"机构"（bureaucracy），什么部分是外部环境，这些问题并不总是清楚的。以世界卫生组织为例，包括总干事在内，有薪职员应被视为组织的官僚机构，但世界卫生大会包括各成员国的代表，是机构要面对的外部环境部分。这是个较简单的事例，因为职员被期望追随和内化作为整体的组织的各种观念，而代表们一般要代表各自的国家。同样地，全球基金的执行委员会也是环境而非组织的一部分。别的事例可能更加复杂。例如，世界卫生组织的执行委员会由成员国代表组成，却被认为有个人的自由度。委员会也是环境的一部分，因为其成员不被期待考虑组织的利益，而至少在最低程度上，这纠结地形成一种清楚的二分。其他事例或许还要复杂一些。

其次，如何确定组织的物质与理念偏好？这需要避免两种风险。一个风险是同义反复，其中，偏好是根据行动推导出来的。我们不能基于机构的行动来认识它的偏好，因为存在着行动已经反映了对偏好的妥协这种可能。另一个风险是合理性，其中，偏好的推导依据是对一个假定的"理性"组织易于偏好的东西的认识。相反，包括对相互竞争的偏好的平衡在内，物质和理念偏好必须通过经验观察来辨识，后者独立于作为对特殊个例的反应而形成的选择。当然，此外，我们还需清楚地辨识和定义环境及环境提出的要求。

最后也是最重要的，我们需要清楚地辨识机构的反应。它是服从还是抵抗？消极的还是战略的？这种分类不是无足轻重的，尤其是，它不能仅靠结果来判定。为什么研究文献集中于抵抗和服从——其结果可通过观察结果来估量——而不是集中于战略的或消极的抵抗或服从类型？事实上，原因之一或许是，人们只能通过观察结果出现之前的过程和实践来辨识各种类型。在我对世界卫生组织的研究中,① 基本的经验重心是放在显明国际机构采取自利的战略行为的可能性上，包括战略抵抗和战略服从。为此，我的分析是关于机构与外部环境的互动的，重心在于机构向外部环境呈现并与之谈判的战略、政策和方案。推进这一考察的路径有二。首先，可以通过对各国际组织的系统比较来进行。借助对诸如联合国各机构等较相似组织的比较分析，对有可能采取战略行动并有可能成功的条件，我们丰富了自己的理解。一边是联合国各机构那样的、以国家为中心的国际组织，一边是构建为公共—私人合作伙伴或作为网络的新组织，对它们的比较分析将提供一条有益的路径，用于思考以前的和当下的全球治理形式的区别。其次，另一推进考察的方法是，分析国际机构确定走向所选择反应方式的内部过程，它也会帮助我们辨识战略行动之所以变得可能的条件。组织如何表达其利益和偏好？作出此类决定的过程是怎样的？如果有反对，它如何处理？

当然，将国际组织思考为代理者还会带来许多重要问题，而不仅仅是它们对于外部压力的反应。比如说，对于职员如何构建和内化组织利益与偏好，我们还需做更多的研究。而且，一旦国际组织被认作利益主体，我们也要问问它们的能力怎么样：不仅是回应外部环境的能力，也包括影响和塑造外部环境的能力。这对研究国际组织的学者来说会是一个令人兴奋的领域，而对国际卫生组织方面的学者来说，情形尤其如此。

［尼特珊·科列夫（Nitsan Chorev），美国布朗大学社会学和国际研究 Harmon Family 教授；杨军，上海大学文学院历史系讲师］

---

① Nitsan Chorev, *The World Health Organization between North and South*, Ithaca: Cornell University Press, 2012.

"卫生体系"理念与卫生体系
比较研究的发端（1891—1969 年）

[英] 马丁·戈尔斯基著　翟少辉译

摘　要　在最近的几十年里，"卫生体系"已然成为国际卫生政策制定和学术研究领域的一个强有力的组织理念。该术语预示了人们对现代国家资助医学、设置医学和管理医学的方法路径情况有了一种全方位的、整体性的观念或认识。该术语将这种情况描述为一种相互交错的关系网，对于这种关系网，人们过去曾有识别并进行了考量，然而要想使它具有更高的效率、更好的效果和更具公平正义，人们还可以对之进行修正或改善。那么，这种理念又是如何产生的呢？本文围绕这一概念的来龙去脉进行了一番梳理，并指出其发端于 20 世纪初，而此时正是"体系"一语的语言用法从自然科学领域向社会科学领域拓展的时候。作为一个实质上的描述性概念，该术语还带有一种有利的政治色彩：在对医学的规划和组织管理中，国家享有更大的职能空间。文章接下来的一部分介绍了三位作家，他们在对"卫生体系"这一概念的界定、对它的类型说明和各种标志的识别方面，扮演了先驱角色。他们是：奥丁·安德森、米尔顿·罗默和布莱恩·艾贝尔－史密斯。医疗卫生服务作为一门新兴学科，亦是一项由社会学、流行病学、经济学、控制论与运筹学共同塑造而成的跨学科事业，而此三位学者的研究工作也正是基于这一背景。在此之后，笔者将介绍国际联盟卫生组织与世界卫生组织在此过程中所扮演的角色。最后，笔者针对"卫生体系"这一概念和激进左翼运动二者之间发生关联的程度问题进行了一番评估。

关键词 医疗体系 世界卫生 历史

在过去的40年里，卫生体系研究（the study of health systems）作为一个有关跨国政策的研究领域和一种可服务于跨国政策研习的资源，其地位已牢牢奠定。在高校中，其已牢牢扎根于公共卫生、管理和公共政策等科系之中。作为一个研究领域，研究者将大量精力放在有关国家卫生体系的内部分析和有关这些体系的属性与表现的国际性比较上。在超民族国家政策话语层面上，它是世界卫生组织、世界银行和主要非政府组织的一大工作特色，且这些国际组织的目标需要同时兼顾改善公共卫生与发展经济两个方面。对此，世界卫生组织发布的《2000年度世界卫生报告》就是一个典型而又经典的例子。它通过详尽的图表，比较了国家在公平、责任和影响力等方面所采取的应对措施。[1]

对于初涉这一领域的任何研究者而言，他们所认识到的第一件事也许是：关于"卫生体系"，学界尚无一致的界定解释。它是否可以被狭义地理解为医疗卫生服务的规章制度、资金运转和物资供应？又或者，是否可以被广义地定义为关系到医疗卫生政策的方方面面的集合？倘若是前者，那是否可以依靠某种对应法则，准确地定位出它的某个组成部分和外在标识？进一步来说，如果意欲在国家间进行医疗卫生体系的对照比较，应采用哪一种分类模型？[2] 对于初涉此领域的研究者来说，他们并不会在这一定义性的理论问题上停留太久，意识到这一部分的不确定性之后他们便会尽快转向新的问题：选择一个最合适的研究模型以应用到研究学习之中。然而，对于历史学家来说，这一定义上的不确定性则为他们带来了更多的挑战。

接下来，我们便需要在历史学视角下理解"卫生体系"概念。如果

---

① World Health Organization（WHO）, *World Health Report* 2000 – *Health Systems*: *Improving Performance*, Geneva: WHO, 2000.

② E. Nolte, M. McKee and S. Wait, "Describing and Evaluating Health Systems," in A. Bowling and S. Ebrahim, eds., *Handbook of Health Research Methods*: *Investigation*, *Measurement and Analysis*, Maidenhead: Open University Press, 2005, pp. 2–43.

这一名词被视作历史学分析中的一个分析范畴，那么我们便需要去确认它是如何进入学术视野中的。前文已经提及，这是一个相对新兴的学术术语，也正因为此，将这一名词视为一个客观描述性的、毫无争议的外在事实将会是一个非常危险的尝试。于是，我们需要去认识并理解这一概念是如何被构建的，而后深思它给我们带来的影响。那么"卫生体系"这一标签以及与之关联的深层含义，是如何塑造、影响了我们理解人类社会中这部分内容的方式？为了探索这些问题，本文考察了这一名词与概念在语言学上的"系谱"。"系谱法"源于尼采与福柯，是一种特定的观念史/思想史研究方法。"卫生体系"是一个没有确定起源、没有可供追溯的线性演化过程和没有尚待发现的必要元素的历史名词。当然，所有知识体系，无论是道德哲学还是学术学科，都是被构建出来的。这些知识是在特定的历史时间段内，被特定的人群或是力量锻造而出，而历史学家的任务便正是去认识并理解这一铸造过程。①

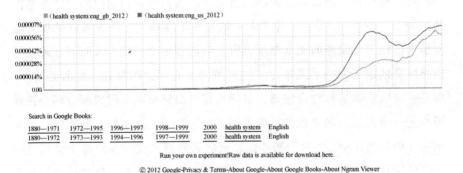

图1 1880—2000 年谷歌图书英语语料库中"卫生体系"的出现情况图
图表来源：http：//books. google. com/ngrams（Searched on 12th July 2013）

图 1 展示出了谷歌图书中所收录的各类电子文本（如今约有 1200 万个文本）中"卫生体系"名词的出现频率，而笔者正是从展示这种出现频率并作简要说明开始自己的探察。正如图 1 所示，尽管这一概念很可能

---

① M. Foucault, "Niezsche, Genealogy, History," in D. Bouchard, ed., *Language, Counter - Memory, Practice*: *Selected Essays and Interviews*, Ithaca: Cornell University Press, 1977, pp. 139 – 164.

在 20 世纪之初便已经偶然间产生了，但是对它真正的使用却要等到 20 世纪 30 到 40 年代，而且直到 60 年代末与 70 年代才最终逐渐被广泛使用。在下文中，笔者将首先证实这一图表中的内容，即试图探索"卫生体系"这一名词的准确词源，继而考察其核心概念在学术领域与国际医疗卫生政策话语中的运用。在此之后，笔者会着重介绍三位被笔者称作"早期发声者"（early articulators）① 的关键性人物：奥丁·安德森（Odin Anderson）、布莱恩·艾贝尔–史密斯（Brian Abel–Smith）和米尔顿·罗默（Milton Roemer）。通过引入这三位人物，笔者指出，正是他们通过发展某些既有的思潮，形塑了这一领域。随后，笔者将视野转向前述情况所由之发生的智识与制度语境。首先被纳入考察范围的将是一些颇具影响力的观念，它们为我们提供了有关社会医学和早期阶段医疗卫生服务研究的信息；而后被讨论的是三个典型的国际组织中围绕医疗卫生体系政策的政治冲突史，这些组织包括国际劳工组织（ILO）、国际联盟卫生组织（LN-HO）和它的后继者即现今的世界卫生组织（WHO）。作为事先声明，笔者需要强调的一点是，此次研究有着难以避免的局限性，即目前这一研究仍主要基于英文文献资料，于是在此笔者非常欢迎读者对于本文中可能存在的一些偏见提出批评指正。

一　术语与概念建构

早在 18 世纪的医学领域，"系统"（system）一词的应用便往往指向身体器官及组织之间的互联性上，例如"神经系统"（nervous system）、"血液系统"（vascular system）等。② 这种本用于形容生理器官的比喻被应用于形容统治与管理，则至少可以追溯到 19 世纪 60 年代，那时这一词条被用于教育或医疗健康语境。尽管已开始出现于不同的文本之中，然而这一名词在应用中均仍在表达着不同部分之间的相互关联性，如建筑之间、员工之间，或是活动之间，且其含义在一定程度上被限定在了公共政

---

① "早期发声者"有别于"原创者/开创者"或"先行者"。

② D. MacBride, *Methodical Introduction to the Theory and Practice of Physic*, London: W. Strahan, 1772.

策范围之内。因此，"系统"一词在此阶段主要被使用于某个特定的地方性、市镇级或地区级政府工作的政策性文件之中。① 首次将这一名词的含义扩大并应用的尝试则是发行于 1891 年的一份国际调查报告，即亨利·布尔代特（Henry Burdett）主持发布的多卷《世界医院与精神病院调查：1891—1893 年》。② 对其中"医院"卷的文本分析结果显示，"体系/系统"一词的使用多达 436 次，显示出国家对医院的设置安排包含了各个不同的方面，其中最为典型的要数"医院体系/系统"（hospital/hospitals system，该用语出现了 222 次），但也有"护理体系/系统"（nursing system）、"管理体系/系统"（administration system），等等。③ 而若论及"卫生"与"体系"二词作为"卫生体系"的双词同现频度，笔者所定位的最早应用是在 1896 年一份来自美国的文本之中。该文本指出，国家层面还有其他"医疗健康实践"模式，对此，美国县理事会可能有所采纳。④

在 20 世纪早期，这些描述性的、具有政治性—空间性意谓的词条之属性，同时也因受到其他一些事物的影响而开始出现含义变广的趋势。当权力更大的政府机构支持卫生领域使用"体系"一词时，"体系"一词的使用就开始具有一种积极的情感元素；他们的支持使之具有了更大的职能。因此，阿瑟·纽斯霍姆（Arthur Newsholme）于 1919 年提出了如下观点：

事实常常如此……如果国家医学是个组织完善的体系，大量的疾病将会被避免或是成功限制住。⑤

---

① J. H. Griscom, *Sanitary Legislation, Past and Future: The Value of Sanitary Reform, and the True Principles for Its Attainment*, New York: E. Jones & Co., 1861, p. 32.

② H. C. Burdett, *Hospitals and Asylums of the World, Volume Ⅲ Hospitals – History and Administration*, London: Churchill, 1893.

③ H. C. Burdett, *Hospitals and Asylums of the World, Volume Ⅲ Hospitals – History and Administration*.

④ A. Walter Suiter, "Obiter Dicta Concerning Sanitary Organisation," *Public Health Papers and Reports*, Vol. 22 (1896), p. 135.

⑤ 阿瑟·纽斯霍姆（Arthur Newsholme）曾写作三卷本《私人和官方的行医实践》，对欧洲 17 个国家进行比较调查研究。A. Newsholme, "The Historical Development of Public Health Work in England," *American Journal of Public Health*, Vol. 9, No. 12 (1919), p. 918.

同年，在刚刚成立的英国卫生部的一份报告中，亦提出了对现有的医疗卫生服务进行结构性重组的提议。在这份提议中，英国卫生部首次介绍了"初级保健"（primary care）与"二级保健"（secondary care）的理念，并提出了应当正视这种依托空间相连的分级医疗制度的建议。然而，当时的英国政客们则更倾向于维持已有的独立自主的医疗机构与地区性市立医疗机构并存的多元医疗制度，而非授权中央政府建立一个统一的医疗体系，因此这一综合且完整的体系并未在随后的二三十年代成为现实。但是，对这个似是合理的计划的呼声却已经开始定期浮现于公共政策视野当中。在美国，关于由国家介入的医疗制度，其争论焦点主要集中在医疗费用委员会（CCMC）。正是这一制度在 1932 年的运用，使这一描述性的存在带有了理想主义的色彩：

> 欧洲各国也许并未继续在这一伟大且明智的道路上前进，但他们确实已曾经行动过。且他们中的大多数国家已经建立起了一套有组织的医疗保障体系，然而在美国……正处于一个需要理智的选择前进方向的关键位置上。[1]

在英国国民健康服务制度（NHS）的塑造时期，"体系"一词几乎被视为"紧密团结"与"合作"的同义词，同如下（对旧有的医疗现状）的语言描述形成了鲜明对比："混乱且重复浪费"，以及"部分的傲慢与偏见……对改革前的医疗卫生状态的误解与恐惧"[2]。英国国民健康服务制度的创立者安奈林·贝文（Aneurin Bevan）更倾向于使用"服务"（service）一词替代本应出现的"体系"（system）一词，因为"服务"

---

[1]　Committee on the Costs of Medical Care（CCMC）, *Medical Care for the American People：the Final Report of the Committee on the Costs of Medical Care*, Chicago：University of Chicago Press, 1932, pp. 3, 128, 131, 149.

[2]　Political and Economic Planning（PEP）, *Report on the British Health Services*, London：PEP, 1937, pp. 16, 25, 230；PEP, "Hospitals in War Time," *Planning*, 177, PEP, 1941, p. 1.

在此更能体现出为普通市民服务的含义。尽管如此，他同样还是将英国国民健康服务制度构想成为一个"合理的连接了各方的关系纽带"，而非"地区专制的缝合物"①。"卫生体系"一词还曾出现于国联卫生组织 1933 年的一篇文章之中，这也是此词用法在国际卫生政策领域著述中最早的使用案例。在这份文件中，短语"单一国家的卫生体系"被应用于一个与英国改革提议相关的讨论中。②

　　20 世纪中叶，医疗卫生服务改革的争议背景成为"卫生体系"这一概念正式被应用于学术性与政策性研究著述中的引导性力量。而在此类词汇应用中，这一概念发挥了其描述性作用，又为所描述的事物赋予了褒义的含义。20 世纪 60 年代末 70 年代初，在人们以空前的频率使用这一概念之际，上述争论也有了部分答案，因为先进的工业化国家朝着全面覆盖与综合供应的方向迈进，而其实现这一目标的手段，就在于或运用社会保险基金模式（如法国、德国和日本），或利用国家税收（如英国和斯堪的纳维亚）；人们将此（并不准确地）称作"俾斯麦体系/系统"与"贝弗里奇体系/系统"（the Bismarck and Beveridge systems）。而在这一进程中显得相对迟疑的美国，则开始将医疗保险与医疗补助首先应用于老年与贫困群体。因此，当带着类似于《瑞典医疗卫生体系的发展（1968 年）》（*Development of the Swedish Health System 1968*）或《冰岛卫生体系（1971 年）》（*The Health System of Iceland 1971*）这样标题的书目开始出现时，这一事物便被人为地推到了一个新的高度：一种被人们广泛认可的含义就此被构建设想出来。而且，这一词汇早先所带有的那种表示准许或赞成的潜在意谓，也在这一过程中被吸纳进去，从而变得模糊不明。③ 在这一时期，比较分析研究的一些基础性难题也开始暴露出来，例如：如何对不同体系进行分类；如何界定一个体系的本质与构成；以及该使用一个什么样

---

① A. Bevan, *In Place of Fear*, London：Heinemann, 1952, p. 79.

② League of Nations, *Quarterly Bulletin of the Health Organisation*, Volume Ⅱ, Geneva：League of Nations, 1933, p. 326.

③ A. Engel, *Planning and Spontaneity in the Development of the Swedish Health System*, Chicago：University of Chicago, 1968；G. R. Wren, *The Health System of Iceland：A Brief Description and Some Impressions*, Atlanta：Georgia State University, 1971.

的普遍标准去评估他们。故而，在接下来的章节中，笔者将引入三位在解决这些难题的过程中曾走在前列的学者观点以进行论述。

二 医疗卫生体系比较分析的"早期发声者"

芝加哥大学商学院下属的医疗卫生管理研究中心负责人、美国医学社会学家奥丁·安德森（1914—2003 年）是这一领域的首位早期发声者。在其职业生涯的早期（1949 年），他曾作为首批就职于医学院的社会学家之一，在西安大略大学从事相关研究工作。在同一时期内，他也曾接受过世界卫生组织的资助，前往斯堪的纳维亚和英国去研究当地的医疗卫生服务现状。这一经历点燃了他终其一生的工作热情。他把这份热情带入了自己的下一站工作（1952 年），该工作岗位属于保健情报基金会（Health Information Foundation），是一个受制药产业资助的研究型慈善性职务。①

安德森为这一领域的研究工作主要做出了如下两个贡献。其一是他发表在《新英格兰医学杂志》上的一篇文章，此文实现了首次对卫生体系的比较研究。② 这项研究的一大贡献便是为分类问题提供了建议。他主张在"政府主导体系"（governmental system）和"纯粹私营体系"（purely private）这样理想状态下的两极之间，应当存在一个"层次区间"（spectrum），且对一般性类别的认定需要遵循以下原则比较得出：公平、满意、效用、生产率和质量（快速高效）。而另一份贡献则是他的一本专著——《医疗卫生保健的公平是否能够实现？对美国、瑞典与英国的考察》。③ 这本著作首次涉及了对三个国家的医疗卫生体系的深度比较研究，且在研究中融入了历史学与政治学理论，还在其中通过多种衡量标准实践了其之前

---

① O. W. Anderson, *The Evolution of Health Services Research: Personal Reflections on Applied Social Science*, Oxford: Jossey Bass, 1991.

② O. W. Anderson, "Medical Care: Its Social and Organizational Aspect. Health Service Systems in the United States and Other Countries", *New England Journal of Medicine*, Vol. 269, No. 6 (1963), Part I, pp. 839 - 843; Vol. 269, No. 17 (1963), Part II, pp. 896 - 900.

③ O. W. Anderson, *Health Care: Can There Be Equity? The United States, Sweden, and England*. New York: Wiley and Sons, 1972.

曾提出的分类比较理论。与此同时，安德森及其研究团队还首次在使用中赋予了"体系"一词以远远超出相互关联的各方构成一个集合这一解释的含义。相反，人们提炼出这些联系，是为了识别以下这四个彼此分散、并不相连的元素：人口需求/效用吸收、资源与服务调度中枢，以及由不同卫生健康指标所体现出来的结果。

继安德森之后，另一位关键人物便是布莱恩·艾贝尔 – 史密斯（Brian Abel – Smith，1926—1996 年）。艾贝尔 – 史密斯是一位侧重医疗卫生领域研究的英国卫生经济学家，同时也是一位国际专业顾问。他曾就职于伦敦政治经济学院（LSE）社会管理系，并在 1965 年成为该院教授。① 1953 年，艾贝尔 – 史密斯因在针对英国国民健康服务制度的开支问题而展开的吉利伯德质询（Guillebaud Enquiry）中表现突出而声名鹊起。在这一质询事件中，他不仅说服英国财政部放弃了以增加税收来维持国民健康服务制度运转的尝试，还发展出了一套全新的适用于国民医保的结算方式。② 其在上述质询事件中所展现出的能力，也直接导致了世界卫生组织随后授权他领导主持了一项以六个试点国家为起点、针对医疗卫生事业资金运转事项的跨国调查研究。③ 紧随其后的便是一项调查对象多达 33 个国家的后续研究，数据来源亦同时涵盖了高、中、低收入国家。④ 与此同时，在一份恰与安德森的成果相互补的论文中，他以历史学与政治学思维，概述性地提出了一种重要的医疗服务筹资与组织模式。⑤

---

① S. Sheard, *The Passionate Economist*：*How Brian Abel – Smith Shaped Global Health and Social Welfare*, Bristol：Policy Press, 2013.

② B. Abel – Smith and R. M. Titmuss, *The Cost of the National Health Service in England and Wales*, Cambridge：Cambridge University Press, 1956.

③ B. Abel – Smith, *Paying for Health Services*：*A Study of the Costs and Sources of Finance in Six Countries*, Geneva：World Health Organization, 1963.

④ B. Abel – Smith, *An International Study of Health Expenditure and its Relevance for Health Planning*, Geneva：WHO, 1967.

⑤ B. Abel – Smith, "The Major Pattern of Financing and Organisation of Medical Services that Have Emerged in Other Countries", *Medical Care*, Vol. 3, No. 1 (1965), pp. 33 – 40.

艾贝尔－史密斯这些理论与实践工作的最重要贡献就在于，它为比较性的医疗卫生事业结算事务建立了一个普遍适用的标准模式，并在世界卫生组织这一相对权威的机构引导下，鼓励各民族国家主动地接受并尝试这类实践。艾贝尔－史密斯与他所领导的委员会成功地识别了一组关键性概念范畴，并使之具有了合法性，这些范畴包括如"医院"或"医疗保健支出"这类相互协调的概念界定；以及一系列具有可行性的跨民族国家实践方法，诸如医疗保健支出所占国民生产总值的百分比。尽管其并未像安德森那样通过深入研究来试图确立这一领域的基础性工作，但仍传递出了一个信息：医疗卫生情况在跨越不同地区和时期时所展示出的详细变化图景。最终，他提出了一个分类规划，该规划同安德森的相比，要显得粗糙得多。该分类规划辨别出了"美国体系"（American system）、"西欧体系"（West European system）与"东欧体系"（East European System）三种供应体系；关于资金筹集与支出方面，则仅辨别出了两种体系，即欧洲"集体负责制"（European collective responsibility）和与之相对的美国"个人主义"（American individualism）。

第三位重要的早期发声者是米尔顿·罗默（Milton Roemer, 1916—2001年），其既是一位美国公共卫生领域的医生，同时也是一位社会学家，而他的职业生涯也是多变的。罗默自1962年以来开始出任美国加州大学洛杉矶分校公共卫生学院医疗卫生管理中心的主席，而在此之前，他主要在新泽西长期从事不同层级的公共医疗卫生服务实践工作，其所服务的机构既有市政级别的（新泽西），亦有州立级别的（如西弗吉尼亚州农场安全管理局）以及联邦级别的，甚至还包括国际层面的卫生组织，如他在邻国加拿大（在此期间他参与了在萨斯喀切温省所施行的北美第一个社会医疗保险项目）和世界卫生组织的经历。罗默因两卷涵盖了68个国家的调查研究的作品——《世界各民族国家卫生体系》（*National Health Systems of the World*）而为该领域的人们所熟知。[1] 他自1948年以来一直保持的研究兴趣在此作品中达到了最顶点。以乡村地区医疗卫生保

---

① M. I. Roemer, *National Health Systems of the World*, Vol. I: *The Countries*; Vol. Ⅱ: *Issues*, New York and London: Oxford University Press, 1991, 1993.

健现状为研究对象，该作品涵盖了对 17 个国家的研究。① 与艾贝尔 - 史密斯的项目一样，罗默的研究同样得到了世界卫生组织的支持，且他的研究还另外有着来自国际劳工组织的额外支持，而国际劳工组织的支持更是在其研究——《社会保障下的医疗服务》中起到了至关重要的作用。② 在此之后，他又进行了一项涵盖了 21 国的调查，其成果名为《全球视角下的医疗保健体系》。这份成果成为他日后该领域大作的先声。③

　　关于罗默及其研究的重要性，此处存在一些争议：他似乎更像是以一位科普作家的身份在为这一领域的概念和描述层面的发展情形做着贡献。相比之下，前两位学者的研究贡献则更多的在于观察实践和评价评估方面。罗默的作品富于全球性视野，既考虑到了跨越大洲范围的研究，亦兼顾了不同地区收入水平差异这一因素。其 1948 年所主持的调查便包含了挪威、瑞典、丹麦、荷兰、加拿大、意大利、智利、中国、苏格兰、墨西哥、苏联、秘鲁、南非、土耳其、新西兰、南斯拉夫与英国等诸多国家。此外，他还假定设想了不同的分类模型，从 1956 年象征性的"私人倡议"（private initiative）、"社会援助"（social assistance）、"社会保险"（social insurance）和"公共服务"（public service），到 1991 年已基本完善的"企业型"（entrepreneurial）、"福利导向型"（welfare - oriented）、"综合型"（comprehensive）和"社会主义型"（socialist）四种卫生体系模式；后四种模式是在"工业化"国家、"过渡期"国家和"极度贫困"国家这类划分基础上划分出来的。他还相对直言不讳地指出了政治势力在一定程度上对其所从事的比较研究的干预，以此来达成促进其理论的应用与提升的作用，并鼓励西方国家转而践行他所认为的那类最为理想的体系。而对于这一最理想体系，我将会在下文中详述。

① M. I. Roemer, "Rural Health Programs in Different Nations," *The Milbank Memorial Fund Quarterly*, Vol. 26, No. 1 (1948), pp. 58 – 89.

② M. I. Roemer, *The Organisation of Medical Care under Social Security: A Study Based on the Experience of Eight Countries*, Geneva: International Labour Office, 1969.

③ M. I. Roemer, *Health Care Systems in World Perspective*, Ann Arbor: Health Administration Press, 1976.

三 智识与制度背景

(一) 两战之间的社会医学

上述三位学者均在其传记中提及了国际组织在他们的研究过程中所起到的作用。然而，在就这一点展开论述前，笔者首先需要将视线转回到三位早期发声者据以开展其研究工作的智识语境上；正是该种语境，使各位的研究工作彼此间具有了一种网络般的联系。第一个被形塑的领域就是两次世界大战期间的社会医学。

"社会医学"（social medicine）是一个难以准确从概念上定义或是从时间上定位的术语。在欧洲范围内，人们对其最早的使用可以回溯到1848年，当时自由主义革命的拥护者们极力推动医生们应当在改善贫困方面承担起自己的责任。[①] 而在这一术语的现代概念中，它往往暗示着三层含义：首先，业界需要意识到疾病往往具有"社会病理学"（social pathology）的特征，因此仅仅单一地依靠医生与病人间互动这种形式是无法实现对疾病的彻底治愈的；其次，如果病理上的因果关系已被彻底地理解，那么相关的社会科学从业者也需要补充接受相应的生理学与临床学专业训练；最后，它还不可避免地具有一个政治上的维度，用约翰·莱尔（John Ryle）的话说，就是"社会良知与科学的意旨"[②]。而作为一门学科方法，社会医学在学术上被人们认可的标志则可追溯到欧洲各大学开始建立董事会制度之时（如在德国与法国为1920年，在比利时为1936年，而在英国则为1942年）和各类专业性学术杂志创办之日［如《英国社会医学杂志》（*British Journal of Social Medicine*）便创办于1949年］。作为一种"社会疾病治愈方法"，卫生服务在该领域的地位也得到了确立，并涵

---

① Guérin, "Médecine Sociale," *Gazette Médicale de Paris*, Vol. 3, No. 11 (1848), pp. 183 – 185.

② D. Porter, "Changing Disciplines: John Ryle and the Making of Social Medicine in Britain in the 1940s," *History of Science*, Vol. 30, No. 2 (1992), pp. 137 – 164; P. Zylberman, "Fewer Parallels than Antitheses: René Sand and Andrija Stampar on Social Medicine, 1919 – 1955," *Social History of Medicine*, Vol. 17, No. 1 (2004), pp. 77 – 92.

盖了医疗保险与公共卫生服务两方面内容。① 而在政策制定的舞台上，社会医学思想则以不同的方式展示着其影响力。在东欧，其成功地激发了医疗卫生教育与医疗卫生中心供给项目的确立；而在西欧，它则更直接地关注贫困、就业与医疗卫生保障之间的关联；在美国，医疗费用委员会所热衷的旨在拓展社会保险的努力亦受到它的影响。

安德森、艾贝尔－史密斯和罗默三人均与两战期间社会医学研究领域的杰出人士有直接关联。例如兼为艾贝尔－史密斯的赞助人和学术顾问的理查德·提特穆斯（Richard Titmuss）就曾因论证大萧条时期贫困与健康问题之间的关系而得名。除此之外，其对战争时期社会政策史的研究也曾力证过贝弗里奇的福利国家理论。安德森在其学术生涯早期曾受到埃德加·塞登斯特里克（Edgar Sydenstricker）的影响，后者于 1933 年发表的作品——《卫生与环境》（*Health and Environment*）探讨了美国大萧条时期的医疗卫生问题。安德森和罗默还都曾接受过内森·西奈（Nathan Sinai）的指导，其曾领导过美国医疗费用委员会报告的核心基础研究工作（塞登斯特里克也曾担任过该项研究的领导人员）。此外，罗默还曾在约翰霍普金斯大学跟随瑞士医学史学家亨利·西格里斯特（Henry Sigerist）学习，而西格里斯特的《苏联社会医学》（*Socialised Medicine in the Soviet Union*）即是对完全由国家主导的医疗卫生服务的一次杰出研究，不仅如此，它还是有关民族国家卫生体系研究的早期典范之一。最后要提及的是挪威首席医疗官、斯堪的纳维亚福利模式的创始人之一、曾为罗默 1976 报告作序的卡尔·埃旺（Karl Evang），他和西格里斯特都是世界卫生组织关于"卫生/健康"概念的著名定义的框架设定者（或者至少是支持者）。关于"卫生/健康"的界定如次："（它）不仅仅是指没有疾病，更是指一种包括生理、精神和社会维度在内的完满状态。"②

---

① G. Rosen, "What is Social Medicine? A Genetic Analysis of the Concept," *Bulletin of the History of Medicine*, Vol. 21, No. 5 (1947), pp. 674 – 733.

② K. Ringen, "Karl Evang: A Giant in Public Health," *Journal of Public Health Policy*, Vol. 11, No. 3 (1990), pp. 360 – 367; M. Terris, "The Contributions of Henry E. Sigerist to Health Service Organization," *Milbank Memorial Fund Quarterly*, Vol. 53, No. 4 (1975), pp. 489 – 530.

除了这些国际性的、侧重于社会流行病学与福利国家承诺方面的宽泛主题外，社会医学还有着另外一个重要的观念性贡献：它将渐进的进步观念带入了医疗卫生服务史研究领域。这方面的一部重要著述便是雷内·桑德（René Sand）的《社会医学的进步》（*The Advance to Social Medicine*）（1952 年）一书。该成果属于早期全球史研究范畴。它从这样一个前提假设出发：自 19 世纪以来，医学"从无效向有效"（from impotence to efficacy）"进化"（evolution），而类似的转化则标示出不同的社会医学领域（包括医院和"社会卫生学"——双保险结构、公共卫生立法与市政服务）。得益于细菌学研究上的进步，公共卫生领域经历了一场"真正的文艺复兴"（true renaissance），而社会援助也被视为早期福利国家"进步的黎明"（dawn of progress）。这段历史带给桑德的启发便是，社会医学的"影响力如同感情的力量一般无法逃避"[①]。这种以必然的进步性来解读历史的趋势同样见于西格里斯特的研究工作中，并与他的左翼政治理念深度交缠在一起。因此，在他看来，苏联医疗卫生体系所代表的是"医学史上的一个全新的开端……一个新的纪元，属于预防医学的时代"。1943年，在来自美国的声音清晰地表达出对他的敌意之前，他评论道："对历史的解读让我越发对未来抱有希望……竞争型的社会阶段即将被合作型的社会阶段所取代，并由科学原理来加以民主的引导……一个崭新且更美好的文明社会。"[②] 直到 20 世纪 80 年代或更晚的时候，这种历史决定论思想才开始被清晰地表达出来，并由此引发人们的质疑。[③]

（二）医疗卫生服务研究

本文要提及的第二个语境是医疗卫生体系研究据以兴起的制度与学科基础。这些都可以被纳入"医疗卫生服务研究"（HSR）这一术语范畴。

---

① R. Sand, *The Advance to Social Medicine*, London: Staples Press, 1952, pp. 37, 55, 99, 137, 167, 185, 252, 298, 345, 512.

② M. Terris, "The Contributions of Henry E. Sigerist to Health Service Organization," pp. 520 – 521.

③ D. M. Fox, "The Decline of Historicism: The Case of Compulsory Health Insurance in the United States," *Bulletin of the History of Medicine*, Vol. 57, No. 4 (1983), pp. 596 – 610.

人们通常将这一新兴专业领域的兴起时间追溯至 20 世纪 60 年代早期：在美国，这一阶段也正是医疗卫生服务研究基金和专业性学术会议与学术期刊［如《医疗服务》（*Medical Care*）和《医疗卫生服务研究》（*Health Services Research*）］的发端时期。① 而促成这种变化的，则是发生在院校当中的四个方面的发展情形所形成的合力。首先，对医院或是社会医疗服务管理人员的需求，使得各大学开始建立专门的学院，以为该领域提供职业培训和知识教育。② 其次，在战后，那些开设有公共卫生、社会管理与运营相关科系的院校，其研究开始服务于公共政策制定，这些政策中便包括了医疗卫生政策，而当研究方向不再仅仅对准国际卫生体系时，这便成了前文所述的由安德森、艾贝尔 - 史密斯和罗默三位"早期发声者"所从事的研究领域。③ 再次，在杰里·莫里斯（Jerry Morris）于伦敦通过其影响深远的教科书《流行病学的应用》（*Uses of Epidemiology*）开启该领域的山林之后，流行病学研究亦开始将精力集中转向了医疗卫生服务；而克尔·怀特（Kerr White）和阿奇·柯克兰（Archie Cochrane）则紧随其后，将流行病学相关理论方法应用到了评估特定介入手段的有效性和提升资金的利用率上。④ 最后，医学社会学开始成为相关学术研究的兴趣点之一，而其最初的主题如"医疗卫生职业的社会学"（sociology of the health professions），则开始为早期的医疗卫生服务研究提供支持。

同样地，医疗卫生服务研究开始转向跨民族国家分析也是发生在 20 世纪 60 年代。如果我们试着为学界的医疗卫生体系比较研究寻找一个时间起点，那么 1969 年 8 月会是一个不错的选择。而此时正是美国社会学协会（American Sociological Association）在加利福尼亚州的蒙特利举办

---

① T. McCarthy and K. L. White, "Origins of Health Services Research," *Health Services Research*, Vol. 35, No. 2 (2000), pp. 375 – 387.

② 杜克大学于 1936 年开展的课题被学界称为"美国（在此领域）的先驱"。

③ O. W. Anderson, "Influence of Social and Economic Research on Public Policy in the Health Field: A Review," *The Milbank Memorial Fund Quarterly*, Vol. 44, No. 3 (1966), pp. 11 – 51.

④ A. L. Cochrane, *Effectiveness and Efficiency. Random Reflections on Health Services*, London: Nuffield Provincial Hospitals Trust, 1972; J. N. Morris, *Uses of Epidemiology*, Edinburgh: Churchill Livingstone, 1957.

"国际医疗护理研究工作坊"之时。虽然参加者大多都是美国人,然而它看起来仍是人们就这一主题所举办的第一次专题学术会议。① 当然,在这次会议之前,还是有一些这样或那样的先例。除此之外,流行病学家们也早已为此领域的研究开辟了道路,并于 1954 年成立了国际流行病学协会(International Epidemiological Association),该协会 1964 年年会的主题就是关于国际比较;该年会还包含了一个"医疗保健"子议题。② 作为一个研究赞助机构,世界卫生组织在鼓励人们就医院效用及其与初级保健层面的关系展开详尽的比较研究方面,同样发挥了作用。③ 更宽泛言之,社会科学领域的研究也呈现出比较研究的趋势,这在 1958 年的新期刊《社会与历史比较研究》(*Comparative Studies in Society and History*)和 1961 年在联合国教科文组织领导下创立的国际社会科学委员会(最初专注于如国家构建及民主化等政治主题)中,可以明显得见。

　　这些早期的卫生体系比较研究论文绝大多数都在试图明确这一学科的关键概念、问题与衡量尺度,较诸以往,"体系"作为一个术语其含义正变得更加理性和准确。然而,人们对这一术语词汇的用法也并不是和谐一致的。对于帕森斯学派(the Parsonian school)的社会学家来说,"医疗保健体系"(Health Care System)曾是"任何一个民族或社会赖以存在的功能性先决条件之一"④。和宗教或教育一样,它们是支撑整个社会体系的基础性"次级体系"⑤。而对于流行病学家和相关机构的学者来说,这些相互关联的元素可被视作一个由"输入"(input)、"阶段产量"(through-

---

① D. C. Riedel, ed., "Papers from the Workshop on International Studies of Medical Care," *Medical Care*, Vol. 9, No. 3 (1971), pp. 193 – 290.

② R. M. Acheson, ed., "Comparability in International Epidemiology," *The Milbank Memorial Fund Quarterly*, Vol. 43, No. 2 (1965), Part 2, pp. 11 – 18, 261 – 316.

③ S. Btesh, "International Research in the Organisation of Medical Care," *Medical Care*, Vol. 3, No. 1 (1965), pp. 41 – 46.

④ J. H. Mabry, "International Studies of Health Care," *Medical Care*, Vol. 9, No. 3 (1971), p. 194; T. Parsons, *The Social System*, New York: Free Press, 1951, pp. 428 – 479.

⑤ M. G. Field, "The Concept of the 'Health System' at the Macrosociological Level," *Social Science & Medicine*, Vol. 7 (1973), pp. 763 – 785.

put）和"输出"（output）所构成的简单"模型"。在这一概念下，模型中的不同部分是可以被量化的，且不同元素间的关联也因此得以被发现。① 但是，需要再次强调的是，人们对"体系"的这些认识要晚于这一术语进入话语世界的时间，而在话语世界里，该术语是作为一种恰当界定医疗卫生服务问题的方法而存在的。

四　国际组织与卫生体系比较

然而，学术界内部的这种智识发展轨迹是从属于福利国家构建医疗卫生服务体系的政治努力。这种情况直到 20 世纪中叶都进展迅速。通过做一番比较研究，可以发现这些发展正是始于其积极的倡导者——国际组织。

（一）两战之间的阶段

本文首先要提及的国际组织是建立于 1919 年的国际劳工组织。国际劳工组织受布尔什维克思想影响而成立，在其建立之初便专注于通过双方协商达成一致的方式来改善工人的生存环境。其以中间人的身份制定起草适用于雇主、工人与政府之间的框架协议，而后再接受其正式成员国的讨论。尽管在开始时它并没有将改善卫生条件（除了职业安全）纳入自己的目标范围，然而至 1927 年情况发生了变化。这一年，国际劳工组织成立了社会保险部门（Social Insurance Section），同时采用了一项旨在帮助其成员国建立相应的疾病保险制度的协议。这一首创性的突破主要归功于两位法国人，其一便是时任国际劳工组织主任的艾伯特·托马斯（Albert Thomas），其二便是前述社会保险部门的部长阿德里安·蒂克西埃（Adrien Tixier），后者还曾是一名因战争时期受伤而致残的退役军人。② 在实践环节中，社会保险部门出版发行了一系列旨在检测并反映各国在社会保

_____

① T. W. Bice and K. L. White, "Cross - National Comparative Research on the Utilization of Medical Services," *Medical Care*, Vol. 9, No. 3 (1971), pp. 253 - 271.

② A. Tixier, "Sickness Insurance at the International Labour Conference," *International Labour Review*, Vol. 16, No. 6 (1927), pp. 773 - 803.

障制度结构上取得进步的出版物，同时还为其成员国在社保立法方面提供技术援助。在大萧条期间，其工作内容开始更加集中在较为激烈的问题上，其角色也从相关信息的提供者转向了此类社会保障制度的积极承办者，以此来实现为工人提供最大限度保障的目的。其所倡导的社保制度因此主要包含了以下几个要素：第一，强制实施；第二，由雇主与雇员联合捐资维持运营；第三，以劳工代表的形式实行自治；第四，旨在实现现金收入与直接医疗福利的同步进步。蒂克西埃明确将国际劳工组织所倡导的这种社保模式推向了美国所眷顾的"个人主义观念"（la conception individualiste）的对立面。至此，我们对欧洲社会保障模式有了一个初步的认识，而同时有所认识的还有这种模式所意味着的国家与公民之间紧密相连的观念。[①]

随着生物医学范畴的相关事项（如传染病防治、安全用药等）开始在国联卫生组织的议程中占据主导地位，其对医疗卫生服务相关问题的关注度也在日渐增加。与国际劳工组织相同，国联卫生组织同样关注着医疗保险方面的发展变化，并发行了25份与之相关的报告，但对社会医学的全面接受却要等到20世纪30年代，此时，雷内·桑德和安德里亚·斯塔姆帕尔（Andrija Stampar）等思想家加入了国联卫生组织卫生委员会（Health Committee）。[②] 在大萧条期间，随着形势的恶化，国联卫生组织开始与国际劳工组织在诸如与健康息息相关的住房、营养等方面展开合作，且两大国际组织此时都有着将工作重心转向健康保险的趋势。与此同时，国联卫生组织率先展开了被其历史学家称作"建立卫生体系"（establishing health system）的咨询性干预行动。[③] 由于登革热（dengue fever）在

① S. Kott, "Constructing a European Social Model: The Fight for Social Insurance in the Interwar Period," in J. V. Daele, M. Rodriguez Garcia, G. VanGoethem and M. van der Linden, eds., *ILO Histories: Essays on the International Labour Organization and Its Impact on the World in the Twentieth Century*, Bern: Peter Lang, 2010, pp. 177 – 178.

② J. A. Gillespie, "Social Medicine, Social Security and International Health," in E. Rodríguez – Ocaña, ed., *The Politics of the Healthy Life: An International Perspective*, Sheffield: EAHMH Publications, 2002, pp. 219 – 239.

③ Iris Borowy, *Coming to Terms with World Health, The League of Nations Health Organization* 1921 – 1946, Frankfurt am Main: Peter Lang, 2009.

境内的爆发，希腊成为这一时期的一个典型案例。国联卫生组织的介入与干预帮助希腊发展出了以专业性地区医疗中心为基础的公共卫生体系。而在中国，公共卫生医学院附属于医院的模式则在南京市得到确立，且中国同时还开展了针对传染病、港口卫生与社区医疗卫生服务的相关工作。尽管国联卫生组织此时期的工作相较于医疗卫生服务而言，更专注于公共卫生层面，但这依然为其后继者——世界卫生组织所开展的技术援助项目奠定了基础。

同样，由于国联卫生组织的帮助，艾贝尔－史密斯的国家卫生统计工作在他于 1925—1930 年出版《国际卫生年鉴》（*International Health Year-book*）中得以呈现出雏形。① 该年鉴的主要目的在于基于 37 个国家的信息反馈，以收集关于死亡率和发病率的可供比较的数据，尽管其中也包括了某些医疗卫生服务的数据。② 尽管这份年鉴并不那么考究，信息也并不融贯一致，然而它还是让我们意识到了比较工作所面临的挑战情形，并且首次向我们提供了可见的信息索引，这些索引关乎国家卫生体系的构成要件。后来由世界卫生组织启动的统计项目中，其记录"卫生与医疗人员、机构和活动"一职，实质上便是对此年鉴的早期工作的继续。③

（二）战后阶段

鉴于上述讨论，我们可以得出的一个推论是：在 1945 年后，卫生体系的发展很可能会在国际组织的工作中占据突出的位置。尤其对于战后各国来说，国民卫生体系的建立为其重建计划更是注入了一种乐观的情绪。因迁至美国而幸免于战争的国际劳工组织于其 1944 年《费城宣言》

① Iris Borowy, "World Health in a Book – the International Health Yearbooks," in Iris Borowy and Wolf Gruner, eds. , *Facing Illness in Troubled Times: Health in Europe in the Interwar Years 1918 – 1939*, Frankfurt: Peter Lang, 2004, pp. 85 – 127.

② League of Nations Health Organization, *International Health Year – Book 1925*, *Reports on the Public Health Progress of Twenty – One Countries*, Geneva: League of Nations, 1926.

③ Anon, "The Role of the World Health Organization in Vital and Health Statistics," *Bulletin of the World Health Organization*, Vol. 11, No 1 –2 (1954), pp. 242 –247.

(*Philadelphia Declaration*) 中确立了战后工作目标。其中之一便是确保工人的"物质丰富与……经济保障",这其中也就包含了"综合性医疗服务"①。1946年,国际劳工组织成为联合国下属的首个专门机构,其技术援助项目也得以重新启动。但现在,它有了一个任务:从对劳工关系的有限关注,扩大到涵盖穷人教育和福利政策咨询上来。② 然而,在1952年,随着新生的但却根基稳固的世界卫生组织的建立,国际劳工组织重新恢复了它在战前的目标:通过一项国际协定,拓展国家医疗卫生保险计划。世界卫生组织与国际劳工组织于此时共同起草了《社会保障的医疗维度》(*Medical Aspects of Social Security*) 这一文本,该文本提议:各成员国应采用最有利于工人的资金与物资供给安排方式。该文本有三个方面的意谓:强制实施(compulsion)、无关个人资产的全面覆盖(non‑means‑tested universal coverage) 和运营过程中的免费服务(services free at the point of use)。这份协议同时还声明:带薪医疗服务是最可取的;通过地区医疗卫生一体化和乡村医疗卫生中心的建立等措施来促进国家医疗卫生管理的一体化。③ 这份协议既向我们展示了诸如新西兰和英国新近启动的国民健康服务制度这类激进式体系改革所带来的同期影响,亦向我们展示了社会医学观念在政策舞台上的持久性。

然而,在世界卫生组织建立之时,桑德/西格里斯特的社会医学模式仅是塑造了这一理念的因素之一。如前文所述,这些社会医学思想家的理念对1946年协议中的那些颇具雄心的声明产生了重大的影响,而该份协议将"健康/卫生"界定为一项"基本权利"(fundamental right),认为它包括"心理健康和社会层面的健康"以及生理健康,并声明政府部门具

---

① General Conference of the ILO, "Text of the 'Declaration of Philadelphia'," *International Labour Review*, Vol. 50, No. 1 (1944), pp. 37–39.

② A. Alcock, *History of the International Labour Organisation*, London: Macmillan, 1971.

③ WHO, "Medical Aspects of Social Security," *Chronicle of the World Health Organization*, Vol. 6, No. 12 (1952), pp. 343–346.

有"提供足够的卫生与社会保障措施"的责任义务。① 尽管如此，当世界卫生组织开始着手商议医疗卫生保险政策之时，共识依然难以达成。欧洲派与英美派在此产生了分歧。欧洲派的成员包括两次大战期间的社会医学倡导者如斯塔姆帕尔和路德维希·拉赫曼（Ludwig Rajchman），后者曾担任国联卫生组织主管一职，其强烈倾向于建立一个国际通用标准。而英美派则维护成员国在该领域的独立自主性/权。通过达成一项共识即关于"医院服务和社会保障"，将会有一份"研究报告"付诸实施，前述问题得到了部分解决。曾由世界卫生组织和国际劳工组织联合起草的《社会保障的医疗维度》这一协议文本，就是在这一妥协的基础上诞生的。而当我们考虑到起草协议的顾问团队中有西格里斯特和桑德这样的社会医学拥护者时，该协议所具有的社会民主特质也就不难被我们理解了。② 与此同时，米尔顿·罗默作为西格里斯特的门徒，也在此时被任命为世界卫生组织社会与职业卫生部门（Social and Occupational Health Section）的首脑。因此，在 1952 年，当这份协议的草稿文本被交付国际劳工大会以求正式批准时，社会医学派系曾努力在联合国活动的核心层内部积极奔走，力图建立一个平等的卫生体系发展模式。

然而，这是不可能的。那份最终被核准通过的协议，是一个已经被明显稀释过的版本，它不仅移除了"普遍覆盖"这一关键内容，而且还加入了一些能被私营医疗卫生保险行业接受的内容，比如通过共同支付（co-payments）方式替代免费医疗服务、用限时福利替代全方位免费方案，以及用资格审核期（qualifying periods）替代即到即享的权利（a right to immediate access）。这种稀释工作主要归因于美国代表团及企业雇主代表的压力，后者曾在协议讨论之初便试图将协议中有关医疗的元素降低到仅仅局限于建议的层面。对于这种立场，当代评论界直截了当地指出其包含有意识形态方面的考虑。对他们（美国代表）来说，其立场源自建立在

---

① World Health Organization（WHO），"Constitution of the World Health Organization"，1946，available at http：//www. who. int/library/collections/historical/en/index3. html（Accessed Sept. 4 2013）.

② J. A. Gillespie，"Social Medicine, Social Security and International Health，" pp. 219 – 239.

"储蓄、保险和房屋所有权"基础上的自由个人主义伦理，其所强调的理念——"高效的行事源自自由意志的驱使……而非外在的强制"和欧洲的福利主义理念在哲学层面上并不相容。[1]

意欲理解美国对此的立场，还必须首先理解其国内的政治环境。在20 世纪40 年代，美国自身的医疗卫生体系经历了一段动荡和争议期。在此期间，有几份法案出台［它们和参议员瓦格纳（Wagner）、默里（Murray）及丁格尔（Dingell）有关］，旨在引入一种联邦层面的社会保险方案。1945 年，当时的美国总统杜鲁门亦在此事背后施加了助力。由于私人保险公司、企业雇主和美国医学会（American Medical Association）等在利益上与之相左的各大团体的强有力反对运动，这一举措在每一次实施时都遭遇了失败。除了对如今已被标为"社会化医疗"（Socialized medicine）制度的极度焦虑外，美国的政治生活还承受着麦卡锡主义所带来的剧痛。这一 20 世纪50 年代早期的"赤色恐慌"（Red Scare），不仅因其猎巫般的反共主义手段而著名，而且还对拥护社会保险制度的进步人士造成了创伤，使其成为被人们猛烈攻击的对象。例如，西格里斯特便是在此种绝望之中离开了美国。[2] 当美国联邦调查局（FBI）获得了可以审查美国境内企业雇员的国家忠诚度的权力时，这种极端情绪同样在联合国造成了不利影响。在世界卫生组织，米尔顿·罗默便成为此种影响的受害者之一。因不同意其中的原则，他拒绝在所谓的忠诚誓约上署名，于是被撤销了护照，并不得不辞去其职位。[3]

问题在于，为什么世界卫生组织与国际劳工组织的领导层会服从于美国的需求？其答案在于实用主义原则。尽管只是诸多成员国中的一员，然

---

[1] R. J. Myers, "Minimum Standards of Social Security: New International Convention," *Social Security Bulletin*, Vol. 15, No. 10 (1952), pp. 3 - 10.

[2] A. Derickson, "The House of Falk: the Paranoid Style in American Health Politics," *American Journal of Public Health*, Vol. 87, No. 11 (1997), pp. 1836 - 1843; E. Fee, "The Pleasures and Perils of Prophetic Advocacy: Henry E. Sigerist and the Politics of Medical Reform," *American Journal of Public Health*, Vol. 86, No. 11 (1996), pp. 1637 - 1647.

[3] J. Farley, *Brock Chisholm, the World Health Organization, and the Cold War*, Vancouver: UBC Press, 2008.

而美国自二战期间就已经展示出了其超级大国的实力，而且它正是联合国及其附属机构的最大资金赞助国。此外，各方均在极力防止新生的联合国重蹈两战期间国联的覆辙——当美国游离在国联成员国范围外之时，也正是军国主义势力不受限制的扩张阶段。因此，接纳美国所要求的特权并防止孤立主义再现似乎成了一个更好的选择。

就此而言，曾经推动卫生体系在国际层面发展的动力也在这场论战之后开始放缓了。[①] 早期的世界卫生组织开始将精力更多地投入到高姿态的疾病根除运动中，其在对抗天花上最终取得了重大成功，而在对抗疟疾方面却并不尽如人意。直到1978年的阿拉木图宣言之后，伴随着中低收入国家在大会核心委员席位的增多，世界卫生组织在此领域的兴趣点才可以说又重新回到了对初级保健服务发展的支持上来。虽然历经波折，但社会医学的观念在中低收入国家中得以延续并发展。

首先来说，"研究报告"职能在此得到了继续，尽管因世界卫生组织内部美国代表的反对，经米尔顿·罗默授权于1956年完成的一份报告依然处于未出版状态，然而正是这份报告，成为其此种职能下的首次尝试。[②] 取而代之的是，国际劳工组织再一次走在了前列，其于1959年出版了一份时间跨度为1945—1955年、空间跨度覆盖14个国家的社保预算之医疗卫生成本比较研究报告，亦即《医疗服务成本》(The Cost of Medical Care)。[③] 这项研究正是早期国联卫生组织所开展工作和艾贝尔－史密斯的世界卫生组织项目之间所"欠缺的一环"，而且这一研究也带有一项政治意图：它驳斥了"公共开支已成为一个不断增长的负担"这一说法，并通过与私营医疗卫生服务进行对比，展示出综合性公共卫生体系具有它

---

① M. I. Roemer, "Internationalism in Medicine and Public Health," in D. Porter, ed., The History of Public Health and the Modern State, Amsterdam: Rodopi, 1994, pp. 403 – 423.

② M. I. Roemer, "Medical Care in Relation to Public Health: A Study of the Relationships Between Preventive and Curative Health Services throughout the World," United Nations WHO/OMC/25 & Addenda, Papers of Commission on Medical Care, Volume 2, 1956.

③ International Labour Office (ILO), The Cost of Medical Care: Studies and Reports 51, Geneva: International Labour Office, 1959.

自己的物有所值之处。其次，前述协议的第 2 大条款（"在巩固医疗卫生服务方面……帮助各国政府"）所引申出来的技术援助职能，也同样使人们在卫生体系方面的工作变得必不可少。① 20 世纪 50 年代，其援助重心在于拉丁美洲、东南亚和中东国家的医院建设计划，而到了 60 年代，去殖民化浪潮将人们的注意力转向了非洲，随之而来的便是对国家计划和冲突地带的紧急救助等服务的支持。② 因此，艾贝尔－史密斯在 1967 年的研究中明确指出，他新开展的研究将围绕医疗卫生数据的比较问题进行，以此来支持针对"国家经济发展"目标的卫生计划。③

结语："卫生体系"——人民阵线的遗产?

在某种意义上，我们可以将世界卫生组织作为医疗卫生体系研究赞助人的角色扮演看作一种程度很低的补偿性行为，而该补偿行为所对应的，正是它没能扮演一种更重要的角色这一事实。然而，就本文讨论的目的而言，我在此想要强调的一点是，"卫生体系"概念所据以诞生的政治化氛围和与之相关的学术研究领域已然出现。实际上，将其形容为 20 世纪中叶"人民阵线"背景下的知识运动的遗产也许更为合适。严格意义上来说，"卫生体系"这个术语暗中指向一个政治联盟，这个联盟由两次世界大战期间西欧国家（特别是法国与西班牙）的左翼政党创建，其目的在于在法西斯主义与右翼势力攻势下捍卫民主制度。在更宽泛意义上，它还意指在自由主义民主框架下，中产阶级中间派政党与社会主义派别所追寻的共同政治利益目标。为拓展延伸这一点，我将再次回到前述三位"早期发声者"，并对他们自身的政治立场进行更深入的探究。

---

① WHO, "Constitution of the World Health Organization", available at http://www.who.int/library/collections/historical/en/index3.html (Accessed Sept. 4 2013).

② WHO, *The First Ten Years of the World Health Organization*, Geneva: WHO, 1958; WHO, *The Second Ten Years of the World Health Organization*, Geneva: WHO, 1968.

③ B. Abel－Smith, *An International Study of Health Expenditure and its Relevance for Health Planning*, Geneva: WHO, 1967, p. 9.

首先便是米尔顿·罗默，毫无疑问，他可以被归在这一范畴区间的最左端。作为乡村公共卫生服务的坚定拥护者，他曾与麦卡锡之流（Mac-Carthyites）发生过两次争执，第一次发生在西弗吉尼亚州，时间在 1948 年 9 月；第二次发生在世界卫生组织，时间在 1953 年。其毕生的政治立场可以在其讣告中得到确证：

> ……坚信苏联即象征着未来，拥有着一个医疗卫生体系……建立在公平的原则之上。在 2001 年罗默的追悼会上，他的儿子约翰（John）的一席言论使得听众们颇为震惊，他声称其父直至生命的最后一刻都依然坚信着苏联模式。①

这正暗示了亨利·西格里斯特对罗默的影响有多么深远。和他导师的著作一样，罗默的著作向我们展示了其进步史观的许多内容。在他的观念中，历史是"不可阻挡之力量的运动"。因此，在 1945 年的一篇关于美国国家与医学的文章中，他强调，不可能再回到：

> "自由放任的经济与社会政策"（时代了），因为如今已是"普通人的世纪"，在这样的时代里，国家充当了"群体活动的最高组织形式"②。

1960 年，当他审视医疗卫生体系政策时，写道：

> "一种以最初的无偿事业为起点的演进趋势，最终通向了广泛普遍的服务模式"，并极力让读者相信这"……不是一项主张，而是一

---

① E. K. Abel, E. Fee, and T. M. Brown, "Milton I. Roemer, Advocate of Social Medicine, International Health, and National Health Insurance," *American Journal of Public Health*, Vol. 98, No. 9 (2008), pp. 1596 – 1597.

② M. I. Roemer, "Government's Role in American Medicine, A Brief Historical Survey," *Bulletin of the History of Medicine*, Vol. 18, No. 2 (1945), pp. 166, 168.

份观察报告"①。

在其 1976 年的宏观调查中，他注意到：

> ……美国境内各种形式的医疗卫生保险斗争仅仅还只是小规模的负隅顽抗，这种抗争也许能减缓这种时代变迁的速度，但其最终的到来依然是不可阻挡的。

同样以前一份调查为材料来源，以回应世界卫生组织法案中所蕴含的崇高理想，他认为具有进步性质的医疗卫生政治反映了：

> ……一个具有高度价值的体系，在这一体系内，生命是最高级的善，而死亡则是最大的恶……世界朝向社会性医疗卫生服务组织的发展趋势，亦是人类朝向世界和平目标进步发展的趋势。②

对照之下，奥丁·安德森的立场则处于较为折中的位置。罗默教条式的臆断一定程度上威胁到了其社会理论，而事实上他也确曾因此而对罗默进行过指责。在目睹了其顾问南森·西奈遭受的来自反社保政策者的抨击后，安德森以战略性的方式维护了他保持"低调的政治姿态"（low political profile）的优点。③ 当他吸引并接受了来自大型制药企业的资金赞助之后，他开始需要承受来自昔日同僚们的敌意所带来的痛苦。而他以这样的比喻来表达自己的观点：对于和自己同床共枕的人，一个人无论感到多么不安，让自己不偏不倚地待在"生命的中心"（vital center）是至关重要的。在美国多元化的政治体中，自由派和保守派之间曾达成共识，而这些

---

① M. I. Roemer, "Health Departments and Medical Care: A World Scanning," *American Journal of Public Health*, Vol. 50, No. 2 (1960), pp. 154 – 160.

② M. I. Roemer, *Health Care Systems in World Perspective*, Ann Arbor: Health Administration Press, 1976, pp. 13, 14, 283 – 284.

③ O. W. Anderson, *The Evolution of Health Services Research: Personal Reflections on Applied Social Science*, Oxford: Jossey Bass, 1991, pp. 53, 99.

共识在此时期有了明显的变化。安德森开始公开将自己形容为一名"经验主义保守派人士"（empirical conservative）；与罗默相反，他预料到了一个混杂了两种模式的医疗卫生体系会在美国境内存活下来。① 对他来说，发挥作用才是最重要的：现实中并没有完美的体系。其研究的目的便是在于确保"所有的国家可以彼此间相互借鉴学习"②。尽管如此，其生前尚未发表的一部作品可以表明，在里根与布什政府时期，安德森对美国政治活动中的"生命中心"概念的理解，已在某种程度上背离了它原本的轨迹。他透露，其个人的政治哲学深受 20 世纪 30 年代罗斯福新政中自由主义价值观的影响，虽然这是一个至今仍未实现的空头承诺：资本主义制度将因为福利国家政策而拥有其"人性的一面"，且"无论贫贱富贵，在医疗卫生服务上，每个人都将享有平等的权利"③。

　　与上述两位美国人相同，布莱恩·艾贝尔－史密斯是一个生活在 20 世纪的人。尽管其政治观念塑造于战后相对富足的环境之中，但仍掺杂了对 30 年代贫困与失业问题所导致后果的理解的痕迹。他的信条是"费边社会主义"（Fabian socialism），也就是说，要致力于社会民主（social democracy）、凯恩斯式经济学（Keynesian economics）和强大的福利国家（strong welfare state）。作为一个公共生活领域的学者，他对这一许诺的衡量标准或许会受其贵族身份和长期担任英国工党政府顾问这一身份的影响。④ 20 世纪 80 年代中期之前的工党，是一个捍卫工会与工人阶层利益的社会民主主义党派，而在 60 年代晚期与 70 年代的退休金及残疾人与儿

---

① O. W. Anderson, *The Evolution of Health Services Research：Personal Reflections on Applied Social Science*, pp. 76, 121 – 122, 131；O. W. Anderson, "Are National Health Services Systems Converging? Predictions for the United States," *Annals of the American Academy of Political and Social Science*, Vol. 434 (1977), pp. 24 – 38.

② O. W. Anderson, "Medical Care：Its Social and Organizational Aspect. Health Service Systems in the United States and Other Countries," p. 898.

③ O. W. Anderson, *The Politics of the Welfare State as Seen by Wilbur J. Cohen*, R. Andersen, A. Kohrman, and C. Kohrman, eds., American Sociological Association, 2012, p. v. available at http：//www2. asanet. org/medicalsociology/images/anderson. pdf (Accessed Sept. 4 2013).

④ P. Townsend, "Obituary：Professor Brian Abel – Smith," *The Independent*, 9 April, 1996.

童福利改革背后，则有艾贝尔－史密斯的影响，而且他同时还极力促成了英国国民健康服务制度下一个更加公平的资源配置程序的启动。其晚期的若干作品便显示出了他对此依然如故的坚定信仰。他将撒切尔夫人执政时期经济紧缩政策加之以福利的分散描述为"战前失败的救济模式的复辟"①。然而，同安德森一样，他认为并没有哪一个卫生体系是具有绝对优越性的；每一个卫生体系都是在结合已有的行政管理传统与文化习俗传统的基础上逐步演变而来的。因此，对于是否存在一个处处都适用的卫生体系这一问题，"并没有一个正确的答案"②。艾贝尔－史密斯晚年将其关注点转移到了世界范围的成本抑制趋势上，并接受了供应商竞争与顾客选择能提升效率这一观点，且对"公费服务无法激发从业者的工作热情"这一情况也有大致认识。③ 不过即便如此，他依旧坦率地表达了对美国模式的深度怀疑，其态度既从伦理角度考虑了该模式罔顾医疗卫生权益的事实，亦从其实际运作效果角度认识到了它的弊端。对于美国卫生政策制定过程中的顽疾，他曾在1985年进行了一番言辞激烈的抨击。他质问道：

> 为什么……特定利益集团可以对政客们施加如此之大的压力？尽管这些利益集团已经被证实只是些纸老虎而已……到底有何种必要，当可靠的费用遏制、质量与公平已在现实中如此急需之时，却依然要继续抱着"监管是竞争的敌人"这样的错觉不放？……本是为人民而建的政府却并不为人民所信任，也不信任其人民，这种感觉是多么强烈？④

---

① B. Abel－Smith, "Poverty in Context－New Thoughts on Old Themes," in H. Sasson and D. Diamond, eds., *LSE on Social Science*, London: LSE Books, 1996, p. 131.

② B. Abel－Smith, "Health Insurance in Developing Countries: Lessons from Experience," *Health Policy and Planning*, Vol. 7, No. 3 (1992), p. 225.

③ B. Abel－Smith, "Health Insurance in Developing Countries: Lessons from Experience," pp. 215 – 226.

④ B. Abel－Smith, "Who Is the Odd Man Out?: The Experience of Western Europe in Containing the Costs of Health Care," *Milbank Memorial Fund Quarterly*, Vol. 63, No. 1 (1985), p. 16.

当然，若是将"卫生体系"概念与其比较分析研究的发端仅仅视作改革派政治家们的成果，那就是陷入了化约主义式思维。在其早期应用中，这一词组被用作一个表示"中立"价值的术语，它意味着在那些资助、提供和管理医疗卫生服务工作的各个彼此不同的构成单位之间，存在着一种相互关联的性质。然而与此同时，这些"联结"的力量又为其注入了积极的含义，这种力量来自一群这样的人：他们拥护支持国家代表其公民以更大力度实施干预。当"体系"一词指向"亲民代言人之间的联合"这一含义时，其便失去了以往的"中立"性质，而为本就不受限制的医疗市场带来重新分配与适度管制方面的问题。

同样地，20 世纪 60 年代的卫生体系研究的到来，代表了一种广泛的兴趣交融，这种兴趣交融即发生在学术界和国际组织之间。所有发达国家都遭遇了类似的问题，如费用成本的攀升、人口老龄化带来的服务需求增长和资源的限制等。他们试图通过彼此间的学习与借鉴，实现本国内公共政策层面与实践管理层面的同时改善。在低、中、高三种不同收入水平国家中，旨在推进医疗卫生服务的愿望跨越了各国间的政治区隔。然而，令人惊异的是，至少通过英语世界文献来看，该领域有一个深层的政治源头。在诸位早期发声者用来构建其思想的著作中，在他们据以开展工作的制度环境中，这一点表现得很是明显。社会医学这一关键性的存在起到了形塑作用，在 20 世纪中叶的环境中，它有着与生俱来的对抗性。而支持倡导它的人则将医疗卫生服务的发展置于历史叙述之中；在这种叙述中，它成了一股通向公平与社会正义的力量。此种历史相对论在现今的制度环境中似乎已极为少见了，但它正是那一个时代的产物。在那样一个时代，不断拓展的福利国家制度和战后的政治与经济复苏的情势融为一体。在新自由主义诞生之前，这是一个让"左派"和"生命中心"得以在欧洲与美国共存的舞台。然而，当人们寻求一种全球性共识，并在这种共识中使诸般问题摆脱纯粹的民族国家立场时，人们发现，此事操作起来颇为棘手。对于国家与市场应当各自扮演怎样的角色，人们的理解是多元化的，而对于个人所享有权利和应承担义务的理解，情形亦是如此。这种多元化的状态，对实现前述的"共识"目标有着阻碍作用。对这一学科发展轨迹的仔细考虑，可以促进人们来反思：关于卫生体系的技术性问题，一如人们所理解的"输入""进程"和"结果"问题,是否能够或是否应当通过有意义的方式,和那些政治哲学问题分离开来。

[马丁·戈尔斯基(Martin Gorsky),英国伦敦卫生与热带医学学院公共卫生史中心教授;翟少辉,英国伦敦大学学院科学技术研究系硕士研究生]

法国殖民主义与反对世界卫生组织
非洲区域办事处的斗争

［美］杰西卡·皮尔森－帕特尔著　　张珊珊译

摘　要　本文考察二战之后撒哈拉以南非洲的法国殖民政府与世界卫生组织之间的冲突。本文认为，不断演变中的法兰西殖民帝国常发现自己与 1945 年后不断变化的国际合作机构存在对立，尤其是在联合国内部反殖民情绪日益高涨的情况下。为了保护帝国不受诸如世界卫生组织这样的联合国机构越来越强烈的"干预"，法国殖民官员和医生建立了殖民地之间合作的新平台，如撒哈拉以南非洲技术合作委员会。20 世纪 50 年代初期，世界卫生组织终于在非洲设立了区域办事处，该办事处很快陷入关于国际组织在殖民地领土上应发挥何种作用的政治论争。设立在法属赤道非洲首都布拉柴维尔的非洲区域办事处，不仅在成立之初所取得的成就有限，而且成为殖民政府的重要关注对象，他们担心办事处会成为帝国的不同批评者的关注焦点。

关键词　殖民主义　公共卫生　非洲　世界卫生组织

1952 年，在世界卫生组织（WHO）非洲区域委员会的第二届年会上，利比里亚总统威廉·杜伯曼（William Tubman）在开幕致辞中赞扬了该组织的益处：

　　由于飞机和其他便捷舒适的交通工具的发展，当今世界似乎日益缩小……因此每个国家都与世界大家庭中的其他国家在健康和福祉方面的情况息息相关。正是出于这个原因，联合国非常明智地建立了世界卫生组织，世界卫生组织又创立了我们这个区域组织，致力于帮助有需要的国家改善他们的健康水平。

威廉姆·杜伯曼继而解释，他认为世界卫生组织致力于满足"人类的最基本需求"。他认为只有通过在健康领域内的合作才能达致真正和平，并建议所有成员国家全力遵循"这些机构本质秉承的原则"，以彰显他们对追求正义的支持。①

许多在场人士同意他的这些看法。1950年，在撒哈拉以南非洲技术合作委员会（CTCA）的一次会议上，来自南非的一位代表指出"没有哪个大洲比非洲更需要健康和医疗方面的进步"，撒哈拉以南非洲的两个独立国家利比里亚和南非都大力支持通过设立世界卫生组织非洲区域办事处来解决这一问题。尽管如此，非洲区域办事处的设立仍然是世界卫生组织所有区域办事处中最受争议的。在法国官员的主导下，非洲各国的殖民政府强烈反对世界卫生组织进入非洲大陆。本文将考察殖民政府反对建立世界卫生组织非洲区域办事处计划的策略，以及其行为背后的原因。分析显示，尽管战后时期如杜伯曼等人力倡理想主义，但这一时期新的国际卫生组织常常发现需要经过抗争才能正常运行。

一 重新想象帝国与重新规划卫生问题的版图

法国海外帝国的结构长期建立在殖民地人民、法国殖民定居者及殖民政府之间深刻的法律、政治、社会和经济不平等的基础上。但是第二次世界大战使帝国的运行方式和殖民地可获得的权利发生了重大变化。1944

---

① Archives de l' Institut de Médecine Tropicale des Services de Santé des Armées (IMTSSA) 238, Organisation des Nations Unies (ONU), Organisation Mondiale de la Santé (OMS), RC2/AFR/Min/1 Rev. 1, 10 Septembre 1952, Comité Régional de l' Afrique, Deuxième Session, Procès – Verbal de la Premières Séance, Tenue au Centennial Memorial Pavilion, Monrovia, Liberia, le jeudi 31 juillet 1952, à 10 heures, Président: le Dr. J. N. Togba (Libéria), 9 – 10.

年布拉柴维尔会议标志着新型法兰西帝国的出现，现在亦称之为"法兰西联邦"。1946 年所有居住在帝国疆域内的殖民地人民成为法国公民，享有正式的投票权，与居住在法国本土的法国公民在法律上平等。而当一些殖民帝国开始考虑向追求独立的地区和平移交权力的方式时，法兰西联邦则试图拉近法国与其海外殖民地的关系。①

在法国政治家和殖民政府重新思考法国海外帝国政治结构的同时，国际组织在重新想象能够发挥其作用的一种区域结构的形态，致力于向发展中地区的人们提供健康和福祉。世界卫生组织组织法的一条规定是要求"去权力中心化"。实际上这意味着建立由本区域专家任职的区域办事处，主要关注本区域地域内的健康问题。去权力中心化背后的动机是希望针对本地需求、在熟悉当地情况的基础上提供服务和设施。

在建立一个区域办事处之前，世界卫生组织需要界定这个地理区域。第一届世界卫生大会定义非洲区域如下："所有北纬 20 度以南（相当于西到英埃苏丹西部边界、与比利时刚果的北边边界接壤，然后沿着乌干达和肯尼亚的北部边界向东，再沿着肯尼亚东部边界向南直至印度洋）的非洲地区。"② 换言之，如果设立非洲区域办事处，该办事处的范围将包括除了北非（摩洛哥、阿尔及利亚、突尼斯、利比亚和埃及）以外的整个非洲大陆和部分东部非洲（包括苏丹、埃塞俄比亚和索马里）。③

世界卫生组织建立的每个区域组织的事务运行都有一定的范畴，而这些区域办事处的机构框架大部分是基于世界卫生组织组织法。区域办事处不能偏离组织法中规定的要求。一旦设立，每个区域组织需成立一个由该地区的成员国家和联系成员国家代表所组成的委员会。区域组织还包括一

---

① 关于 1945 年以来法国海外帝国的再想象的研究，参见 Frederick Cooper, *Citizenship Between Empire and Nation: Remaking France and French Africa, 1945—1960*, Princeton, NJ: Princeton University Press, 2014。

② Archives Diplomatiques La Courneuve (ADLC), Nations Unies – Organisations Internationales (NUOI) 330, World Health Organization: Establishment of African Region, Position at 1950, 2 Mai 1950, Appendix 2.

③ IMTSSA 222, Note au sujet de la Région Africaine du Comité Régional Africain et Bureau Régional Africain de l' O. M. S., 1. Note: Côte Française des Somalis would be included in the Eastern Mediterranean Region.

个由区域主任负责的区域办事处，区域主任由世界卫生组织执行委员会提名、经区域委员会批准。① 1949 年世界卫生组织已经有两个区域组织，即东南亚区域办事处和东地中海办事处，在欧洲和美洲的办事处正在设立过程中。世界卫生组织组织法规定设立区域办事处需要由一个在该区域内有政府席位的成员国提出正式申请。在非洲，这意味着尽管殖民列强可以作为这一区域组织的正式会员，但只有两个独立国家利比里亚和南非联邦能够采取行动申请设立非洲区域办事处。②

而未来的世界卫生组织区域办事处在非洲有一个竞争对手，即撒哈拉以南非洲技术合作委员会，是二战后法国和英国商讨在其非洲领土和领土之间的技术合作潜力而迅速建立起来的。后来英国和法国邀请了比利时政府参加，之后罗得西亚、葡萄牙和南非也相继加入。在早期，这些殖民列强之间的技术合作比较有限，而二战的经历推进了关于公共卫生的合作会谈。撒哈拉以南非洲技术合作委员会领导的早期会议比世界卫生组织后来组织的类似性质的会议要早。撒哈拉以南非洲技术合作委员会的第一届医学会议在阿克拉（现加纳首都）举行，随后，1948 年在布拉柴维尔举行了关于睡眠疾病的会议，1949 年在喀麦隆举办了营养问题会议。③

撒哈拉以南非洲技术合作委员会成员国实际上与世界卫生组织非洲区

---

① IMTSSA 238, Note de l' Union Sud Africaine (1949), Organisation Mondiale de la Santé, Création d' une Région africaine, Situation en Avril 1950, p. 2.

② IMTSSA 238, Note de l' Union Sud Africaine (1949), Organisation Mondiale de la Santé, Création d' une Région africaine, Situation en Avril 1950, pp. 5 – 7. See NUOI 330, Direction des Affaires Politiques, 3ème Bureau, Création d' un Bureau Régional Africain de l' Organisation Mondiale de la Santé.

③ IMTSSA 238, Note de l' Union Sud Africaine (1949), Organisation Mondiale de la Santé, Création d' une Région africaine, Situation en Avril 1950, p. 44. 睡眠疾病是殖民地非洲早期合作研究的对象。See Deborah J. Neill, *Networks in Tropical Medicine: International, Colonialism, and the Rise of a Medical Specialty*, Stanford: Stanford University Press, 2012. 关于撒哈拉以南非洲技术合作委员会的研究也可参见 John Kent, *The Internationalization of Colonialism: Britain, France, and Black Africa*, 1939—1956, Oxford: Clarendon Press, 1992; and Jessica Pearson – Patel, "Promoting Health, Protecting Empire: Inter – Colonial Medical Cooperation in Postwar Africa," *Monde (s): histoire, espaces, relations*, no. 7, Mai 2015, pp. 213 – 230。

域办事处发展了工作关系，但是代表们一直强调他们认为世界卫生组织对非洲生活现实状况不了解，仅从外部实行一些项目；"一开始就很明显，在撒哈拉以南非洲技术合作委员会框架下的卫生合作项目与世界卫生组织的项目重点非常不同，世界卫生组织的项目一方面更关注其全球视角，另一方面关注技术援助项目框架内的双边援助"①。撒哈拉以南非洲技术合作委员会的重要性在于它是战后时期法国殖民政府能够接受的合作框架的先例。尽管表面上殖民列强正在摒弃之前更孤立的方式，倾向于战后更多合作，但撒哈拉以南非洲技术合作委员会很注意不得罪殖民政府，把重点放在专业技术的分享，而不是现场的协作。殖民地的卫生服务一直由殖民政府自行管理，战后才发展了有限的精心计划的合作。正是在这一背景下，世界卫生组织在 20 世纪 40 年代末期进入非洲。

二　保护帝国自主权

1949 年 2 月 18 日，南非联邦外交部部长向世界卫生组织大会提交了建立非洲区域组织的申请。② 在此之前撒哈拉以南非洲技术合作委员会的南非代表团谨慎地为此项举措说明了理由。在给其他会员国的备忘录里，南非代表团首先强调国际公共舆论的重要性。他们希望通过建立区域组织向世界"表明非洲利益相关国家努力提高非洲人民健康水平的愿望，而不是拒绝非洲分享现代医学和卫生的成果"。他们同时表示希望"遵循世界其他地区公认且正在迅速实行的区域化原则，分享非洲应该分享的世界卫生组织利益，甚至可能与其他地区竞争利益"③。南非代表担心拒绝建立区域办事处会招致国际社会对非洲国家的批评，世界卫生组织大会其他

① IMTSSA 238, Note de l' Union Sud Africaine (1949), Organisation Mondiale de la Santé, Création d' une Région africaine, Situation en Avril 1950, p. 43.

② IMTSSA 238, Note de l' Union Sud Africaine (1949), Organisation Mondiale de la Santé, Création d' une Région africaine, Situation en Avril 1950, Appendix 2.

③ ADLC, NUOI 330, World Health Organization: Establishment of African Region, Position at 1950, 2 Mai 1950, 6.

成员国的这种反应会造成"令人尴尬的局面"①。但是为了消除殖民地各国的忧虑，南非代表团提醒其他成员国，"世界卫生组织非洲区域组织仅限于非洲成员国，不会给予非洲以外的大国干预非洲事务的直接权力"②。

南非代表团认为世界卫生组织卷入非洲事务与非洲大陆未来走向有直接联系。在致撒哈拉以南非洲技术合作委员会其他成员国的备忘录里，他们写道，"既然非洲的发展直接依赖于对非洲疾病和公共卫生威胁的控制……那么我们否认非洲区域组织的重要性就是错误的"③。他们继而强调，解决非洲的卫生问题对实现所有非洲大陆国家政府的抱负至关重要：

> 如果设立了世界卫生组织非洲区域办事处，办事处将成为非洲发展所有问题中的一个极其重要的技术组成部分。公共卫生对于非洲所有计划（关于政策、社会、工业、农业、科学、军事和通讯）都是至关重要的因素，这意味着区域办事处将对非洲直接或间接地发挥重要影响。④

在撒哈拉以南非洲技术合作委员会的法国代表团看来，这是一个危险的提议。危险并非在于为非洲建立一个区域性卫生组织，而在于这个特殊的卫生组织可能成为为联合国其他专业部门，甚至可能是经济与社会理事会，进入非洲铺路而开启的一个先例。⑤ 信件往来表明法国外交部部长已经采取措施拖延世界卫生组织在非洲设立区域办事处，并已经通过法国在

---

① ADLC, NUOI 330, World Health Organization: Establishment of African Region, Position at 1950, 2 Mai 1950, 7.

② ADLC, NUOI 330, World Health Organization: Establishment of African Region, Position at 1950, 2 Mai 1950, 7.

③ IMTSSA 238, Note de l'Union Sud Africaine (1949), Organisation Mondiale de la Santé, Création d'une Région africaine, Situation en Avril 1950, 13.

④ IMTSSA 238, Note de l'Union Sud Africaine (1949), Organisation Mondiale de la Santé, Création d'une Région africaine, Situation en Avril 1950, 11.

⑤ See ADLC, NUOI 330, 5 Mai 1950, JBD/ML, Direction d'Afrique – Levant, Bureau d'Afrique, Bureau Africain de l'OMS, 2.

伦敦、布鲁塞尔和里斯本的大使馆向其他殖民地政府呼吁。[①] 一封来自外交部的信件向南非大使馆指出了允许世界卫生组织直接而且以一种永久的方式干预非洲尚未独立的领土的危险，并指出成员国有可能会承担财政负担的风险。[②]

　　法国代表团宣称推迟设立区域组织的好处在于将有足够的时间在撒哈拉以南非洲技术合作委员会框架下发展合作，从而消除世界卫生组织非洲区域办事处可能带来的潜在影响。他们甚至谈到可以考虑泛美卫生局（the Pan – American Sanitary Bureau）类似的情况，泛美卫生局曾是一个独立组织，后来作为区域组织加入到世界卫生组织的框架内。[③] 法国海外部本身更相信撒哈拉以南非洲技术合作委员会有制衡世界卫生组织项目的潜力，但他们所担心的是世界卫生组织区域办事处"迟早"会成功。在给外交部的信件中，法国海外部部长皮里（D. G. Pirie）指出，撒哈拉以南非洲技术合作委员会成员应在未来的区域组织内占绝大多数席位。他建议在这种情况下，在未来的区域组织每次会议之前，撒哈拉以南非洲技术合

　　① ADLC, NUOI 330, Communiqué à Ministère de la France d'Outre – Mer, Direction du Service de Santé, Ministère de la France d'Outre – Mer, Direction des Affaires Politiques, Direction d'Afrique Levant, a/s 11ème session du Conseil Economique et Social, Extrait d'une lettre du chef de la délégation française no. 120 du 8 Août, concernant une intervention du délégué de l'Inde en faveur de la création d'un bureau régional afric-ain de l'Organisation Mondiale de la Santé, 11 Août 1950, 1 – 2.

　　② ADLC, NUOI 330, 5 Mai 1950, JBD/ML, Direction d'Afrique – Levant, Bureau d'Afrique, Bureau Africain de l'OMS, 2.

　　③ See ADLC, NUOI 330, Communiqué à Ministère de la France d'Outre – Mer, Direction du Service de Santé, Ministère de la France d'Outre – Mer, Direction des Affaires Politiques, Direction d'Afrique Levant, a/s 11ème session du Conseil Economique et Social, Extrait d'une lettre du chef de la délégation française no. 120 du 8 Août, concer-nant une intervention du délégué de l'Inde en faveur de la création d'un bureau régional africain de l'Organisation Mondiale de la Santé, 11 Août 1950, 2. Also see NUOI 330, AL/GP, Délégation Franûaise Permanente auprès de l'Office des Nations Unies, Palais des Nations, Genève, le 14 Septembre 1950, Bernard Toussaint, Représentants permanent de la France auprès de l'Office des Nations, à Son Excellence Monsieur Robert Schumann, Ministre des Affaires Etrangères, Secrétariat des Conférences. Objet: Organisation régional de l'OMS en Afrique, 2.

作委员会国家应进行单独的初步讨论，作为一个团体制定战略，针对年会上将要讨论的各种问题协调出共同立场。尽管皮里更乐观地认为将来的世界卫生组织区域办事处运行可能对法国有利，但他仍然主要关注法国采取何种战略来联合其他殖民地政府反对和推迟设立世界卫生组织办事处。①

　　然而，对于法国要求采取一致行动推迟建立世界卫生组织办事处的呼吁，其他殖民列强的代表们反应并不积极，尽管他们本质上也反对设立办事处。葡萄牙代表团担心设立世界卫生组织非洲办事处会带来成本问题，但认为由于南非政府已经采取申请措施，推迟设立办事处在实际操作上非常困难。② 法国驻英国大使雷内·马西格利（René Massigli）认为考虑到利比里亚和南非对提议的支持，英国官员不可能反对设立非洲办事处。③因此，事实证明，法国的努力以失败告终。1950 年之后，法国只能寄希望于遏制世界卫生组织更深入地参与其所属非洲领地的政治和社会事务。④

三　法国与世界卫生组织的区域机构

　　南非的提议被批准后，第一要务是为世界卫生组织非洲区域总部选择办公地址。由于以下原因，选择哪个城市成为棘手之事。首先，对世界卫生组织来说，选择办事处总部地址本身是一个政治选择。任何一个被选中

---

① NUOI 330, BH/GW, Direction des Affaires Politiques, 3ème Bureau, Création d'un Bureau Régional Africain, 2 – 3.

② ADLC, NUOI 330, Télégramme, Lisbonne, le 6 Mai 1950, 17h45, reçu le 6 à 20 Heures 35, no. 194.

③ ADLC, NUOI 330, Télégramme, Londres, le 8 Mai 1950, 21 Heures 40, reçu 8 à 33 Heures, no. 1625.

④ ADLC, NUOI 330, Communiqué à Ministère de la France d'Outre – Mer, Direction du Service de Santé, Ministère de la France d'Outre – Mer, Direction des Affaires Politiques, Direction d'Afrique Levant, a/s 11ème session du Conseil Economique et Social, Extrait d'une lettre du chef de la délégation française no. 120 du 8 Août, concernant une intervention du délégué de l'Inde en faveur de la création d'un bureau régional africain de l'Organisation Mondiale de la Santé, 11 Août 1950, 3 – 4.

的城市——无论是位于一个独立国家还是一块殖民地领土——都必须保证当地人民一定的生活水平，显示出对平等政治参与的承诺和对促进人权的强力支持。然而，在此基础上，总部必须位于一个拥有足够现代化设施的城市，包括稳定的邮政系统、足够的工作空间、举办会议所需的充足的酒店设施、高效的本地和国际交通网络，唯此才能支持一个真正的全球组织如世界卫生组织正常运作。在撒哈拉以南非洲的主要城市中，这些条件使可供选择的城市非常有限。

要在非洲地区建立一个区域总部，总部地点必须由该城市所属的成员国家提出申请，然后由世界卫生组织执行委员会批准。由于这一决定具有重要的政治影响，非常复杂，关于未来非洲总部选址的讨论主导了区域委员会于 1951 年在日内瓦举行的第一次会议。在预备会议上，南非代表团提议的城市是坎帕拉，获得了英国和罗得西亚的支持。比利时代表团深知世界卫生组织不可能接受利奥波德维尔，因此提议位于刚果河对岸的法属赤道非洲的行政首府布拉柴维尔。最后，利比里亚代表团提议自己的首都蒙罗维亚作为候选，尽管这一提议没有获得委员会其他成员国的支持。①

对区域委员会来说，衡量一个城市是否能成为总部地址，要考虑到几个因素，包括没有种族歧视、良好的通讯和交通基础设施、该市在区域中的位置、世界卫生组织雇员的生活成本和房屋便利性、气候、教育及医疗设施的质量，包括针对医学研究和试验测试设施的质量。第一条标准——没有种族歧视——对约瑟夫·陶格巴（Joseph Togba）博士率领的利比里亚代表团来说尤为重要。利比里亚是非洲地区唯一一个没有被欧洲国家殖民过的国家，作为利比里亚代表的医生和政府官员对非洲殖民领地的情况非常敏感，对参加撒哈拉以南非洲技术合作委员会的会员国常抱有敌意，因为撒哈拉以南非洲技术合作委员会不允许利比里亚加入。因此，利比里亚代表团成为区域委员会中对殖民地成员国的目标和态度的制衡力量，提醒欧洲代表团需要考虑非洲人民的利益。在关于选择未来世界卫生组织非

① IMTSSA 222, Ministère de la France d'Outre - Mer, Direction du Service de Santé, Rapport du Médecin - Colonel Garcin à Monsieur le Ministre des Affaires Etrangères, Objet：Réunion préparatoire des Gouvernements Africains pour l'Organisation régional de l'Afrique, 5.

洲区域总部的一场辩论中，陶格巴发言道：

> 在关于是否建立一个区域组织的决定过程中，委员会应该牢记，非自治领土也许有朝一日会在组织中拥有代表席位。决策时应考虑到非洲人民自己的特殊利益。在非洲某些地区仍然存在着非洲人不能享有与欧洲人或其他种族人平等的待遇。因此，委员会应向总干事要求，如果建立非洲区域办事处，那么办事处总部的地址应该位于非洲人民能获得与其他种族人民平等待遇的地方。①

对利比里亚代表团来说，蒙罗维亚是明显的选择：它位于非洲地区的两个独立国家之一，从欧洲和非洲其他地区都有交通设施可到达，据陶格巴所言，它具有所有候选城市中最好的人权纪录。而且政府机关就在当地，无须向遥远的政府请示咨询，这能为区域办事处节省宝贵的时间。②

如果蒙罗维亚被拒绝，利比里亚代表团退而求其次的选择是将总部设在法属殖民地，尽管陶格巴担心布拉柴维尔和比属刚果的利奥波德维尔之间距离太近。布拉柴维尔符合世界卫生组织要求的无种族歧视的标准，但陶格巴担心世界卫生组织雇员也许会在河对面的利奥波德维尔寻找住所和娱乐，从而致使办事处黑人雇员处境微妙。但除了距离利奥波德维尔太近之外，布拉柴维尔具有完善的通信网络，在区域内有地理优势——和所有成员国的交通都比较方便，每周有 90 次航班。③ 针对其他代表团关切的布拉柴维尔高昂的生活成本问题，法国代表团称法国政府愿意提供四座装

---

① See IMTSSA 238, ONU, OMS, EB8/Min/4, 4 June 1951, Provisional Minutes of the Fourth Meeting, p. 7.

② IMTSSA 238, ONU, OMS, AFR/Min/1, 11 Juin 1951, Organisation Régionale de l'Afrique, Réunion Préparatoire des Gouvernements Africains, Procès – Verbal Provisoire de la réunion tenue au Palais des Nations, Genève, le Lundi 11 Juin 1951, à 10 heures, 7.

③ IMTSSA 238, ONU, OMS, AFR/Min/1, 11 Juin 1951, Organisation Régionale de l'Afrique, Réunion Préparatoire des Gouvernements Africains, Procès – Verbal Provisoire de la réunion tenue au Palais des Nations, Genève, le Lundi 11 Juin 1951, à 10 heures, 10.

修完善的公寓供世界卫生组织雇员居住。区域委员会主任道本顿（Daubenton）博士赞扬了法国的慷慨提议，同时指出以世界卫生组织提供的薪资水平，世界卫生组织雇员无法承担在布拉柴维尔的住房费用。

法国外交部关于布拉柴维尔住房情况的备忘录向各代表团保证，当前法国政府已经在建设更加廉价的住房。备忘录还称赞新的办事处可以使用的各种科学设施，包括巴斯德研究院、一所新建医院和为法属赤道非洲移动卫生服务新建的设施。① 许多代表团认为考虑到生活成本，坎帕拉可能是更佳选择。坎帕拉也提供了优质的医疗设施，而且很多代表团认为那里的气候对欧洲雇员更为适宜。但是陶格巴博士发言反对选择坎帕拉，指出他之前去该城市拜访时不得不在种族主义盛行的城市约翰内斯堡和利奥波德维尔转机，而且坎帕拉的医疗设施仍存在种族隔离。②

委员会关于选址的最终决定是不同代表团政治角力的结果，每个代表团都为了保证自己对委员会未来提议的一些条款获得通过而交换利益。比如，如果蒙罗维亚不能成为总部地址，利比里亚答应支持布拉柴维尔——以此来交换法国代表团在投票中支持陶格巴博士担任委员会主席，并支持蒙罗维亚成该委员会年会的下一个举办地点。法国代表团争取到了道本顿博士对布拉柴维尔的支持，条件是承诺支持道本顿继续担任区域负责人。当为区域总部的选址问题最终进行投票时，布拉柴维尔获得了 3 票（法国、比利时和葡萄牙），蒙罗维亚 2 票（利比里亚和西班牙），坎帕拉 2 票（英国和南非）。第二轮投票排除了蒙罗维亚，最终投票除了英国和南非，其他代表团都投给了法属赤道非洲首都布拉柴维尔。

在委员会决定了选择布拉柴维尔作为世界卫生组织非洲区域办事处未来总部的地址之后，后续工作需要法国政府提出正式申请并由世界卫生组织执行委员同意。但是允许像世界卫生组织这样的国际组织在法属非洲领

---

① See IMTSSA 238, Memorandum on the Conditions of Establishment in Brazzaville of the World Health Organization's Regional Office For Africa.

② IMTSSA 238, ONU, OMS, Comité Régional de l'Afrique, Première Session, RC1/AFR/Min/2, 24 Septembre 1951, Procès – Verbal Provisoire de la Deuxième Séance, Palais des Nations, Genève, Lundi 24 Septembre 1951, à 14 heures. Président: Dr. J. N. TOGBA (Libéria), Vice – Président: Médecin – Colonel G. Garcin (France), 12 – 14.

土上建立机构是否属于明智之举在法国代表团内引发争议，并引发了法国外交部和海外部官员之间的激烈争论。当讨论提议法属殖民地领土在新机构获得席位的可能性时，法国政府的一些官员赞成"离你的朋友要近，但离你的敌人要更近"，但另外一些官员提出警告，世界卫生组织过于接近法属非洲帝国的一个中心可能会带来风险。

率领法国代表团参加区域委员会第一届年会的乔治·卡桑（Georges Garcin）博士认为，"在法属领地上建立的这个区域组织中占有席位对法国有重大利益，因为公共卫生是制约非洲发展的至关重要的因素之一，而这样的机构将在这方面发挥举足轻重的作用"。但是在法属领地建立其总部的不利之处则是法国政府因此需要承担建立办事处的各种费用，因为世界卫生组织的总体预算不包括有关建立区域组织的成本。① 法国外交部本身赞成在布拉柴维尔设立世界卫生组织区域组织，而且在第一届年会之前就给法国代表团发了通知，它提醒代表们"从你们到达日内瓦时起，应当联合区域委员会的其他成员推动我们的目标……强调该城市的中心位置和快速发展，优秀的通信网络以及无种族歧视"②。

然而，对于邀请国际组织在法属领地建立区域组织总部的提议，法国殖民地政府的一些官员并不乐观。法属赤道非洲卫生服务部的阿姆布罗兹·古尔维（Ambroise Gourvil）医生解释说，区域办事处有可能成为反对法国殖民统治的重要平台，为针对法国海外帝国的国际干预开启危险的先例。如果允许世界卫生组织在法属领地上设立区域办事处总部，他写道，"我们事实上是在给予无数人治外法权的权利，他们的来去都不受我们控制，他们未必是我们的朋友，而且有能力在这个地方制造对法国统治不利的政治气候"。古尔维认为，这些复杂情况的结果会对法国政府造成

---

① IMTSSA 222, Ministère de la France d'Outre – Mer, Direction du Service de Santé, Rapport du Médecin – Colonel Garcin à Monsieur le Ministre des Affaires Etrangères, Objet: Réunion préparatoire des Gouvernements Africains pour l'Organisation régional de l'Afrique, 5 – 6.

② IMTSSA 238, Ministère des Affaires Etrangères, Secrétariat des Conférences, No. 1614 SC, Paris le 19 Sep. 1951, Le Ministre des Affaires Etrangères à Monsieur le Médecin – Colonel Garcin, Chef de la section technique du Service de Santé au Ministère de la France d'Outre – Mer, Objet: Comité régional de l'O. M. S. pour l'Afrique, 1 – 2.

"严重困难","尤其是对我们在非洲的公共卫生部门良好地发挥作用形成挑战,我们的卫生部门需要信任的环境才能发挥效果"。他指出法属赤道非洲公共卫生部将会发现自己陷入非常困难的境地。古尔维进而建议不允许在法属领土上建立非洲区域组织,而且要保证"建立在离我们的领地越远的地方越好"①。

法国政府最终决定,就近密切关注世界卫生组织活动的益处超过了区域办事处可能带来的挑战,于是法国政府提交了正式申请,申请在布拉柴维尔设立区域办事处。世界卫生组织执行委员会接受了申请,并在 1952 年 7 月 23 日由世界卫生组织总干事布罗克·奇泽姆(Brock Chisholm)和法国外交部部长莫里斯·舒曼(Maurice Schuman)签署了协议。区域办事处的建设确定很快动工。尽管协议的执行并不太麻烦,但是伴随着决定在非洲大陆建立世界卫生组织的分支机构,围绕着总部选址的政治闹剧为国际势力和殖民者势力之间长达十年的冲突埋下了伏笔。②

由于设立区域办事处产生了诸多闹剧,卫生问题在世界卫生组织区域委员会的初期会议中很少被讨论也就不足为奇了。由于"需要厘清(世界卫生组织的)功能,决定其活动方式,确定世界卫生组织与其他技术和区域组织的关系",这些会议常常被高度政治化。③ 因此,1952 年在世界卫生组织非洲区域委员会第二届年会上的一次讨论中,利比里亚代表陶格巴博士祝贺其他代表团"作为医生而不是政治家"处理了相关问题。法国代表们在给外交部的报告里提到这一言论的讽刺性,认为利比里亚代

① IMTSSA 238, Note póur Monsieur le Directeur des Affaires Politiques, 3ème Bureau, No. 6843, DSS/4, 4 Juil 1951, 1 – 2.

② ANS, 1 H 50 (163), Accord entre le Gouvernement français et l'Organisation Mondiale de la Santé sur les privilèges et immunités, signé les 23 Juillet et 1er Août 1952 (Région Afrique).

③ IMTSSA 238, Ministère de la France d'Outre – Mer, Direction des Affaires Politiques, 3ème Bureau, Monsieur le Directeur du Service de Santé, Copie d'une note No. 5474 du 17 Juillet 1952, adressée à M. le Directeur du Cabinet a/s 2ème Session du Comité Régional Africain de l'O. M. S.

表团才是讨论"政治化"的始作俑者，并以此攻击殖民地政府的代表。①
利比里亚代表经常指责其他代表组成殖民者小集团，但法国特别反驳称这
种指责有误，因为世界卫生组织区域委员会的所有决定是由世界卫生组织
大会批准的，而法国代表在世界卫生大会上只是少数派，受到反殖民的多
数派的强力攻击。其他殖民者代表团往往乐于在区域会议的议程中保持沉
默，因此利比里亚代表团很容易认定法国"领导着殖民者联盟，把缩减
区域办事处的行动范围作为其首要目标"②。

　　一些法国的医疗人员见证过世界卫生组织区域机构为卫生项目筹集更
多资源的潜力，因此建议，作为一项战略，在世界卫生大会和执行委员会
内部协调殖民地国家的行动来扩大区域委员会的预算权。③ 但是档案资料
中体现的主要感觉还是法国官员对世界卫生组织的怀疑。在初期会议上，
利比里亚代表的攻击只是进一步证实了法国官员的预料。在第二次会议之
后，法国代表团建议法国外交部和海外部极其谨慎地处理所有有关世界卫
生组织的事务。他们指出非洲的殖民政府不能再认为他们在这个大陆上就
像"在家"一样。尽管殖民政府对当地事务有"直接了解"，但他们感到
自己的能力现在受制于"非洲之外无能的大多数群体"。因此，法国代表
团决定采取"密切监督"世界卫生组织在该地区所有活动的战略，希望
能"在我们有限的能力范围内遏制其扩展"。

　　非洲的殖民列强迫切感觉需要维护他们的帝国，许多代表对于让渡了
如此之多的帝国自主权亦表示遗憾，事实证明要保留余下的自主权也越发

---

　　① Archives Nationales du Sénégal（ANS），1 H 50（163），Compte – Rendu sur la
2ème Session du Comité Régional pour l'Afrique de l'Organisation Mondiale de la Santé
（Monrovia，31 Juillet – 7 Août 1952），9. 法国代表团警告未来可能遭遇的麻烦以防利
比里亚打算加入撒哈拉以南非洲技术合作委员会，尽管其加入会带来好处，如"有助
于（委员会）更加均衡，以及让非洲国家更加公平地参与"。

　　② Archives Nationales du Sénégal（ANS），1 H 50（163），Compte – Rendu sur la
2ème Session du Comité Régional pour l'Afrique de l'Organisation Mondiale de la Santé
（Monrovia，31 Juillet – 7 Août 1952），10.

　　③ Archives Nationales du Sénégal（ANS），1 H 50（163），Compte – Rendu sur la
2ème Session du Comité Régional pour l'Afrique de l'Organisation Mondiale de la Santé
（Monrovia，31 Juillet – 7 Août 1952），13.

困难。在第二届年会法国代表团的报告里，他们指出即使通过了决议能延缓设立公共关系官员、扩展预算的区域控制，"法国代表团也不应自欺欺人。这只能是一场付出极高代价的得不偿失的胜利"①。报告继续写道：

我们想指出，我们所有关于世界卫生组织在非洲设立办事处的担忧现在都被证实，我们认为，在不同意英国人所支持的南非观点这方面我们是正确的。他们认为"委员会并不危险，其构成几乎和撒哈拉以南非洲技术合作委员会一样。除了参与进来的利比里亚和西班牙，其他成员国都会是朋友"。现在这个观点显然完全谬误。非洲区域委员会不是撒哈拉以南非洲技术合作委员会的六个成员国加上利比里亚的化身，而是世界卫生组织六十八个成员国的化身……在这个委员会里，我们不代表第八张选票，而是第六十八张选票。②

法国一直担心世界卫生组织区域办事处会对其非洲殖民地的独立和合法性构成挑战。事实很快证明法国的担心是正确的，他们将继续后悔办事处的设立，试图阻碍其运行，直到帝国的终结。

［杰西卡·皮尔森—帕特尔（Jessica Pearson - Patel），俄克拉荷马大学国际和区域研究系助理教授；张珊珊，上海大学外语学院讲师］

---

① Archives Nationales du Sénégal（ANS），1 H 50（163），Compte - Rendu sur la 2ème Session du Comité Régional pour l'Afrique de l'Organisation Mondiale de la Santé（Monrovia，31 Juillet - 7 Août 1952），10.

② Archives Nationales du Sénégal（ANS），1 H 50（163），Compte - Rendu sur la 2ème Session du Comité Régional pour l'Afrique de l'Organisation Mondiale de la Santé（Monrovia，31 Juillet - 7 Août 1952），12.

欧洲内陆水道的水手和梅毒：
国际卫生组织与莱茵河
委员会（1900—1953 年）

［波］ 斯瓦沃米尔·沃蒂什著　郭明枫译

摘　要　第一次世界大战带来的影响之一是性病在欧洲商船水手间的感染率显著上升。许多国家的政府和国际卫生组织尝试通过正式的合作来解决这一问题。1924 年，《布鲁塞尔协议》签订，呼吁在各缔约国的主要港口建立针对性病的特殊医疗中心，于是，莱茵河上的性病问题引起了人们的关注。1936 年，名为"莱茵河委员会"的机构建立，旨在解决这一问题。然而，以上两次尝试均未取得很大成效。但是，第二次世界大战之后，新莱茵河委员会成立，在世界卫生组织的指导下，其成效更为显著。以上一新一旧两个莱茵河委员会的工作告诉我们，在解决国际卫生问题时，国际社会的密切合作意义重大。

关键词　水手　性病　职业医学

以前，当历史学家们在考虑水手在现代卫生政策形成过程中的角色时，他们的研究通常将这一问题置于一种特定的民族国家语境，并倾向于把焦点放在公海作业人员身上。① 而既存的研究在论及莱茵水手时，往往是一笔带过。② 鉴于 20 世纪上半叶莱茵水手之间的性病已经是众多国际卫生组织关注的焦点，本文即旨在论述这一问题。除此之外，本文将深入探讨为何借助建立全面监管和治疗体系的切实努力来解决问题，仍无法在 20 世纪上半叶最有利的时段内充分实现其目标。

一　莱茵河与莱茵水手

这一时期，莱茵水手之所以成为国际合作及努力的焦点所在，部分原因在于它的地理因素。莱茵河流经欧洲诸多国家，包括德国、法国、瑞士、荷兰和比利时，并通过安特卫普和鹿特丹等港口城市将它们与更广阔

---

① 关于水手性病的总体性研究，参见 J. W. Kerr, "Venereal Diseases Among Seamen of the Merchant Marine," *Journal of the American Public Health Association*, Vol. 1, No. 3（March 1911）, pp. 192 – 197; A. O. F. Ross, "Treatment of Venereal Diseases in the Allied Merchant Navies," *The British Journal of Venereal Diseases*, Vol. 21, No. 3（Sep. 1945）, pp. 123 – 134; "Treatment of Venereal Disease in Merchant Seamen," *The British Journal of Venereal Diseases*, Vol. 28, No. 3（Sep. 1952）, p. 105; C. B. S. Schofield, "Difficulties in the Management of Venereal Disease in Mariners," *Bulletin of the World Health Organization*, Vol. 33, No. 6（1965）, pp. 867 – 880; O. Idsøe and T. Guthe, "The Frequency of Venereal Disease among Seafarers," *Bulletin of the World Health Organization*, Vol. 29, No. 6（1963）, pp. 773 – 780; R. R. Willcox and T. Guthe, "The Management of Venereal Diseases in Ports: an International Survey," *Bulletin of the World Health Organization*, Vol. 16, No. 5（1957）, pp. 1033 – 1038。

② 除了各卫生组织尤其是世界卫生组织发行的各种杂志和公告上的相关报导与新闻（这也应该被视作一种原始资料）之外，很少有著述涉及这一话题。只有些许作者在其著述中提到了莱茵水手问题。See P. Weindling, "The Politics of International Co – ordination to Combat Sexually Transmitted Diseases, 1900 – 1980s," in V. Berridge and P. Strong, eds., *AIDS and Contemporary History*, Cambridge: Cambridge University Press, 2002, pp. 93 – 107; N. M. Goodman, *International Health Organizations and Their Work*, London: J. & A. Churchill, 1952, p. 11; T. J. Bauer, "Half a Century of International Control of the Venereal Diseases," *Public Health Reports*, Vol. 68, No. 8（Aug 1953）, pp. 779 – 787。

的外面世界连接起来。正因如此，莱茵河水路交通的有效运行对各国经济来说都意义重大。据估计，至 20 世纪 30 年代，沿莱茵河的货物交易量达到了每年 8500 万吨，是其他任何一条欧洲河流的货物交易量的 6 倍还要多。大约有 12000 艘船在莱茵河上航行，其中包括了游轮、拖船和驳船等各类船只。据估计，至 30 年代末，那些在莱茵河上以运输业为生的"水上居民"（floating population）达到了 8 万—10 万人。① 诸如此类的货物和人群流动，意味着许多在这条河上工作的人都过着一种流徙生活，而这条河则催生了一个持久流动的人群。决策层相信，这必然会催生某种生活方式，世界卫生组织（WHO）则委婉地提及"因生活方式之故，生活于其间的水手们将面临一种因频繁传染而带来的风险"②。一些较早的国际卫生组织如莱茵河委员会（the Rhine River Commission）则直截了当地将他们的生活方式称作"酗酒和放荡"③。这并不奇怪，因为至少从 18 世纪以来，对患有梅毒的水手进行管理就已经在海军医生中引发了讨论，④而且在过去，人们就该问题还通常展开一些国际性合作。⑤早在 1899 年，水手和水手疾病问题就已经是人们更广泛讨论的核心议题了；人们探

① 关于这些数字，参见 W. A. Brumfield，"Venereal Disease Control in the Rhine River Valley," *Journal of Social Hygiene*，Vol. 36，No. 1（Jan 1950），pp. 13 – 19，quotation on 14。

② World Health Organization，An International Anti – Venereal Disease Commission of the Rhine（IAVDC）. WHO/VD/20，20 June 1949，p. 5，WHO/ANTIB，1 – 22，World Health Organization Archives，Geneva，Switzerland（henceforward：WHOA）. See L. M. Pautrier，"A Plan for the Establishment of an International Body for Venereal Disease Control among Rhine River Boatmen," Presented at General Assembly of the International U-nion against Venereal Diseases，Copenhagen，6 – 7 September 1948，p. 7，Rhine River Commission，465 – 2 – 1，WHOA.

③ "Antivenereal Disease Campaign in the Rhine River Region," p. 1，Rhine River Commission，465 – 4 – 6，WHOA.

④ O. Idsφe and T. Guthe，"The Frequency of Venereal Disease among Seafarers," p. 773.

⑤ C. B. S. Schofield，"Difficulties in the Management of Venereal Disease in Mariners," p. 867.

讨如何在各国边界进行协作性努力，以控制水手间的性病，而这正是"布鲁塞尔梅毒与水手疾病预防国际会议"（Brussels Conference Internationale pour la prophylaxie de la syphilis et des maladies vineriennes）的议题。不过，随着第一次世界大战的爆发和后续影响的出现，莱茵水手的性病问题才开始被彼时大量新兴的国际卫生组织视为最优先考虑的问题。

第一次世界大战的军事冲突令欧洲的梅毒、淋病和衣原体病的发病率越来越高。① 导致这一现象的原因很多：首先，战争期间，年轻男性和流离失所的人在大陆上来来往往；其次，无论是战胜国还是战败国，很多国家原本的社会秩序都已经崩坏，家人之间的关系也不如以前紧密，这就改变了人们对于性接触的态度和行为。卖淫活动开始猖獗起来，主要集中在军事行动频发地附近和港口地区，而在一些主要行军路线上，强奸案发生率上升；② 再次，欧洲平民在战争期间所能得到的药品和医疗有限。一战结束后，所有这些因素导致恐慌蔓延，人们担忧沿莱茵河的居民们不得不

---

① 在两次世界大战后的欧洲，有很多血清研究显示了严峻的现象，但是要收集欧洲所有的数据，尤其是莱茵河流域的数据是非常困难的，其中的原因非常多，如缺少系统的统计，对感染的不同定义，或者对数据的不同解读。然而，从各国的数据来看，直到战争结束之前，感染率一直显示出一种逐渐上升的趋势，战争结束之后，因为抗击性病和预防措施的出现，感染率又同样突然急剧下降。瑞典是一个很好的参考例子，从 1916 年到 1947 年的数据都可以查到。该国所报告的梅毒病例数量从 1916 年的 2549 例急剧上升到 1919 年的 5827 例，然后又降到 1921 年的 2232 例。而这 3 年中软性下疳的数量分别为 1101 例、3342 例和 867 例，淋病的数量分别为 12100 例、20471 例和 12723 例。See M. Tottie, "Mesures Prises enSuèdeContre les Maladies Vénérienne," p. 7, Venereal Diseases – Brussels Agreement and Maritime Aspects, Baltic Basin Commission, 465 – 4 – 8, WHOA. 类似的病例数量下降也在荷兰 1920 年至 1930 年的性病诊所报告中提到，但是仅适用于平民，在鹿特丹的受感染的水手数量还是"出奇的高"。See A. Mooij, *Out of Otherness: Characters and Narrators in the Dutch Venereal Disease Debates 1850 – 1990*, Amsterdam: Rodopi, 1998, p. 111.

② See N. Henry, *War and Rape: Law, Memory, and Justice*, New York: Routledge, 2011, p. 28; R. G. Moelle, *War Stories: The Search for a Usable Past in the Federal Republic of Germany*, Berkeley: University of California Press, 2001, pp. 66 – 67.

和性病独自战斗。①

二　全球化的梅毒与《布鲁塞尔协议》

战争爆发前，面对全球范围内的性病带来的挑战，诸如国际红十字会（LRCS）、国际公共卫生局（IOPH）、国际性病防治协会（IUVD）等组织在应对方式上产生了一定程度的分歧。国际红十字会主要基于美国人的看法（和赞助），它强烈谴责卖淫行为，并强调道德教育和自控力是解决性病的根本之道。而国际公共卫生局等组织则被法国和德国的医疗界人士控制，他们强调要用一些技术性手段加以预防，诸如更广泛地推广使用避孕套，同时以更有效的方式诊治已确诊的病患。② 国际公共卫生局是一战之后第一个表示将会把注意力重新转移到防治性病之上的国际卫生组织，并倡议在一个统一的国际协议下，在港口城市中为所有商船队中染病的水手提供免费治疗服务。1920 年召开的第一届海事劳工会议（the First Maritime Labour Conference）考虑了国际公共卫生局的倡议。此次会议由新成立于日内瓦的国际劳工组织（ILO）赞助，国际海事联合会（IMF）和国际海员联合会（ISF）等众多国际组织派代表参加。与会代表均表示，他们今后工作将致力于实现两个目标：第一，培养需要对水手中所有感染病例进行检测和治疗的意识；第二，鼓励人们组织"口岸联谊会，以防止水手们无所事事，并因此沉迷于酒色"③。显而易见，这个问题已经到了

① 温德林指出：在从战时走向和平的时候，人们"担忧士兵中流行的性病会向平民群体传播"。当然，第一次世界大战的此种影响并不局限于莱茵河流域。例如，在第一次世界大战之后不久，上海的性病流行状况成了总部位于伦敦的英国性病防治委员会远东委员会（Eastern Commission of the National Council for Combating Venereal Diseases）的头等大事。1921 年，该委员会致信上海工部局（Shanghai Municipal Council），要求为在上海的水手免费诊断和治疗性病，这些水手被认为是"脆弱群体"（a 'vulnerable population'）。See Gail Hershatter, *Dangerous Pleasures*: *Prostitution and Modernity in Twentieth - Century Shanghai*, Berkeley: University of California Press, 1997, p. 228。

② 关于这一问题的充分解释参见 P. Weindling, "The Politics of International Co - ordination to Combat Sexually Transmitted Diseases, 1900 - 1980s," pp. 94 - 99。

③ "Antivenereal Disease Campaign in the Rhine River Region," p. 1.

极为严重的地步，因而有必要使各方抛开争论、相互妥协。尽管水手间的
性病已经被清晰地定义为一个健康问题，并将用医学方式加以解决，然而
视其为道德根源的美国观点仍存在。因此，与会代表们还专门建议采取医
学措施，包括在莱茵河各大港口建立预防和治疗中心，同时把性病列入内
陆水手的疾病清单给予免费治疗。他们还倡导，要在值勤水手特别是受训
水手中间广为宣传这一计划的相关知识。

　　会议结束后，国际公共卫生局、国际劳工组织和国联卫生组织采纳了
这些建议并着手应对挑战，同时这些机构的代表们组成一个委员会协调推
进工作。1923 年，新组建的国际性病与密螺体病防治联盟（IUAVDT）也
派人参与了这项工作，该联盟由一位来自法国公共卫生部的官员安德烈·
J. 卡瓦雍医生（Dr Andre J. Cavaillon）领导。① 经委员会协调，"关于为
商船船员发病治疗提供便利的协议" 得以签署，该协议更广为人知的名
字是《布鲁塞尔协议》（the Brussels Agreement）。1924 年 12 月 1 日，该
协议正式向全世界发布。②

　　正如卡瓦雍所提议的，《布鲁塞尔协议》规定为各主要海港或河港设
立专门医疗中心。③ 这些中心对所有需要帮助的商船船员开放，不论其国
籍如何。无论其国家的政府是否为协议的缔约国，中心都将为他们提供免
费的医疗服务。④ 医疗中心的工作人员由专家组成，他们需要受过专门的
培训，知悉最新的性病知识。每个中心的承载能力、病床数量会和港口吞
吐量成正比。只要医生认为有住院的需要，那么船员们将会得到完全免费
的治疗。最后，离开诊所的病人将会得到免费药品，足以保证他们航行到
下一个港口前的用量。⑤ 将这些雄心勃勃的建议付诸实践并非易事。主要
有两个障碍需要克服：一是该如何诊断水手是否患有性病，以及关于如何
治疗性病，尚未有统一的标准；另一个是在不同国家社会福利存在差异。

---

① "Obituary. Andre J. Cavaillon, 1887 – 1967," *The British Journal of Venereal Diseases*, Vol. 44（1968），p. 93.

② N. M. Goodman, *International Health Organizations and Their Work*, p. 11.

③ 关于引文，见 "Antivenereal Disease Campaign in the Rhine River Region," p. 5.

④ N. M. Goodman, *International Health Organizations and Their Work*, p. 12.

⑤ "Antivenereal Disease Campaign in the Rhine River Region," p. 2.

虽然以发明者奥古斯特·保罗·冯·沃塞曼（August Paul von Wasserman）命名的梅毒抗体的检测方法在 1906 年之后得到了广泛使用，然而对检测结果的统一可靠的解释仍付之阙如。[①] 1923 年，国联卫生组织在哥本哈根组建了一个国际科学家队伍，用不同方法测试了来自 8 个国家的约 500 份样本，目的就在于给出一个标准化的解释。[②] 这项工作任重而道远，两次大战期间[③]以及战后[④]，沃塞曼检测法的标准化一直都是各国卫生机构和国际卫生组织的首要任务。

如果说这一时期通过标准化的科学和医学手段来抗击梅毒仍然难以实现的话，那么对于究竟该如何为莱茵河水道劳工中那些受感染的人群提供便利也未能达成共识。人们认为，由于一些技术上的限制，国联卫生组织并未对项目中面临的第二个障碍给予更多关注，即不论水手的国籍如何，各港口的医疗中心都要为他们的治疗费用埋单。[⑤] 其中心思想是无论是治疗还是住院均免费，而这种思想是有明确先例可循的。例如，1802 年丹麦的法律规定为国内的所有外籍水手提供免费医疗服务。[⑥] 但是，几乎没有国家效仿这一先例。这种情况也在情理之中，正如国际性疾与密螺体病防治联盟英国代表兼英国性病防治委员会（National Council for Combating

---

① 笔者在此感谢沃尔特·布鲁豪森（Walter Bruchhausen）提出"测试标准"这一问题。

② P. Weindling，"The Politics of International Co‐ordination to Combat Sexually Transmitted Diseases，1900‐1980s，" p. 99.

③ 报告进程会定期刊于各顶级医疗杂志上。参见如 R. Gilbert，"Standardization of the Wassermann Test. Abstract of Progress Test，" *American Journal of Public Health and the Nation's Health*，Vol. 20，No. 1（Jan. 1930），pp. 47‐48；R. Gilbert and V. Langworthy，"Standardization of the Wasserman Test. Report of Progress for 1926，" *American Journal of Syphilis，Gonorrhea and Venereal Diseases*，Vol. 11（1927），p. 475.

④ "International Serodiagnostic Conference to be Organized by WHO，" *Journal of Venereal Disease Information*，Vol. 31，No. 7（July 1950），p. 193.

⑤ P. Weindling，"The Politics of International Co‐ordination to Combat Sexually Transmitted Diseases，1900‐1980s，" p. 100.

⑥ J. Huisman，"Venereal Diseases（'Sexually Transmitted Diseases'：STD），" in W. H. G. Goethe et al.，eds.，*Handbook of Nautical Medicine Berlin*，Berlin：Springer，1984，pp. 207‐212，quotation on 207.

Venereal Diseases） 秘书长西比尔·内维尔－罗尔夫（Sybil Neville－Rolfe）在 1934 年注意到的那样，"如果一个国家的政府尚不能为本国公民提供'免费医疗服务'的话，那为何要它为外国人提供呢？"①

三　第一个莱茵河委员会

20 世纪 30 年代初，英国单方面采取行动为那些遭受性病困扰的水手提供免费治疗。20 世纪 30 年代初，作为对《布鲁塞尔协议》的回应，荷兰和法国也采取了同样的行动。② 到 1938 年，有 56 个国家签署了《布鲁塞尔协议》，但并不是所有国家都为患有性病的水手提供免费医疗服务。③ 对于在莱茵河上忙碌的水手来说，即使理论上有些国家能为他们提供免费

---

①　"Antivenereal Disease Campaign in the Rhine River Region," p. 4.

②　R. R. Willcox, "IV Harrison Lecture 1981: the International Venereological Scene as Viewed by Harrison and St Mary's," *The British Journal of Venereal Diseases*, Vol. 58 (1982), pp. 72 - 85, quotation on 76. 尽管法国和荷兰采取的行动是因其加入了《布鲁塞尔协议》，而美国仍是例外，晚至第二次世界大战爆发仍未签署协议。但随着其 1938 年《性病控制法》的通过，美国对外国水手开放了其位于港口的专门医疗中心。根据这一法案，美国主要港口建立了此类诊所网络，欧洲根据协议建立的性病诊所分发给水手的信息材料中也把美国诊所所处的位置载明。参见 T. J. Bauer, "Half a Century of International Control of the Venereal Diseases," p. 782。

③　虽然没有详细名单，但截至 1931 年，《布鲁塞尔协议》已经有了如下缔约国（按照它们签署的顺序）：1925 年，英国、加拿大、新西兰；1926 年，比利时、芬兰、希腊；1927 年，罗马尼亚；1928 年，丹麦、意大利、冰岛、澳大利亚；1930 年，法国、荷兰、爱尔兰；1931 年，瑞典、波兰。在总共 56 个成员当中，还包括了各国的殖民地，各国政府代表这些殖民地签署了《布鲁塞尔协议》。具体说来，大不列颠在 1926 年代表其大多数海外殖民地（包括锡兰、直布罗陀和塞舌尔）签署了协议；法国在 1927 年代表摩洛哥签署了协议，而比利时则代表刚果签署了协议；大不列颠在 1928 年和 1930 年分别代表伊拉克和塞浦路斯签署了协议。这份名单来自"1931 年波兰法案"的一个附件，该附件于 1932 年 2 月发表在《波兰法律杂志》上。参见 "Oświadczenie rządowe z dnia 17 lutego 1932 r. w sprawie zgloszenia przez Polskę przystąpienia do porozumienia w sprawie ulatwień marynarzom handlowym leczenia chorób wenerycznych, wraz z protokolem podpisania, podpisanych w Brukseli 1 grudnia 1924," *DziennikUstaw*. Poz. 92. , 17 February 1932。

的药品和治疗，他们还是不得不来应付沿途各国不同而复杂的社会保险制度。对于莱茵水手而言，每趟旅程，他们都要面对各种官僚机构。鉴于实际过程如此复杂烦琐，1929 年，很多保险公司要求莱茵河航运中央委员会（CCNR：1815 年维也纳会议之后成立的机构，旨在确保莱茵河上的自由航运）采取措施，就莱茵河沿岸国家和比利时的社会保险制度的相关条款进行协商。然而，观察者们仍旧对保险公司的动机表示怀疑，认为在此时期保险公司

> 将所有那些沿莱茵河各国水段航行的水手挑选出来……并要求其缴纳社会保险。这种行为一方面最终将导致难以容忍的重复收税；另一方面，当莱茵河上的水手因疾病或是意外事故而申请特殊保险赔偿金时，这些社会保险机构必定会以这些水手是外国人为由而回避其职责。①

鉴于莱茵河沿岸地区的情况如此复杂，国际性病与密螺体病防治联盟大会在阿姆斯特丹召开时决定，任命一个新的机构——莱茵河委员会，以协调比利时、德国、法国、荷兰和瑞士之间的莱茵河事务工作。1936 年 12 月，莱茵河委员会在斯特拉斯堡举行了第一次会议，并选举斯特拉斯堡大学医学院皮肤病教授吕西安·M. 波特里耶（Lucien M. Pautrier）为委员会首任主席。成立伊始，委员会的主要工作在于解决法律和组织上的问题，这些问题阻碍了向莱茵水手们引入防治性病计划。这不是一项简单的任务，因为委员会的两个成员国瑞士和德国并不是《布鲁塞尔协议》的缔约国。②

尽管遇到了很多困难和问题，《布鲁塞尔协议》还是在莱茵河问题上发挥了一些实际效用。知识的普及和信息的传播是计划中的重要一环，欧洲各港口专门的治疗中心注册成立，至 1933 年 3 月底，中心已派出外交使团进驻巴黎和相关各国外交部。③《布鲁塞尔协议》也建议，为所有去

---

① L. M. Pautrier, "A Plan for the Establishment of an International Body for Venereal Disease Control among Rhine River Boatmen," pp. 16 – 17.

② 参见 P. Weindling, "The Politics of International Co – ordination to Combat Sexually Transmitted Diseases, 1900 – 1980s," p. 97。

③ "Antivenereal Disease Campaign in the Rhine River Region," p. 3.

诊所或医院求诊性病的水手提供一本个人病历本，里面有此人病史的详细记录。来就诊的水手也会收到免费药物和一份地图，地图上标明了其他的港口和诊所，在那里他们可以得到进一步的帮助，如果需要，水手们还可以索要到以不同语言写成的各式各样的教育材料。[1] 从 1930 年到 1938 年，共分发了约 1.9 万份小册子，我们可以从中窥见受益的水手的数量。来自斯特拉斯堡的详细文件显示，从 1921 年到 1936 年，3093 位身患梅毒的水手向该城市市民医院的皮肤病和性病诊室寻求帮助。[2] 他们得到了免费的治疗，其中 835 人注射了砷化物，934 人注射了铋化物，480 人注射了汞化物，31 人接受了住院治疗。[3] 接受治疗的水手主要来自法国、德国、比利时、荷兰和瑞士。[4] 这 3093 人中，只有 96 个人完成了他们的问卷调查。其中 40 人在法国感染（30 人在斯特拉斯堡感染，10 人在内陆地区感染），18 人在德国，5 人在下莱茵地区，3 人在荷兰，2 人在瑞士，27 人不记得感染地点，或者刻意隐瞒了他们在哪里被感染。[5] 波特里耶虽然对来自斯特拉斯堡的"大量结果"表示满意，但他也承认他们看到的数据"对于不断来往于莱茵的水手们的数量来说是不足取的"[6]。因为，仅在 1937 年，造访斯特拉斯堡的水手就有 75 000 人。[7]

---

① L. M. Pautrier, "A Plan for the Establishment of an International Body for Venere-al Disease Control among Rhine River Boatmen," p. 9.

② Ibid. , p. 10.

③ Ibid. , p. 10.

④ L. M. Pautrier, "A Plan for the Establishment of an International Body for Venere-al Disease Control among Rhine River Boatmen," pp. 7 – 10. 具体的人种构成情况我们不得而知，但是我们可以设想绝大多数水手来自外国。这一结论可以从波特里耶自己对 1937 年的估计中得出来；在这一年，位于斯特拉斯堡的莱茵河港接收了 12 000 艘船，其中包括 8 893 艘驳船和 1 236 艘拖船。在这些船只中，有超过半数的船只悬挂的是荷兰国旗。按照波特里耶的说法，法国船只所占的比例不到 5%。我们可以设想前往诊所的法国病人所占的比例亦与此相近。

⑤ L. M. Pautrier, "A Plan for the Establishment of an International Body for Venere-al Disease Control among Rhine River Boatmen," p. 12. 这个结果显示水手们通常愿意在自己受感染的港口接受治疗。

⑥ L. M. Pautrier, "A Plan for the Establishment of an International Body for Venere-al Disease Control among Rhine River Boatmen," p. 12.

⑦ Ibid. , p. 7.

四　第二次世界大战和新莱茵河委员会

随着第二次世界大战的爆发，控制莱茵水手性病问题的努力将变得更加复杂而耗时。比如说，当莱茵水手的拖船和驳船往来于德国和荷兰边界的时候，他们被强制要求停靠在荷兰洛比特的一个村子，货物和航运文件将会在这里接受海关人员的检查。同时，他们也要接受强制血清检查，如果他们带有成年家庭成员，则这些成员也要接受强制检查。[①]

也许正如保罗·温德林（Paul Weindling）所说，这便是新成立的世界卫生组织对"这段时期波兰境内的莱茵水手存在着特殊关注"[②] 的原因。波兰人则认为，他们早在 1946 年就实施了其雄心勃勃的抗击性病计划，世界卫生组织只需要赞成该计划即可，不需要做更多的工作。[③] 然

---

① L. M. Pautrier, "The Anti – Venereal Organization of the Rhine Traffic: A Report Delivered at General Assembly of the International Union Against Venereal Diseases, Rome, 12 – 16 Sept. 1949," p. 8, in Various Correspondence with: Union Internationale Contre Le Peril Venerien, Paris, 465 – 2 – 1, WHOA.

② P. Weindling, "The Politics of International Co – ordination to Combat Sexually Transmitted Diseases, 1900 – 1980s," p. 102.

③ 笔者认为，波兰已经启动了类似的抗击性病计划。该计划被命名为"W 计划"（"W"代表"weneryczny"，该词是"venereal"的波兰语对应语，意为"患有性传播疾病的"）于 1948 年正式启动，该计划部分基于该国第一家青霉素工厂生产的足够数量的青霉素，只不过当时该工厂仍然处于建设中。工厂作为战后东欧恢复计划的重要组成部分，于 1946 年年初得到了联合国善后救济总署（UNRRA）的批准。然而，由于各种原因，工厂建设被推迟了两年半时间，而"W 计划"最终则完全依靠进口抗生素运行。关于对联合国善后救济总署的青霉素生产计划之缘起、发展和结果的详细讨论，参见 S. Lotysz, "A 'Lasting Memorial' to the UNRRA? Implementation of the Penicillin Plant Programme in Poland, 1946—1949," *ICON: Journal of the International Committee for the History of Technology*, Vol. 20, No. 2 (2014), pp. 70 – 79。即使如此，"W 计划"作为全球第一个真正全面的抗击性病计划还是受到了世界卫生组织专家们的表彰，对此，可参见 *The Official Records of the World Health Organization*, Vol. 14 (1948), p. 20。该计划的目标在于降低战后性病的流行程度，使之降到"对社会无害的范畴"，引语出自 M. Kacprzak, *Choroby weneryczne iich zwalczanie*, Warszawa: Polski Związek Przeciwweneryczny, 1948, pp. 3 – 4。关于对战后波兰抗击性病情况的代表性总论，参见 P. Barański, "Walka z chorobami werenycznymi w Polsce w latach 1948 – 1949," in M. Kula, ed., *Kłopoty z seksem w PRL*, Warszawa: Wydawnictwo Uniwersytetu Warszawskiego, 2012, pp. 11 – 97。

而，世界卫生组织显然在莱茵水手问题上的参与热情更高，并且开始注意并实施战前莱茵河委员会的一些健康卫生计划，其中就包括了《布鲁塞尔协议》的管理规定。① 其他组织也参与了进来，如莱茵河航运中央委员会重启了莱茵水手的社会保险项目，为此还专门成立了一个下属委员会。1947 年，该下属委员会与国际劳工组织下属的运输委员会（the Transport Commission）就这一问题进行了接触。②

两者合作的起点在于一份技术报告，它由波特里耶提交，内容关乎莱茵河委员会的战前活动。报告指出，如果打算"教会"莱茵水手通过医疗设施治疗性病，那么设计系统时就"要进行最大限度地简化"，这样才能让水手们得到最便捷的服务，而不需要提供任何保险文件。波特里耶表示，水手们在港口的停留时间很少超过两天，所以并没有时间为取得健康证明和保险报销而两次前往保险公司。他同时主张，资助民族国家卫生体系的机构之间须协调一致令系统发挥作用，而"从政府行政的角度来看，各个社会保险公司之间的合作将会促进莱茵河上的性病预防工作"③。在他看来，最简单易行的办法就是强制要求每个国家都要通过卫生部或合适的公共卫生机构，为不同阶段的住院治疗提供资金支持。他分析道，由于需要住院治疗的患者数量相对较少，所以纳税人要承担的费用并不会太高。④

1948 年 1 月，世界卫生组织性病专家委员会（ECVD）确认了对于所有患有性病的水手提供免费治疗的原则，不仅如此，还将为他们提供更多的社会服务，这一点和《布鲁塞尔协议》所提倡的内容相同。除了上述进展之外，专家委员会还强调了在国际上追寻性病传染源的重要性，并建议扩展《布鲁塞尔协议》的内容，把流离失所者和移民包含进来。⑤ 如果这样的目标得以实现，那《布鲁塞尔协议》将会成为一个涵盖面更广的

---

① R. R. Willcox and T. Guthe, "The Management of Venereal Diseases in Ports: An International Survey," quotation on 1033.

② L. M. Pautrier, "A Plan for the Establishment of an International Body for Venereal Disease Control among Rhine River Boatmen," p. 17.

③ Ibid. .

④ Ibid. , p. 18.

⑤ Ibid. , p. 6.

国际性福利计划。① 波特里耶做了更多的推进工作。1948年9月,国际性病与密螺体病防治联盟在哥本哈根召开大会,他在会上表示,希望能够成立一个新国际组织,以继续战前有关莱茵河问题的工作。② 1948年10月,在第二次会议上,他的意见得到了性病专家委员会的支持,所有莱茵河流域国家也给予了积极反馈。③ 1949年5月底,各国代表们在巴黎齐聚一堂,他们大多数也是第一个莱茵河委员会的成员,建议成立莱茵河国际性病防治委员会(IAVDCR),也即人们通常认为的第二个莱茵河委员会。不过,今后他们将在世界卫生组织的帮助和指导下开展工作。④ 新委员会

---

① 意义重大的是,专家委员会的建议被纳入了世界卫生组织1948年6月和7月召开的第一届大会的相关条款。

② 当向众人展示该设想的时候,波特里耶希望将他的故乡斯特拉斯堡设为新莱茵河委员会的总部所在地。他特别想到了位于该城的莱茵宫(the Palais du Rhin),从1920年开始,莱茵宫就是莱茵河航运中央委员会的总部所在地。在这之前,所在地最先设在德国的美因茨,后于1868年迁至德国的曼海姆。波特里耶强调了斯特拉斯堡的中心位置:它处在巴塞尔和鲁尔的中间。他还表示,斯特拉斯堡是诸条连接法国心脏地带和莱茵河的最重要水道的始发地:比如,马恩—莱茵运河通向巴黎;罗纳—莱茵水道通向里昂。当然,这只是法国人的想法。实际上莱茵河的地理和经济中心都在下游,也就是说在德国。很明显,二战结束早期,法国人在这一问题上是可以表现出强势的。法国控制了莱茵河航运中央委员会。同时,由于德国被分区占领,其在委员会的资格也被分摊到英、美、法三国身上。见 L. M. Pautrier, "A Plan for the Establishment of an International Body for Venereal Disease Control among Rhine River Boatmen," passim。

③ "Antivenereal Disease Campaign in the Rhine River Region," p. 6.

④ 代表法国的是来自斯特拉斯堡的吕西安·M. 波特里耶教授(Lucien M. Pautrier of Strasbourg)。代表比利时的是公共卫生部卫生总干事保罗·范德卡尔赛德医生(Dr. Paul van de Calseyde),而荷兰所派来的则是鹿特丹的皮肤性病学教授爱德华·M. 赫尔曼斯医生(Dr. Edward M. Hermans)。代表瑞士的是巴塞尔大学皮肤性病诊所主任鲁道夫·休普利医生(Dr. Rudolf Schuppli)。代表德国出席的则有:英国占领区的少将 J. 吉尔(Major General J. Gill);法国占领区的 J. 詹顿医生(Dr. J. Chanton);美国占领区的 W. 拉德克里夫医生(Dr. W. Radcliffe);以及来自威斯特伐利亚和符腾堡的德国公共卫生管理部的两位代表朗格医生和 A. 乌恩格尔医生(Dr. Lange and Dr. A. Unger respectively)。来自世界卫生组织的观察者 [W. 波内医生(Dr. W. Bonne)、T. 古特医生(Dr. T. Guthe)和 A. 斯皮尔曼医生(Dr. A. Spillmann)]、来自国际劳工组织的观察者 [德威亚多医生(Dr. de Viado)和博德梅

的成立符合更多人的利益，该年年底，其中五个国家——波兰、芬兰、瑞典、挪威和丹麦，请求世界卫生组织将相关经验也引入波罗的海地区。①此外，世界卫生组织还考虑将该模式推广到南亚和地中海地区。②1951 年 1 月 27 日，该组织最终成立。③

重获新生的莱茵河委员会恢复了战前的活动，如分发科普手册和莱茵河沿岸 15 个最大港口的医疗中心分布图。④另外，肺结核治疗门诊、儿科和妇科中心，以及一些平价旅馆的信息也会提供给水手们。除了以上两项之外，专家们一致认为，还要为每位患病水手提供多语种的治疗手册。手册用德语、法语、荷兰语和英语等 4 种语言写成。英语原本不在其中，但是考虑到战后有很多英国和美国水手在莱茵河上的拖船和驳船上工作，他们同其欧洲的工作伙伴一样也会受到感染，故将英语纳入进来。

虽然新莱茵河委员会所做的工作好像只是在原地踏步，但是最终我们

（接上页）尔小姐（Miss Bodmer）、来自国际性病与密螺体病防治联盟（IUAVDT）的观察者 A. 卡瓦雍医生（Dr. A. Cavaillon），以及来自莱茵河航运中央委员会（the Central Rhine Commission）的观察者 M. 博内—莫里（M. Bonet - Maury）等也出席了这次会议。见 W. A. Brumfield，"Venereal Disease Control in the Rhine River Valley," p. 16。

① *Chronicle of the World Health Organization*，Vol. 4，No. 3（March 1950）. See T. Putkonen，"Gonorrhoea among Merchant Seamen in Finland：Material Collected 1946 – 1949，and the Official Measures to Prevent the Danger," *Bulletin of the World Health Organization*，Vol. 4，No. 1（1951），p. 121 – 129，quotation on 128；以及 O. Idsøe and T. Guthe，"The Rise and Fall of the Treponematoses：Ecological Aspects and International Trends in Venereal Syphilis," *British Journal of Venereal Diseases*，Vol. 43（1967），p. 238。

② World Health Organization，*Maritime Aspects of Venereal Disease Control*，WHO/VD/53，10 December 1949，p. 5，WHOA.

③ "WHO Appoints International Anti – Venereal Disease Commission of the Rhine," *Journal of Venereal Disease Information*，Vol. 32，No. 4（April 1951），pp. 99 – 100.

④ 它们是：阿姆斯特丹、安特卫普、巴塞尔、科隆、多德雷赫特（Dordrecht）、杜伊斯堡—鲁尔伯特（Duisborg - Ruhrbort）、杜塞尔多夫、法兰克福、根特、卡尔斯鲁厄、列日、曼海姆—路德维希港、美因兹、鹿特丹和斯特拉斯堡。参见 W. A. Brumfield，"Venereal Disease Control in the Rhine River Valley," p. 16。

发现其比第一个委员会要高效得多。其中最重大的成就是建立了集医疗诊所、实验室和训练中心于一体的鹿特丹港示范中心。这个设想来自 1947 年国际性病与密螺体病防治联盟在巴黎召开的大会，并为世界卫生组织性病专家委员会采纳。鹿特丹是一个绝佳的示范地，因为这里是欧亚大陆最大的海港，也是很多莱茵河沿岸内陆贸易的最终集散地。鹿特丹还有一个优势，就是自 1925 年以来，这里已经有了专为水手设立的国家医疗诊所。① 诊所引以为傲的是配有装备先进的实验室和医疗经验丰富的工作人员。② 示范中心于 1951 年 12 月 21 日挂牌成立，由 M. 赫尔曼斯（M. Hermans）医生担任代理主任一职。最开始，中心还为来自莱茵河流域其他医疗中心的工作人员提供培训课程。

第二个莱茵河委员会只存在了两年多一点时间，并于 1953 年被突然解散。彼时最新的报告显示欧洲"港口城市性病未见减少，许多内陆地区情况糟糕"③。有鉴于此，温德林总结道，"世界卫生组织发起的根除梅毒的行动并未成功"，因为莱茵水手仍然是"性病的病源库"④。这个定论部分反映了战后对"通过用免费和普遍医学治疗处理"欧洲国家"所有卫生问题"，从而实现更广泛的"医疗社会化"目标的期待，⑤ 而这一期待会保证莱茵水手能更容易通过医疗保健来解决他们所有的问题，而

---

① 1930 年，荷兰加入了《布鲁塞尔协议》，也就意味着从那时起，为水手们提供必要的援助成为荷兰的责任。见 Annet Mooij, *Out of Otherness*: *Characters and Narrators in the Dutch Venereal Disease Debates*, 1850 - 1990, Rodopi Bv Editions, 1998, p. 113。

② "The Agreement of Brussels, 1924, Respecting Facilities to Be Given to Merchant Seamen for the Treatment of Venereal Diseases, Report of a Study Group (which met in Oslo, from 3 to 7 December 1956)," *World Health Organization Technical Report Series*, Vol. 150 (1958), p. 12. 中心的具体位置将由荷兰政府、世界卫生组织欧洲分部、鹿特丹政府和港口管理部门之间协商决定。

③ "Venereal Disease Control Center," *American Journal of Public Health*, Vol. 42 (Feb. 1952), p. 225.

④ P. Weindling, "The Politics of International Co - ordination to Combat Sexually Transmitted Diseases, 1900 - 1980s," quotation on 102 and 95 respectively.

⑤ P. Weindling, "The Politics of International Co - ordination to Combat Sexually Transmitted Diseases, 1900 - 1980s," quotation on 95.

不限于性病的治疗。然而，情况并非总是如此。例如，自 20 世纪 30 年代初期以来，根据《布鲁塞尔协议》，法国境内的莱茵水手们本可以在诊所中使用免费床位，但在 1945 年 4 月以后，一切都变了，原因在于社会保险制度的引入。根据新的条款，每位住院的水手必须按照三等病房的住宿标准给院方付费，也就是每天需要支付 946 法郎；他们的费用事后会由他们的保险公司返还。这对那些在法国船上工作并且自己买保险的水手而言是可行的，但是其他莱茵水手则被排除在法国的国家政策之外了。

也许是因为青霉素的广泛应用，彼时出现了这样一种趋势，即：在船上就可以对患有性病的水手进行治疗，而不必等待针对性的血清测试结果。[①] 因此，世界卫生组织建议，所有船都要"配备一名可靠的医务人员，确保所有被性病感染的船员在海上就能够得到治疗，并且在到达下个港口后交由专业的性病医生诊治"[②]。然而，是否有许多人对此感到不满我们就不得而知了。进入 20 世纪 50 年代，各种新药的出现似乎给那些莱茵河上的感染者提供了方便快捷的治疗方法，而不必花费大量时间和地区卫生部门接触，即便那些治疗方法并不总是那么有效。

结　论

20 世纪上半叶，尽管国际社会为解决莱茵水手性病问题而开展的国际合作最终没能在这个问题上产生重大影响，但是许多国际卫生组织和涉及卫生事务的其他国际组织还是在 20 世纪的头几十年里，为我们创造了一个更广阔的性病事务合作环境。国际红十字会、国际公共卫生局、国际性病防治联盟和国联等都在这一过程中发挥了作用，并促成了《布鲁塞

---

① G. L. M. Mcelligott, "Venereal Disease and the Public Health," *Bulletin of the World Health Organization*, Vol. 36, No. 4 (Dec. 1960), pp. 207 – 215, quotation on 207.

② C. B. S. Schofield, "Difficulties in the Management of Venereal Disease in Mariners," quotation on 869.

尔协议》中有关受感染水手防治措施的事业，从而在全球范围内产生了影响。在将之试用于莱茵河流域时，所出现的复杂情况表明，更集中的国际合作有必要进入人们的考虑范围；同时，它也为我们解释了为何莱茵河委员会在 1936 年成立，又在世界卫生组织领导下于二战之后进行了改组。在整个假设中，我们能看到这样一点：国际机构和协议是解决莱茵河流域性病问题的最好方法。

为何针对莱茵河水手性病问题所展开的国际合作成效有限？其中一个很关键的原因就在于，所提方案中反映出的技术统治论（technocratic）本质。强调治愈这一做法符合国际卫生组织中那些医生和管理层中官僚的医疗与科学观念，却不总是契合那些受感染者的想法。乔治·斯科特（George Scott）提到，《布鲁塞尔协议》之所以总体上失败，是因为染病船员除了初次就诊之外，"很少持续治疗到基本痊愈。只要表面症状消失，水手们就不愿意再次接受治疗了"[1]。当然，为患有性病的水手提供免费的治疗的原则非常值得赞赏，但是从莱茵河当时的状况分析，实际应用起来并非一朝一夕之事。莱茵河流域各国卫生和保险制度之间的差异，就是一个难以应付的问题。即使各国规定为水手们免费提供梅毒治疗，实际执行之时也要和各国的制度相匹配，而这就会给水手们接受治疗和获得药物制造难以应付的障碍，更何况很多水手既没有钱也没有时间。

此外，莱茵河沿岸各国之间有很多的不同，处理同一问题的方式也不一样，这两点非人力所能克服。政治环境通常也对他们不利。在两次世界大战之间的那段时期，德国和瑞士都没有签订《布鲁塞尔协议》，德法关系的紧张深深影响了这段时间内针对梅毒问题的国际合作。举例来说，法国一开始并不愿意德国加入国际性病防治联合会（UICVP），但是最后在英美两国的压力下屈服了。[2] 至 1933 年，德国退出了国联，也退出了国联卫生组织和国际劳工组织。20 世纪上半

---

① See G. R. Scott, *A History of Prostitution from Antiquity to the Present Day*, New York：AMS Press，1976，p. 208.

② P. Weindling，"The Politics of International Co – ordination to Combat Sexually Transmitted Diseases，1900 – 1980s，" p. 97.

叶，推动加强国际合作的力量时常受到比它更强大的时代潮流的强力影响。

［斯瓦沃米尔·沃蒂什（Slawomir Lotysz），波兰科学院科学史研究所教授；郭明枫，上海大学文学院历史系硕士研究生］

洛克菲勒基金会与中国
公共卫生的早期发展
——以混合杂交理论为视角

摘 要 20 世纪上半叶洛克菲勒基金会深入参与了中国公共卫生项目的发展,这为我们理解文化冲突与文化融合提供了一个有价值的案例。本文采用混合杂交理论来研究洛克菲勒基金会对中国公共卫生早期发展的影响。它从四个方面讨论:(1)洛克菲勒基金会海外医疗工作的理论话语,并解释"混合杂交论";(2)北京协和医学院的公共卫生教育;(3)乡村卫生保健体系的发展;(4)综合性的乡村建设运动下的公共卫生。意识到洛克菲勒基金会在华工作是其在国内的慈善思想和政策的拓展,本文强调,洛克菲勒基金会在华工作从精英教育转向乡村建设,在很大程度上受到了中国国内改革的影响,中国独特的公共卫生模式最终是由兼具跨国文化经历和促进文化交流使命的"文化使者"来建立的。

关键词 洛克菲勒基金会 公共卫生模式 混合杂交理论 乡村重建

20 世纪上半叶,在影响中国现代医学教育和研究的思想意识、方法论和标准方面,以及在创建其公共卫生体系方面,洛克菲勒基金会(the Rockefeller Foundation)都发挥了关键作用。辛亥革命后中国知识分子对西方思想和科学的追求给了洛克菲勒基金会介入中国现代化的契机。1915

年，基金会以美国约翰斯·霍普金斯大学医学院为模板，创办了世界一流水平的北京协和医学院（the Peking Union Medical College）。在创办该医学院的过程中，基金会希望借助科学原则与方法之力来动摇中国传统知识分子的旧文化根基，并引导他们融入西方主流文化。然而，在 20 世纪 30 年代，正当北京协和医学院进入其发展的"黄金时代"之际，洛克菲勒基金会不仅支持公共卫生教育，还一改其注重精英医学教育的做法，转而聚焦于一项新的在华项目——一项集农村教育、医疗保健、农业实验和地方行政建设于一体的综合性计划，旨在提高中国北方的经济与社会发展水平。

　　本文接下来将从四个方面讨论 20 世纪 20 年代至 40 年代洛克菲勒基金会在中国公共卫生教育和农村医疗保健中的作用：（1）从理论上探讨基金会的海外医学工作，并对"混合杂交论"作出解释；（2）北京协和医学院的公共卫生教育；（3）乡村卫生保健体系的发展；（4）综合性的乡村建设运动："中国项目"。这些讨论试图展现当时出现在中国的一个逐渐深化并带有杂交性质的现代公共卫生体系，为此，它将强调以下问题：洛克菲勒基金会是如何介入中国公共卫生事业的？在早期阶段，是哪些因素、哪些人导致了那些公共卫生模式中的跨文化特色的形成？

　　虽然从实质上看洛克菲勒基金会在华事业的宗旨是其总体慈善理念和政策的延伸，但本文强调，洛克菲勒基金会在 20 世纪 20 年代之后在华工作重点和政策发生了很大的转变，而这在很大程度上是受到了中国自身改革努力的影响。这样的努力最终是由兼具跨国文化经历和促进文化交流使命的"文化使者"来实现的。本文对这些"文化使者"的研究，将采用混合杂交论（hybridity）的视角。这是一种在后殖民主义研究中强调跨文化冲突与融合的理论。它认为，当两种相互独立并各具特色的文化出现交锋与冲突时，混杂融合的情况是不可避免的。这一进程将会创造出诸般混合式文化实体，而这些实体则具有一种"介乎二者之间"的性质（an "in‐betweenness" nature）。本文的个案讨论为当时在中国公共卫生发展中表现出来的混合杂交性提供了实例。

一 文化帝国主义与混合杂交理论视角

洛克菲勒基金会自 1913 年建立伊始，就遭到社会与学界批判。例如，后殖民主义理论将美国各大基金会的海外项目，特别是他们的医疗与公共卫生项目，描绘成"文化帝国主义"（ cultural imperialism）和"医疗帝国主义"（ medical imperialism）。这些批判对基金会海外工作背后的政治、经济、社会动机以及此类项目对非西方文化国家所带来的后果提出质疑。[①] 批判者们将"有目的地输入西方医学"（ deliberate transfer of western medicine）视作一种"帝国工具"（ a tool of empire），其目的在于维护和巩固西方的控制权，他们还将其视为"更广泛的政治、经济或社会政策的一部分"[②]。的确，各基金会认为公共卫生和医疗不仅保护了当地的劳工市场，而且更广泛言之，"那些热带疾病"已成为影响不发达国家人民获得"文明利益"和发展经济的障碍。如果"生物医学科学及其应用能够通过公共卫生项目"改善工人的健康状况并提高其生产力的话，那么它们也将"有助于引导工人接受西方工业文化和美国在经济与政治上的主导权"[③]。

在对西方医学史的研究中，罗伊·麦克劳德（Roy MacLeod）和米利昂·刘易斯（Million Lewis）认为，西方医学史研究"获得了一个新的维

① See Martin Carnoy, *Education as Cultural Imperialism*, New York: David McKay Company, 1974; Robert Arnove, *Philanthropy and Cultural Imperialism, the Foundation at Home and Abroad*, Bloomington: Indiana University Press, 1982; Saul Agudelo, "The Rockefeller Foundation's Antimalarial Program in Latin America: Donating or Dominating?" *International Journal of Health Services: Planning, Administration, Evaluation*, Vol. 13, No. 1 (1983), pp. 51 – 67.

② Michael Worboys, "The Spread of Western Medicine," in Irvine Loudon, ed., *Western Medicine: An Illustrated History*, New York: Oxford University Press, 1997, pp. 252 – 253.

③ Richard Brown, "Public Health in Imperialism: Early Rockefeller Programs at Home and Abroad," *American Journal of Public Health*, Vol. 66, No. 9 (Sep. 1976), p. 897.

度，这一维度既代表了它自身的文化自主性，亦代表了西方的对外扩张"①。在此过程中，西方医学已成为世界上"唯一居支配地位的医疗体系"②，而这种文化霸权是建立在自称为科学医学的基础之上的。安德鲁·康宁汉（Andrew Cunningham）和布蕾迪·安德鲁斯（Bridie Andrews）阐述了有关西方医学享有至高优越性的诸个支撑性信念："科学医学在类型上不同于其他任何医学体系。"其他一切医学实践都应该根据这一标准来加以衡量；它的标准应该被人们当作一种基础性准则。③

为挑战西方医学的文化霸权逻辑，康宁汉等人进一步深入，并否定西方医学的"科学"（scientific）与"普世"（universal）性质。他们指出，科学医学并不适用于一切医学环境，并非适用于一切地方，也并非适用于任何时候，它实乃某个特定社会的产物——19 世纪和 20 世纪这一特定时刻的西欧与北美，并且体现了占主导地位的政治与社会价值观。事实上，"帝国主义"（imperialism）这一术语"总是指涉支配或主导权——人对人、国家对国家、人对有威胁之状况的支配或主导权"。因此，他们声称，科学医学的主题"是权力，它是一门有关支配或主导权的医学，它以自身特定的结构和性质，表达了一种政治意识形态"。他们毫不犹豫地做出结论："无论洛克菲勒基金会的目的如何，他们的行动在性质上都是帝国主义的，而他们所试图引入的科学医学，在性质上也同样是帝国主义的。"④

这些论点注意到了在西医的优点背后发挥作用的帝国主义，并将"科学医学"描述成在西方知识与实践向非洲、拉丁美洲和亚洲扩张过程中的一个卓有成效的工具。从这样的角度来看，洛克菲勒基金会建立的协

---

① Roy MacLeod and Milton Lewis, *Disease, Medicine, and Empire: Perspectives on Western Medicine and the Experience of European Expansion*, London: Routledge, 1988, p. 1.

② Michael Worboys, "The Spread of Western Medicine," p. 249.

③ Andrew Cunningham and Bridie Andrews, eds., *Western Medicine as Contested Knowledge*, Manchester: Manchester University Press, 1997, p. 12.

④ Andrew Cunningham and Bridie Andrews, eds., *Western Medicine as Contested Knowledge*, pp. 4 – 10, 19.

和医学院就是一个例子：洛克菲勒基金会处心积虑地把一个美国最高标准的医学院典范移植到中国来，其目的就是要让受过教育的中国人皈依西方文明，向他们灌输科学精神，并通过展现传统文化和思维方式的愚昧无知，迫使他们将其摒弃。

然而，文化帝国主义的研究路径将焦点放在西方基金会海外医学项目的动机和文化后果上存在明显的弊端。正如有些批评家所指出的，这样的路径不仅倾向于"将西方文化再现为同质文化，将西方医学再现为单一或统一庞大的整体"①，而且还无法解释这样的文化交锋是如何进行的，谁是这类交流中的主体，抑或为何这些交锋采取了它们以往的形式或形态。此外，那些影响了文化交锋中各方之间关系的因素，仍未得到人们充分的考察。例如，开始于19世纪的欧洲医学向中国的东渐进程，就展现出一种丰富而又多面的历史现象，而"文化帝国主义"视角则通常过于简化或过于概括提炼了复杂的历史经验。与此对照，本研究将采用一种不同的研究路径——混合杂交理论，希望这一视角可以更细微和全面地展现事情发展的本来面目。如前所述，这是一种在后殖民主义研究中强调跨文化冲突与融合的理论。

一位学者将混合杂交论称为"我们这个时代的具有标志性的观念之一"②。文化的交锋与混杂贯穿于人类历史长河，人们甚至可以说，全球化并非是个20世纪的现象。如爱德华·萨义德（Edward Said）在其著名的《文化与帝国主义》一书中所宣称的，"在一定程度上由于帝国的存在，所有文化都相互交织在一起，没有一种文化是单一纯粹的，所有的文化都是混杂的、异质的、存在极大差异和非单一整体性的"③。雷纳托·罗萨尔多（Renato Rosaldo）干脆这样说道："与其说是混合杂交与多元相

---

① Annie Stuart, "We Are all Hybrid Here: the Rockefeller Foundation, Sylvester Lambert, and Health Work in the Colonial South Pacific," *Health and History*, Vol. 8, No. 1 (2006), p. 2.

② Marwan Kraidy, *Hybridity: or the Cultural Logic of Globalization*, Philadelphia: Temple University Press, 2005, p. vi.

③ Edward W. Said, *Culture and Imperialism*, New York: Alfred A. Knopf, 1993, p. xxv.

对……（还不如说）它一路下来都是混合杂交。"① 根据马尔万·克瑞迪（Marwan Kraidy）的研究，现代人关于文化混合杂交论的争论出现于 18 世纪，其所发生的语境即在于不同人种间的接触与交往。② 然而"混合杂交论"作为一种重要的反文化帝国主义的后殖民主义理论，其再次出现却发生于 20 世纪 90 年代以降，而此时正是大公司全球化与文化差异越来越引起学界注意的时候。

虽然"混合杂交理论"的基本意思是很清晰的，然而从理论上来界定它却并非易事，因为"'混合杂交理论'并非是个单一的或统一的概念，而是一组同时会相互强化而又相互冲突的想法、概念和主题的组合"③。克瑞迪从一种比较广泛的意义上描述"混合杂交理论"：它通常包含了一些文化对象和文化进程，而描绘这些对象和进程的彼此间对等的术语有"语言上的混合"（creolization）、"混血"（mestizaje）和"融合"（syncretism），而它们所对应的适用范畴则分别是语言、种族和民族。④ 霍米·巴巴（Homi Bhabha）在他的后殖民主义研究中将"混合杂交"视作"一种文化冲突和与殖民化互动的特定后果，而当诸种文化范畴集聚交汇时，它促成了一种新型的认同"⑤。混合杂交理论在后殖民主义研究中再次兴起的一个重要原因是，学术界越来越不满于殖民史研究中那种整体划一的、自西方向其他所有地区的单向扩张的思路。学者们试图寻找一种"对殖民主义、殖民时期关系、做法和结果的多面性质更细微敏锐的观察"。有的人从混合杂交理论中看到了"一种可以获得对于'殖民时期'发展的不同的、更细腻看法的有用视角"⑥。

---

① Renato Rosaldo, Foreword to *Hybrid Cultures*: *Strategies for Entering and Leaving Modernity*, Minneapolis: University of Minnesota Press, 1995, p. xv. 转引自 Marwan Kraidy, *Hybridity*: *or the Cultural Logic of Globalization*, p. 46。

② Marwan Kraidy, *Hybridity*: *or the Cultural Logic of Globalization*, p. 48.

③ Marwan Kraidy, *Hybridity*: *or the Cultural Logic of Globalization*, p. vi.

④ Marwan Kraidy, *Hybridity*: *or the Cultural Logic of Globalization*, p. 1.

⑤ 引自 Annie Stuart, "We Are all Hybrid Here: the Rockefeller Foundation, Sylvester Lambert, and Health Work in the Colonial South Pacific," p. 1。

⑥ Annie Stuart, "We Are all Hybrid Here: the Rockefeller Foundation, Sylvester Lambert, and Health Work in the Colonial South Pacific," p. 2.

　　19 世纪以来的西医东渐在中国是一个持续的文化政治交锋和渐渐混杂的过程。从对健康和治疗的基本理解到公共卫生,有关医学的方方面面都发生了深刻的变化,这些为我们试用混合杂交理论进行研究提供了理想的案例。然而,自 20 世纪 70 年代以来,文化帝国主义论在学界有关文化冲突的讨论中已经占据主导地位长达几十年;与之相反,只有极少数研究医疗社会史的历史学家认识到在研究西医向非西方文化扩张时,混合杂交理论是一个有效的视角。本文正是在这样的前提下,尝试使用混合杂交理论来研究洛克菲勒基金会的在华医学事业,它将强调三个论点:首先,洛克菲勒基金会在华工作之实施和目的之实现有赖于基金会人员与参与其间的中国改革者之间建立的互动、冲突并相互影响的关系;其次,中国公共卫生体系的模式融合了西方和中国的知识、社会经济条件和改革运动,呈现出了一种清晰的"介乎二者之间的性质";最后,洛克菲勒基金会的使命是由具有跨文化背景的个人来实现的,而这种背景在影响基金会的政策、项目的设计和推广方面,往往具有关键性作用。

　　混合杂交理论强调在文化交锋过程中双方相互依赖和相互影响的关系。正如萨义德所强调的:

　　　　忽视或低估东西方之间相互重叠的经历,或文化领域的相互依赖,而在这种依赖中,殖民者与被殖民者得以共存,并通过自我投射和地域、叙事以及历史写作之间的竞争展开彼此间的斗争。这样做,就是错过了上个世纪世界上最基本的东西。①

　　安妮·斯图亚特(Annie Stuart)研究洛克菲勒基金会在南太平洋殖民地的公共卫生工作时,使用了混合杂交理论视角,将洛克菲勒基金会当作一个非典型的殖民化工具。同其他类似研究一样,她对殖民地的互动与交流情形的分析,揭示了"那种有活力的沟通和联系网络是如何存在于殖民政权和当地人民之间的"②。

---

　　① Edward W. Said, *Culture and Imperialism*, p. xx.

　　② Annie Stuart, "We Are all Hybrid Here: the Rockefeller Foundation, Sylvester Lambert, and Health Work in the Colonial South Pacific," p. 2.

　　在这项有关 20 世纪前半期洛克菲勒基金会的公共卫生项目的研究中，我强调：没有中国当时的乡村建设运动（China's Rural Reconstruction Movement），就不会有洛克菲勒基金会的"中国项目"（China Project）。在那个特定时期的文化碰撞中，中美双方社会精英对科学和科学医学力量的认同而非基金会单方的信念，导致了西医对中医的取代和在中国医疗体系中的崛起。北京协和医学院的成功与失败以及公共卫生的发展，不仅反映了洛克菲勒基金会对中国现实的适应，也反映出中国知识分子在吸收外国文化时用自己的知识和目的对其进行重新塑造的能力。①

　　在文化碰撞的过程中，两种相互独立并各具特色的文化将在不同程度上混合并产生出新的文化因素。混合杂交理论将我们的注意力引向新文化所表现出的二重性或"介乎二者之间的性质"。在关于殖民地文化碰撞的研究中，劳伦·本顿（Lauren Benton）和约翰·穆斯（John Muth）指出，"文化介乎二者之间的性质在殖民地背景下，既表现为一种文化范畴，这种范畴包纳某些社会行动者而排斥其他社会行动者，又表现为一种可供人们广泛使用的资源……换句话说，对文化二元主义的讨论是从文化融合的行为中产生的"②。中国公共卫生模式的发展明显地指向了作为文化融合（cultural confusion）后果的"介乎二者之间的性质"。公共卫生的概念和实践是从英格兰和欧洲工业化中产生的，那里的政治制度、经济发展、医疗实践与中国的有着明显区别。北京协和医学院公共卫生教育和河北定县乡村医疗制度的成功，有赖于一种西方知识和中国现实与实践的结合。这些模式包含了两种文化因素，却不是单纯的拼盘。它呈现出了一种在中西医的碰撞中生长出来的、适合于中国社会条件和需要的新文化。

　　虽然洛克菲勒基金会于 20 世纪第一个十年在华发起医学项目时，它

---

　　①　关于运用混合杂交理论对洛克菲勒基金会所有在华工作展开的全面研究，见马秋莎著：《改变中国：洛克菲勒基金会在华百年》，桂林：广西师范大学出版社，2013 年版。

　　②　Lauren Benton and John Muth, "On Cultural Hybridity: Interpreting Colonial Authority and Performance," *Journal of Colonialism and Colonial History*, Vol. 1, No. 1 (2000), p. 2.

扮演着一种西方文化扩张特别是西医扩张代言人的角色，然而我们必须注意到，无论是西医还是美国基金会，都并非铁板一块；在项目的选择、运作和实现基金会目标等问题上，它们都存在着各种意见和分歧。此外，当基金会的领导层和其他人事出现变动时，基金会的海外人员也并非总能与总部的政策变化步调保持一致。只有注意到这些多面而细微的因素，我们才可以真正理解混合杂交是如何发生的。本篇论文在讲述中国公共卫生领域的三位先驱的故事时强调，无论他们是中国人还是美国人，这些人的跨文化背景与个人在文化交流中的经历，对于混合杂交文化的形成，作用往往都是决定性的。

二　北京协和医学院的公共卫生教育

从建立伊始，洛克菲勒基金会的现代慈善事业就与美国国内、南美洲和欧洲的公共卫生项目紧紧联系在一起。例如，1909 年约翰·D. 洛克菲勒（John D. Rockefeller）拿出 100 万美元开始了一场消灭美国南部钩虫病（hookworm）的运动，而这个努力很快就扩展到了一些拉丁美洲国家。这个项目的一个重要结果就是建立了在当地卫生管理部门与洛克菲勒基金会合作基础之上的社区公共卫生管理模式。在欧洲，洛克菲勒基金会援助不少国家建立起了公共卫生学校，而"相较于以前的那种由警察机构负责公共卫生的观念，这些学校对欧洲现代公共卫生的发展所产生的影响是巨大的"①。其他的重要发展例子就是洛克菲勒基金会将美国的公共卫生中心（public health unit）的概念移植到了意大利、法国、波兰、捷克斯洛伐克和匈牙利。

然而，与在欧美地区开展的大规模公共卫生项目形成鲜明对照的是，洛克菲勒基金会选择了一个完全不同的项目在中国亮相。它建立了北京协和医学院，这是一个在当时全亚洲最好的西医教育与研究机构。洛克菲勒

---

① John Grant, *Reminiscences of Dr. John B. Grant*, Transcript of Interviews Conducted by Oral History Research Office, New York: Columbia University, 1961, Vol. 4, p. 451A.

基金会视协和医学院为"我们王冠上闪亮的宝石"①，而且迄今为止它都是洛克菲勒基金会最昂贵的一个单一海外项目。为什么洛克菲勒基金会不以公共卫生项目开启它介入中国的进程？考虑到政府在发展公共卫生事业中的重要作用，洛克菲勒基金会显然对中国政治极端不稳定的前途感到担心。不过，建立协和医学院当然还有其他重要考虑。通过将这一机构当作西方所能给予中国的最佳礼物的象征，洛克菲勒基金会试图运用科学、科学的精神和方法使中国知识阶层皈依西方主流文明。此外，传教士在中国引入西方医学半个世纪之久后，中医的统治地位仍然没有被撼动，洛克菲勒基金会因为这一事实而感到深深的困惑和沮丧。可以说，协和医学院并非仅仅是约翰斯·霍普金斯医学院的复制品，它的建立者希望协和医学院成为一个比霍普金斯医学院更好的一个实验典范。协和医学院的标准反映出小洛克菲勒（John D. Rockefeller, Jr.）的高度期望："给予中国人民的西方文明的精髓，不仅在医学科学方面，而且是在思维发展乃至精神文化层面。"②

然而，随着时间的流逝，洛克菲勒基金会致力于精英医学教育的政策逐渐发生变化。从 20 世纪 20 年代到 40 年代，由于三个卓越人物的远见与努力，洛克菲勒基金会开始在中国公共卫生的发展中发挥重要作用。依照顺序，围绕这三个人物的个案研究分别是：兰安生（John Grant）在北京协和医学院的公共卫生教育；陈志潜在定县建立的乡村卫生保健体系；以及冈恩（Selskar Gunn，又译甘恩）的"中国项目"。对于这些人及其工作的研究已有大量成果发表。以下的讨论只侧重于他们建立的公共卫生模式中的混合杂交性质。

1921 年，兰安生以洛克菲勒基金会国际卫生部（IHD）成员和教员

---

① Raymond Fosdick's Letter to Rockefeller Jr., November 26, 1945. 福斯迪克（Fosdick）是洛克菲勒基金会 1936—1948 年期间的主席。引自 Mary Ferguson, *China Medical Board and Peking Union Medical College: A Chronicle of Fruitful Collaboration*, 1914 - 1951, New York: China Medical Board, 1970, p. 192。

② John D. Rockefeller, Jr., "Response for the Rockefeller Foundation," *Addresses and Papers*, *Dedication Ceremonies and Medical Conference*, *Peking Union Medical College*, Concord, N. H.: Rumford Press, 1922, pp. 63 - 64.

的身份来到协和医学院，从此开始了他长达二十几年的在华生涯。① 他对中国公共卫生事业的贡献主要在于两个方面：率先在中国开设针对医学院本科生的公共卫生教育（1922 年）；开创了中国第一个城市社区卫生保健示范点——京师警察厅试办公共卫生事务所（1925 年；1928 年后改为"北平市卫生局第一卫生事务所"，简称"一所"）。兰安生之所以能成为这个领域的开拓者，乃是他所特有的经历和品质使然。其一，兰安生了解中国文化，并深深地关心着中国人民的安康。他生于中国，长于一个常年在中国服务的医疗传教士家庭。他的理想就是用他的知识使中国人有更好的公共卫生。由于没有语言障碍，他在到达中国后的短短时间内就跑遍了当时十八个省中的十二个，对当地公共卫生条件的调查使他掌握了日后付诸行动时所需要的基本信息。其二，他在美国接受了良好的医学和公共卫生教育，是刚刚成立的霍普金斯公共卫生学院的第一批学生。他师从威廉·威尔士（William Welch，又译韦尔奇）和阿瑟·纽绍姆爵士（Sir Arthur Newsholme），前者是美国公共卫生学的开拓者，后者是英国公共卫生运动中的主要人物。在他们的影响下，兰安生对国家医学（state medicine）和社会医疗事业怀有坚定信念；比起那些洛克菲勒基金会的同事，他更加进步。最后，在来协和医学院之前，兰安生曾为洛克菲勒基金会在美国和拉美的消灭钩虫运动工作了两年。洛克菲勒基金会也曾派他去中国的江西萍乡煤矿，对钩虫流行情况进行调查。由此，他对美国公共卫生模式和中国公共卫生状况有了亲身的体验。兰安生所接受的西医精英教育、其相当前卫的公共卫生理念和他在中国最好的医学院——协和医学院任教，使他能够推进中国的公共卫生事业；不仅如此，他在中国的成长经历和消灭钩虫的一线经验，使他那种意在寻求最佳办法来帮助中国人民的使命感得以成熟起来。

　　与协和医学院这所美国医学机构的复制品形成鲜明对比的是，兰安生在协和开设的公共卫生教育与前述"一所"模式是真正具有开创性的努

---

　　① 关于兰安生及其工作的详情，请参见 Mary Bullock, *An American Transplant: the Rockefeller Foundation and Peking Union Medical College*, Berkeley: University of California Press, 1980, Chapter 6；马秋莎：《改变中国：洛克菲勒基金会在华百年》，第八章。

力，其意在于真正强调中国人的生活条件和满足他们的需要。那是一个
"科学医学即治疗医学"观念在西医中占主导地位的时代，而兰安生却相
信，"治疗医学和预防医学是相辅相成的，而将此种理念付诸实践的程
度，将决定医学科学各个部门取得效率的程度"①。不仅如此，他还强调
"对于疾病的预防与治疗，我们不能分开管理，否则就会有损于二者的成
功概率"。兰安生认为，"未来的医生"会是"一个健康顾问"，而"开
业的大夫则是其辖下众百姓的一名卫生官"②。兰安生到达协和医学院之
时，正值协和医学院第一批学生即将毕业，他的第一个念头就是，"这些
学生即将前往那些公共卫生尚未启动的地方或社区……一名协和的毕业生
应该具有足够的知识，以便成为当地领导，从而指导社区如何采取有组织
的措施来保护他们的健康"③。

面对中国"由于经济、政府和教育等诸因素彼此间不同寻常地交织
在一起而造成的特殊问题"，兰安生强烈要求，洛克菲勒基金会采取满足
中国迫切的医疗需求的政策。他确信预防医学的功效，并相信"通过协
和医学院这一中国预防医学的进步样例，可向人们提供一种真正的服
务"。兰安生的预见是，如果协和未能建立一个教学项目来加强公共卫
生，那么"它将与一个影响世界医学教育的最伟大时机失之交臂"④。这
就是为什么在美国和欧洲医学院还很少建立公共卫生系的时候，北京协和
医学院就已建立的背景所在。

虽然现代公共卫生概念源自工业化进程中的西欧，然而兰安生在协和
医学院工作期间所强调的公共卫生，却是一门结合医学和社会科学的综合
学科，因此它的课程必须建立在每个国家的社会经济条件之上。此外，他
坚持认为公共卫生的教学法必须将理论与实践相结合，为此每个医学院都
应该有公共卫生实习基地。后来，陈志潜回忆道，兰安生为公共卫生教育

---

① J. Grant, "A Proposal of the Department of Hygiene, Oct. 6", 1923, China
Medical Board, Inc. Box 75, F. 531. The Rockefeller Archive Center (Hereafter as RAC),
North Tarrytown, New York.

② J. Grant, "Permeation of the curriculum with a preventive viewpoint, March
1928," RG 1: 1, S. 601, Box75, F 50, RAC.

③ John Grant, *Reminiscences of Dr. John B. Grant*, Vol. 2, p. 157.

④ 这条和以下引文均出自 Grant, "A Proposal of the Department of Hygiene"。

制定的这两条原则，如今已经被全世界普遍接受。① 兰安生的在华成就令人信服地证实了这些原则。

兰安生当时为公共卫生实践所争取和建立的试点是"京师警察厅的公共卫生事务所"。"一所"在中国开风气之先，这个模式后来在定县的平民教育运动中，被陈志潜建立的乡村公共卫生体系加以扩大和改造。② 它有两个目标：其一，为协和医学院本科生公共卫生课程和协和护校学生提供教学实习基地；其二，推动政府和协和这一私立机构在社区保健示范和公共卫生教育中的合作。

"一所"模式是兰安生的公共卫生理念与中国当时存在的公共卫生"体系"之间两相合作与妥协的产物。兰安生的公共卫生模式来自他所参与的洛克菲勒基金会在美国南部农村消灭钩虫病的一手经验，而洛克菲勒基金会的成功在很大程度上则有赖于对当地政府、公共卫生机构、组织化医学（organized medicine）、公共媒体和公立学校的动员，以及它们之间展开的合作。除了赞助和医院工作之外，洛克菲勒基金会的主要贡献在于建立了"公共卫生模式，这种模式具备全职的卫生官、人手齐备的实验室和国家拨款；在全世界范围内，它成为公共卫生工作的雏形"③。这样的模式显然与中国的现状差别太大，所以对兰安生而言，其挑战就在于他必须创办一个在中国条件下切实可行的模式。

在那个时期，中国政府开始越来越多地承担保证社区健康和参与公共卫生工作的责任。最早的官方公共卫生参与记录是 1905 年清政府建立公共卫生管理机构。④ 辛亥革命之后，在北洋政府管辖下的京师警察厅负责不少有关公共卫生和健康的职责，包括预防传染病、注射天花疫苗、水井

---

① 此结论见陈志潜：《河北定县农村教学基地的建立经过》，政协北京委员会文史资料研究会编：《话说老协和》，北京：文史出版社，1987 年，第 183—184 页。

② 有关"一所"的工作，更多参见《话说老协和》中的多篇回忆；另见杨念群：《"兰安生模式"与民国初年北京生死控制空间的转换》，《社会学研究》1999 年第 4 期，第 102—106 页。

③ Arthur B. Tourtellot, ed., *Toward the Well - Beijing of Mankind: Fifty Years of the Rockefeller Foundation*, Garden City: Doubleday & Company Inc., 1964, p. 29.

④ Liping Bu, "Public Health and Modernisation: the First Campaigns in China, 1915 - 1916," *Social History of Medicine*, Vol. 22, No. 2 (May 2009), pp. 305 - 319.

和厕所卫生，等等。① 1919 年，中央防疫处也建立起来了。由于在政府中掌握公共卫生管理权的中国人都是在日本接受教育，因此管理体系也是按照日本模式建立起来的。自然地，公共卫生事务便被交到了警察手中。

兰安生对日本在中国医学和公共卫生发展方面的影响非常不安。他不但怀疑那些中国人是否在日本受到了良好的医学教育，而且认为日本的公共卫生模式是失败的。此外，他也警告洛克菲勒基金会：这些中国公共卫生官员可能会对在西方接受医学教育的人不友好，并且阻碍后者在政府中任职。② 尽管如此，兰安生依然对国家应该负责医学发展和公共卫生工作的理念深信不疑，所以他仍强调"政府承担医学教育、研究和公共卫生"的重要性，认为这是在中国提供医疗护理的最有效途径。③ 正是在这样的理念指导下，兰安生开办了"一所"项目，由京师警察厅负责行政管理，而协和医学院则提供专业指导和财政支持。

兰安生为"一所"示范区选择的地点是一个居民区，这也是一个警察管辖区。"一所"的示范区分为二十个工作地段，与二十个警察的派出所地段一致。它的三层设置模式即指在"一所"之下有各科医疗保健门诊，而最基层则是保健地段（包括工厂和学校）。这样做的好处就是，本来在这些地区/地段不存在现代医疗体系，而"一所"提供的医疗、预防措施以及妇幼保健/出生统计工作等，通过与政府/警察的合作就可以有系统地进行了。由于医疗和公共卫生直接关系到百姓的福祉与社会稳定，所以这一工作的影响实际上大大超出了医疗领域。杨念群在一份有关那个时期医疗空间变化的研究中指出，"兰安生模式"不仅改变了人们的生活节奏和方式，而且深刻地改变了他们的空间概念。换言之，通过建立政府管理的卫生站而开放的公共空间，打破了本来由传统的产婆和阴阳先生所控制的人们生活的许多重要方面，比如生与死。他的结论是，以"一所"

---

① 中国第二历史档案馆编：《北洋政府档案》，北京：中国档案出版社，2010年，第 173 卷。

② 关于兰安生对日本公共卫生模式的看法，详见杜丽红：《制度扩散与在地化：兰安生（John B. Grant）在北京的公共卫生实验：1921—1925 年》，台北中研院《近代史研究所集刊》2014 年第 86 期，第 1—47 页。

③ J. Grant, "The Most Efficient Manner, 1929," China Medical Board, RG 1：1, S. 601, Box 75, F50, RAC.

的工作为例，当时通过推广医疗空间和公共卫生措施，国家权力已经逐渐地渗透到了城市的社会生活方面。[1]

"一所"的建立和成功展示了兰安生作为跨文化交流代理人的角色。他对于中国政治经济等宏观情况的了解，尤其是对于北京公共卫生条件和社会文化的掌握，使得他具备了开创发起这一实验的知识和资源。比如说，从实用层面上看，他明白为什么在社区示范公共卫生必须同时有保健服务跟上，因为若非如此，居民们就会把公共卫生看成单纯的宣传而不愿参与。如他所说，"把治疗医学作为一种社区努力"将成为组织社区开展医疗保护的有效途径"[2]。正因如此，"一所"的门诊部包括内科和外科，有别于美国的将治疗与公共卫生分开管理的做法。

协和医学院的公共卫生教育和"一所"的三层设置模式产生了多方面的效果：它培养了中国第一代公共卫生领军人物，启发了陈志潜的乡村医疗保健体系，展示了一个集治疗、公卫医学教育、保健和医学研究于一体的现代医学模式。这一模式很快就被北京、上海和南京等地效仿。此外，值得一提的是，兰安生的模式实际上体现了美国公共卫生模式的重要影响。比如，兰安生坚持认为，所有的中国公共卫生官员必须接受美国公共卫生机构的严格训练。同样，在"一所"工作的医生护士都必须是从协和医学院出来的，或者是在日本受过训练的。考虑到中国当时的情况，这样的模式如果没有协和医院的人力物力支持，是很难持续下去的。

总之，兰安生创造的公共卫生教育模式在 20 世纪初的中国成功了，它现实地针对中国的医疗问题，提出了一个行之有效的、采用西医和公共卫生知识为中国人服务的解决方案。

三　定县的乡村保健

以下两部分分别讨论两个个案，它们关系到洛克菲勒基金会在 20 世

---

① 杨念群：《"兰安生模式"与民国初年北京生死控制空间的转换》，第 99—100 页。

② J. Grant, "Organised Community Medical Protection, May 1929," RG 1：1, S. 601, B. 4 F. 43, RAC.

纪三四十年代所参与的两个互相关联的项目：定县的乡村保健和华北的乡村建设。通过两大机构的机制，洛克菲勒基金会在这些项目的运作和发展中发挥了至关重要的作用。这两大机制分别是：北京协和医学院的公共卫生系和由冈恩起草和发起的"中国项目"。

首先简单概括一下著名的定县平民教育运动。耶鲁和普林斯顿大学毕业生晏阳初在 1923 年发起了著名的平民教育运动，这一运动很快就成为民国初期兴起的乡村建设运动的典范。① 晏阳初将中国的农村问题归为愚贫弱私，为根除这些问题，他在平民教育运动中开始了识字、生计、公民和卫生教育。当时政治经济危机四伏，这个新生的、私人建立的机构在初期遇到了严重的资金困难，从社会募得的支持非常有限，而政府更是完全指望不上。直到晏阳初在 1928 年的美国之行中成功募集到每年十万美元且为期五年的资助，这种情况才有所好转。而在定县成为洛克菲勒基金会的"中国项目"基地后，中华平民教育促进会（以下简称"平教会"）在资金方面更是有赖于洛克菲勒基金会的支持。② 1929 年，晏阳初将这一运动的重心从初期的识字扫盲转向综合性的乡村建设实验，该实验旨在改善农民的生活水平，而平教会也搬移到了定县。在定县的 472 个村子中，他选择了 61 个村子，总人口有 44 000 人，从而开始了一个旨在解决农村问题的"研究试点"，"试点"包括四个工作重点：教育、经济、卫生和公民培训。

在当时中国的 2 000 个县中，定县的经济发展和公共卫生条件居中偏下。1929 年，时任平教会卫生部负责人的姚寻源曾这样形容定县那让人绝望的卫生状况：

　　　90% 以上的人都是文盲，其中大多数贫穷、愚昧、迷信，住在充

_____

① 　近年来国内已经出现了大量关于乡村建设运动的研究。

② 　在长长的捐款人名单中有洛克菲勒三世（John D. Rockefeller Ⅲ），他同意提供 10 万美元私人捐款，见 Charles W. Hayford, *To the People, James Yen and Village China*, New York: Columbia University Press, 1990, pp. 77 - 80。直到 1933 年，定县才成为河北省社会与政治建设的一个试点地，晏阳初那时从省政府收到了折合为 130 000美元的经费，Charles W. Hayford, *To the People, James Yen and Village China*, p. 153. 关于平教会与洛克菲勒基金会的关系，见本文最后部分。

斥着苍蝇、蚊子、臭虫、跳蚤和老鼠的泥棚里……他们的生活被频发的疾病所困扰。人们的健康知识贫乏，而医疗设施更是为零。现代医学很新奇，而公共卫生更是闻所未闻。在一个有四十万人口的县居然找不到一个受过合格的现代医学训练的医生。传统的中医大夫……对感染一无所知，而且他们在用自己的口水润湿了针之后，会不慌不忙地把它扎进人的腹部。

　　中国目前的健康状况可以用千分之三十的死亡率和大约 35 岁的预期寿命来概括，而美国的新英格兰地区这些数字则相应为千分之十二和 56 岁。（定县）的情况并不比全国的好……①

从一开始，平民教育运动就在卫生工作方面与洛克菲勒基金会的国际卫生部和协和医学院开展密切合作，并得到后者的支持。晏阳初把兰安生列为自己的公共卫生项目顾问，其他重要人员如协和医学院负责人顾临（Roger Green）、当时在协和公共卫生系和"一所"工作的中国妇幼保健先驱杨崇瑞，以及协和医学院首位中国教授、化学和营养学专家吴宪等都加入了定县的卫生工作。不过，在陈志潜于 1932 年到定县担任平民教育运动的卫生保健部负责人之前，这一项目并未完全成形。陈志潜是协和医学院 1929 年的毕业生，被兰安生称为"我最出色的学生"②。兰安生不仅把陈志潜领入了公共卫生领域，而且还在他从哈佛大学公共卫生学院硕士毕业之后，把他推荐到了定县主持卫生保健工作。陈志潜到定县任职的同时，还兼任协和医学院公共卫生系的讲师。一方面，他所创办的定县保健网成为协和本科生和护校学生的实习基地，另一方面，协和的学生和毕业生又为保健网提供了急需的医疗人员。

　　陈志潜来到定县，这里瘟疫疾病猖獗而又无任何现代医疗设施，这对

---

　　① Yao Xunyuan, "Tentative Five – year Programme for the Ting – Hsien Experiment," RG：1：1，Series 601，Box 7 F. 69，RAC. 兰安生于 1929 年 2 月将这份英文报告交给了洛克菲勒基金会的国际卫生部。

　　② John Bowers, *Western Medicine in a Chinese Palace*：*Peking Union Medical College*，1917 – 1951，Philadelphia：Josiah Macy，Jr. Foundation，1972，p. 173.

他和他的同事提出了巨大的挑战。① 陈志潜很清楚，他的任务是"通过实验来设计一个向中国农村提供卫生保健和现代医疗服务的示范体系，使之适合于中国广大而多样化的农村地区，并使这一体系得到采纳"②。陈志潜在定县建立的农村三级保健网，被晏阳初赞誉为"陈对中国公共卫生的最大贡献"，并因此使他得到了"中国公共卫生之父"的头衔。③ 这个体系从基层乡村开始，每个村子选出男女保健员各一名，为村民提供简易治疗、公共卫生消毒和从出生与死亡统计等；在这之上是区保健所，由接受了一定程度的正规医学教育的医生负责；保健所提供门诊服务，并负责督导村保健员和进行卫生教育；最高一层在县级，开办了一个有50 张病床的县保健院，这里所有的医生护士都是从协和医学院和护校毕业的。

陈志潜的农村保健网是一个独特的体系，它将西方医学知识与公共卫生实践同中国的社会经济条件与文化传统结合起来。陈志潜自己在北京协和医学院和哈佛大学接受了最扎实的西医和公共卫生教育，这种背景使他坚信西医知识和技术的优越性；他认为西医采用了科学方法而传统中医却没有。在 20 世纪二三十年代发生于中医与西医之间的大争论中，陈志潜成为一名批判中医、倡导西医的有影响力和说服力的人物。④ 然而，陈志潜对中国农村经济和健康医疗状况有着深刻了解，他坚定地认为中国决不能照抄西方的公共卫生模式。他指出，西方的治疗医学和预防医学不但在理论上而且在机构上都是分而治之的，而定县的模式"并不存在治疗医

① 以下几个段落的很多资料来自陈志潜：《定县卫生工作》，《大公报》1933 年 9 月 5 日，第 11 页；《如何解决农民的健康问题》，《教育与民众》2003 年第 8 期；《河北定县农村教学基地的建立经过》，前引。俞焕文：《协和医学院与定县平教会》，《话说老协和》。

② C. C. Chen, *Medicine in Rural China*, Berkeley：University of California Press, 1989, p. 58.

③ 晏阳初的赞誉引自 John Bower, *Western Medicine in a Chinese Palace*；后一句引自中华医学会主席 M. 罗伊·施瓦茨博士（Dr. M. Roy Schwarz）于 2004 年写给四川大学的信，当时四川大学在庆祝陈志潜的贡献。

④ 20 世纪 20 年代陈志潜曾在《医学月刊》上发表过大量文章。他也是该杂志的创办人和主编之一。

学和预防医学之间的分野,并且完全打破了传统的行医方法"①。他认为,中国的乡村卫生设施"绝不能求设备完全,规模宏大。换言之,一切卫生计划当以最经济之组织,推行最简便之事业。事项不必多求,但须注意透彻而已"②。

陈志潜坚持认为医疗的发展必须与当地经济和社会条件相适应。他强调,我们"必须抛弃照搬外国观念和方法的心理冲动,每一个具体问题的解决办法应当经过接受过教育者的实验,这样,中国人可以自己找到解决最迫切卫生问题的方法"③。当时,西方国家和中国在人均收入和医疗条件上存在着惊人的差异,以定县为例,一个六口之家一年只拿得出1.5元的医药费。陈志潜认为,日益专业化和分支化的西医教育并不适合中国农村大众的需要;相反,村里的保健员只接受了十天的训练就开始工作,而保健所的护士和产婆的培训就在县医院进行。陈志潜在定县工作的头一年就为村子培训出来15名保健员。每个保健员都有一个保健药箱,其中有10种最基本的药,如阿司匹林、碘酒和二锅头酒等以及十种简单的医疗器具如压舌板、棉花球、镊子和纱布绷带等。保健网的实施使定县每年每人的平均医疗费从0.3元下降到了0.1元。④

陈志潜知道,这种新式的农村保健体系要想成功就必须认真考虑中国传统文化的影响。例如,为了控制定县很高的妇婴死亡率,平教会一开始雇用了一名接受过现代教育的助产士和一名产科医生。可是,农民们要么不信任她们,要么就是付不起医疗费用。在下一轮的实验中,平教会就改为培训当地的年轻妇女,效果还是不佳,直到平教会开始培训村里原来的旧式产婆之后才成功了。其他方面的考虑则包括挑选女保健员来帮助妇女,和将所有培训都放在冬季农闲时段进行,等等。所有这些都考虑到了

---

① 郭常升记:《定县卫生工作——定县平民教育促进会卫生教育部主任陈志潜先生八月一日在卫生署演讲》,《大公报》(天津)1933年9月5日。

② 陈志潜:《定县社会改造事业之保健制度》,载章元善、许仕廉编:《乡村建设实验》第2集,引自李孝悌:《河北定县的乡村建设运动》,台北中研院《近代史研究所集刊》1995年第11期,第188页。

③ 陈志潜:《定县社会改造事业之保健制度》。

④ 李孝悌:《河北定县的乡村建设运动》。

本地的情况。①

　　英国和美国的现代公共卫生发展都是由政府支持和管理的。当 20 世纪第一个十年洛克菲勒基金会打算在中国开始医学工作时，面对中国动荡的政局和瘫痪的政府，他们认为任何公共卫生项目在中国都难以成功。陈志潜是一个国家医学的坚信者，他也希望用西方的医学卫生理念来改造中国的医疗体系。在来定县之前，他曾经大力提倡政府对人民健康的责任并希望在中国建立一个全面的医疗体系。② 然而，面对中国的现实，陈志潜的定县保健实验工作必须在很大程度上依靠中国农村社会的传统控制网络、平教会和诸如洛克菲勒基金会这样的国内与国际非政府力量的支持。③ 比方说，他的模式之所以成功在很大程度上有赖于当地士绅和村中长者的支持，而在募集和保健员的运作中，情形尤其如此。同时，这些保健员都是从平教会学校的"同学会"中选拔出来的。

　　陈志潜更是根据定县的实际情况，对各国乃至中国大城市已有的学龄儿童健康检查方法加以改造。例如，他调查了农村学生真正能来上学的时间和农村孩子的健康卫生情况。他自己亲力亲为，对定县实验区的 1200 名小学生进行了附加健康教育内容的健康检查，其中包括身高、体重、沙眼、头癣、卫生习惯等。为了增进校董、老师、家长和学生对卫生教育的兴趣，学校还向家长印发了教导学生如何使用治疗沙眼的药物及防治方法的报告。这些做法比照搬城市学校要有效得多。陈志潜说，"我深信健康教育在乡村穷困情形下也是有办法的。不过办法须具体，须经济，在办理者方面，最要注意的，是联络教师校董的感情，因为在今日的中国，法令

---

　　① 李志惠主编：《乡村保健卫生制度在定县的实验》，根据吴相湘《晏阳初传》整理。承蒙陈志潜先生的女儿陈芙君先生赠与此文以及陈志潜先生发表和未发表的许多论文，特此一并致谢。

　　② 陈志潜：《吾国全医建设问题》，《医学周刊集》1928 年第 2 卷，第 89—110页。

　　③ 在定县成为洛克菲勒基金会的"中国项目"的一部分之前，从 1929 年到1933 年，它的公共卫生工作得到了米尔班克纪念基金（Milbank Memorial Fund）的资金和技术支持。See Chen Zhiqian（陈志潜），"An experiment in health education in Chinese Country schools，" S. 601，Box 11，RAC.

的效率是有限得很"①。这个例子充分说明了陈志潜对中国农村现状的重视，并能结合实际创造性地开展卫生工作。

到了 1935 年，这个农村保健网已经全面运行。在很大程度上，它为那个地区的农村人口提供了基本的医疗和医药。县保健院在这一年对 600 名住院病人进行了治疗，而区保健所治疗了 65 000 人。在四年中，定县培训了 220 名保健员，而这些人在村里提供了 140 000 人次的治疗，并给同样的人次接种了牛痘疫苗。在定县实验区中，人们基本上消灭了天花、霍乱和黑热病。当 1942 年霍乱在华北肆虐时，定县实验区内只有少数病例出现，无一人死亡。陈志潜了解中国乡村的经济条件以及经济发展与医疗保健之间的相互关系。定县模式的一个主要优势就是它低廉的费用，正因如此，他对这个模式在全国的推广很有信心。1934 年，南京政府卫生部召开了一次全国会议，号召全国学习定县这一榜样。

在一篇研究定县实验的文章中，景军给出这样的结论："很明显，平民教育促进会简化西医行医手段，并将新的机制注入现存的社会组织的做法，是提高公共卫生制度之有效性和将西医应用于乡土中国的重要步骤。"② 陈志潜成功的个人因素，则是他将自己所受到的全面的医学教育和对中国农村生活的细致了解二者有机结合。而在更广义的层面上，平民教育运动动员起来的社会组织逐渐得到了从地方到全国政府的支持，它们为定县卫生工作的运作提供了必要的组织机制。另一方面，洛克菲勒基金会对公共卫生和乡村重建的参与之时，适逢民间改革方兴未艾与国民党南京政府的新生活运动，成为这一中西合璧的农村保健体系不可或缺的支柱。这个情况在下述的例子中可看得更清楚。

四　洛克菲勒基金会在华北的"中国项目"

就在中国乡村建设运动势头越来越猛的年代，已创立十几年的洛克菲勒基金会也经历了一场地震。20 世纪 20 年代后期，在小洛克菲勒的领导

---

① 陈志潜：《定县的乡村健康教育实验》，未正式发表报告，陈芙君先生赠。

② 景军：《定县实验：社区医学与华北农村》，四川大学华西公共卫生学院：《陈志潜教授学术思想研讨会》，2004 年，第 23 页。

下，洛克菲勒基金会基本上推翻了以弗雷德里克·盖茨（Frederick Gates）和亚拉伯罕·弗莱克斯纳（Abraham Flexner）为首的老一代领导所推崇的医学研究与教育优先的政策，并停止了对机构特别是医学机构的创办与改革的支持，而将重点放到了项目种类多样化和支持社会科学的发展之上。这样一场全面的改向与改组就把作为老政策产物的协和医学院边缘化了。一方面，由于协和医学院的运作耗费巨大且完全依赖洛克菲勒基金会，洛克菲勒基金会越来越觉得它是个大包袱；而另一方面，由于洛克菲勒基金会已经在人力与物力上为协和医学院投入甚多，所以它也很难做到在中国人还没有能力支撑之前就撒手不管。换言之，协和医学院的前景问题让洛克菲勒基金会新一代领导感到进退两难。①

正在这个时候，洛克菲勒基金会副会长冈恩第一次访问中国。自 20 世纪 20 年代以来，冈恩一直负责洛克菲勒基金会在南斯拉夫的公共卫生项目，但是由于这一地区在 20 年代末期的政治动乱，洛克菲勒基金会不得不关闭了它的南斯拉夫项目。在返美的途中，冈恩收到了国际联盟卫生署负责人的建议，问他洛克菲勒基金会是否有兴趣在中国开展一个公共卫生项目。就这样，冈恩在中国花了七个星期来调查中国的医疗状况和洛克菲勒基金会的在华工作。作为一名公共卫生专家和一个向来对精英式的、耗费巨额财力的协和医学院没有好感的人，他自然而然地将注意力放到了公共卫生条件和乡村建设运动上。

冈恩回到美国以后，在给洛克菲勒基金会的报告中建议道，"这个'乡村建设'运动值得我们给予最密切的注意"，因为他相信，"晏和他的组织一定会成功"②。1933 年 11 月，在洛克菲勒基金会时任主席麦克斯·梅森（Max Mason）的支持下，冈恩重返中国，寻找一个新项目的方向和机会。这次他花了一年多的时间进行全面而深入的调查，其中包括广泛地与改革领导人、知识分子和政府官员们交流意见。在对中国的

---

①　关于洛克菲勒基金会的重组及其与协和的复杂关系，详见马秋莎：《改变中国：洛克菲勒基金会在华百年》，第七、第八章。

②　S. Gunn, "China and the Rockefeller Foundation, Summery of Chapters," p. 54. 当冈恩提交这份报告时，还有冈恩给梅森的信（Gunn's letter to Max Mason Jan. 23），1934. RF, RG1.1, 601, Box12, F130, RAC.

改革形势做出分析的基础上，冈恩为洛克菲勒基金会仔细制订了一个被他称之为"中国项目"的新计划。在这份报告中，冈恩相当坦率地说，"洛克菲勒基金会目前在中国的项目（指协和医学院）实际上已经过时，而且这也不是我们所能找到的最佳方式"。他认为，一个集中于农村发展的项目将使洛克菲勒基金会对中国问题产生真正的影响。因此他建议，洛克菲勒基金会今后在中国的医学和公共卫生方面的项目"应该与那些和中国国家重建有关的其他工作有机地结合在一起"。他的报告结论如下：

> 如果有一件事情能够让所有的知识分子和争吵不休的政治利益意见一致的话，那就是急需一个能提高中国农村人口教育、社会和经济水平的项目。现在全国各地到处听到的都是中央的或者地方的重建，特别是乡村的重建计划……洛克菲勒基金会在中国有多个方向的合作机会，不过我迫切地坚持……应该集中于那些能使农村人口感到获益的活动。

冈恩告诉梅森，这个新项目"将会使洛克菲勒基金会在中国的形象和活动得到彻底的重新定位"①。这个预测被后来事情的发展所证实。

必须注意的是，冈恩提出这个"中国项目"并要求洛克菲勒基金会拨款支持时，美国正经历着历史上最惨痛的20世纪30年代经济大萧条。不难理解，洛克菲勒基金会董事会深深质疑为什么还要再次向这个已经是洛克菲勒基金会海外投资最多的国家投入更多的款项。不过，洛克菲勒基金会最终还是被冈恩的报告说服了，他们意识到了冈恩推荐的那种工作所蕴含的"广阔的机遇"，和"中国也许会成为具有国际性意义的巨型社会科学实验场"的可能性。② 不久，洛克菲勒基金会批准了"中国项目"

---

① "Gunn's Letter to Max Mason, Jan. 23," 1934. RF, RG1.1, 601, Box12, F130, RAC.

② "Rockefeller Trustees' Review of Mr. S. Gunn's Report, Dec. 11 1934," RG 3 S. 900, Box 200, F. 170, RAC.

的第一笔 100 万美元资助,这笔款项于 1935 年 7 月 1 日正式到位。①

　　"中国项目"进行了 10 年,即使日军的侵略也没能阻止洛克菲勒基金会的承诺。在头 5 年中,项目的年预算是 30 万美元,而在最后的三年中预算逐渐减少。② 冈恩的"中国项目"展示了洛克菲勒基金会和中国的改革力量及中国政府在 20 世纪三四十年代乡村建设运动中的相互磨合、影响和合作过程,它为我们提供了一个研究混合杂交理论的有价值的案例。"中国项目"聚集了当时华北乡村建设运动中一些最有名的中外项目的人力、物力、技术资源,在多条战线上展开了综合性的努力,因而成为这类工作中的杰出典范。其中包括:平民教育运动、燕京大学的公共事务学院、南开大学经济研究所、协和医学院在定县的公共卫生项目、金陵大学农业项目以及南京政府的公共卫生和医疗项目等。正如陈志潜的定县保健项目所代表的,这些项目都是将西方知识和理念与中国的需要和实践结合的结果。洛克菲勒基金会的资金支持对于这个项目的大多数机构来说至关重要。就公共卫生工作而言,在头两年中,基金会为政府官员、护士、助产士和其他与公共卫生有关的人员在国内或海外深造提供了 259 份助学金。③ 当时的中国并没有一个专门进行公共卫生教育的学校,南京政府公共卫生署承担了为这个需求日益增长的领域培养公共卫生官员和实施人员的责任。洛克菲勒基金会不但为培训提供助学金,而且卫生署负责培训的所有管理人员都是在洛克菲勒基金会的国际卫生部接受培训。

　　这样的战略性计划反映出冈恩所持有的一个清晰理念,即公共卫生不是一个单独的医学问题,它必须与其他基本的社会问题放在一起加以考虑和解决。用他自己的话来说就是,一个项目必须使"经济、社会、农业和教育领域中的各种活动"齐头并进,并以能提升"农村人口的经济和文化水平"为目的;若非如此,"治疗和预防措施的任何程度的成功都是

---

　　① "China Program: Preliminary Interim Statement, Oct. 1935," RG1: 1, S. 601, B. 12, F. 130, RAC.

　　② "Rockefeller Trustees' Review of Mr. S. Gunn's report, Dec. 11 1934," RG 3 S. 900, Box 200, F. 170, RAC.

　　③ S. Gunn, "China Program: Progress Report for the Period July 1, 1935 – Feb. 15, 1937," p. 3. RG1: 1, Series 601, Box 13, F. 131, RAC.

没有希望的"①。冈恩的这一社会医学理念的逐渐形成，有赖于他所经历过的南斯拉夫项目和中国调查。② 1923 年，他的南斯拉夫项目受到当地的斯塔姆帕博士的重要影响，后者使他认识到乡村贫困和健康之间的关系。例如，畜牛中的传染病严重影响了当地经济，以至于社区无法支持公共卫生工作。同时，斯塔姆帕强调教育和农业发展对公共卫生的重要性，这样的看法也对冈恩很有启发。他在一篇日记中写道，斯塔姆帕发展了他的理念，特别是在农业（公共卫生次于农业发展，教育则是更基本的内容）、农民短期课程、优秀实地人员、良好的农业实验站和实验室方面。③

在他的第一次中国行中，冈恩对晏阳初的平民教育运动印象深刻。而最吸引他的就是这个实验所运用的广阔而又整体性的切入方法，"在拥有40 万人口的定县，晏阳初把经济、社会、农业、文化和健康等因素综合在一起考虑，开启了一个实验性的福利项目"④。在与晏阳初进行了长谈之后，冈恩激动地向洛克菲勒基金会报告道，"在我所听到的所有活动的报道中，这是最鼓舞人心的一个了"。兰安生后来回忆道，"如果冈恩要为洛克菲勒基金会寻找一个跨领域的项目而走遍世界去调查和考察，那么中国所能提供的机会也堪与他访问过的任何国家所提供的机会媲美"⑤。

---

① "Gunn's Report at LNHO Meeting, August 3 – 13, 1937," in S. Gunn, "China Program: Progress Report for the Period July 1, 1935 – Feb. 15, 1937," RG1: 1, Series 601, Box 13, F. 131, RAC.

② 冈恩在南斯拉夫的工作深受南斯拉夫公共卫生工作方法的影响，即"要考虑到一个社区所有的社会需要"。他相信，这种形式展示了"统一而又具备多重目标的基金会项目"，此前，洛克菲勒基金会在其他任何国家都没能制定出这种类型的项目。See Socrates Litsios, "Selskar Gunn and China: the Rockefeller Foundation's 'Other' Approach to Public Health," *Bulletin of History of Medicine*, Vol. 79, No. 2 (Feb. 2005), pp. 295 – 318.

③ 冈恩日记，引自 Socrates Litsios, "Selskar Gunn and China: the Rockefeller Foundation's 'Other' Approach to Public Health," pp. 304 – 305; Litsios, "Selskar 'Mike' Gunn and Public Health Reform in Europe," in Iris Borowy and Anne Hardy, eds., *Of Medicine and Men: Biographies and Ideas in European Social Medicine between World Wars*, New York: Peters Lang Publishing Group, 2008, pp. 30 – 31。

④ S. Gunn, "Report on Visit to China, June 9th to July 30th 1931," 85 – 86, RG 1.1 601 Programs Policy Box 12, F. 169, RAC.

⑤ John Grant, *Reminiscences of Dr. John B. Grant*, Vol. 4, p. 322.

冈恩坚信，洛克菲勒基金会能够在提高中国农民生活的各个方面发挥积极作用。

"中国项目"受到了当时由中国政府和民间力量所推动的全国范围的乡村建设运动的启发，同时双方也在互相影响。在乡村建设运动达到高潮时，曾有七百多个私人机构在促进农村的改革工作。① 这个运动推动了乡村项目研究和乡村实验工程高潮阶段的到来；此外，新的机构也相应建立起来。那些参与"中国项目"的机构和组织就是在这样宏大背景下乘势而起的。冈恩敏锐地感觉到，"在乡村建设领域出现了一批中国领袖，他们可能欢迎洛克菲勒基金会的帮助，而反过来，对有这样想法的人洛克菲勒基金会可以指明一些有益的方向"②。

当洛克菲勒基金会在 20 世纪初开始探索如何在中国进行慈善事业时，那些洛克菲勒人士对中国政府可谓极其不信任。可是到了 20 世纪 30 年代，这种情况发生了很大的转变。冈恩不仅对于他可以和南京政府建立良好关系信心十足，而且认识到和中国政府合作的重要性。在一份写给梅森的报告中，他说："我可以相当肯定地说，我已经能够赢得一大批中外重要人物的信任。"③ 对于冈恩而言，他所策划的"中国项目"将成为南京政府支持的乡村建设运动的一个重要组成部分。国民党在 1928 年统一中国之后，面临着日益严重的农村危机，与此同时，共产党在革命根据地进行着轰轰烈烈的土地改革，这在政治上无疑也给国民党造成极大的压力。冈恩告诉梅森："我有一个机会来研究中国问题的一些最基本的方面，其中包括共产主义在中国某些地区的进展和将其压制下去的努力。"④ 出于政治上的原因，国民党政府"感到有必要在许多地方和很大范围内采取许多行动"。他指出，"中国政府正在致力于为社会经济带来显著的变化"，而通过帮助乡村建设运动，洛克菲勒基金会可以使中国"沿着我们

---

① 景军：《定县实验：社区医学与华北农村》，第 12 页。

② S. Gunn, "China and the Rockefeller Foundation," pp. 40 – 41.

③ "S. Gunn to M. Mason, Sep. 7, 1935," RG 1.1, S. 601, Box 12, F. 125, RAC.

④ "S. Gunn to M. Mason, Sep. 7, 1935," RG 1.1, S. 601, Box 12, F. 125, RAC.

定县的经验而不是更革命的理念"来发展，因为"在引导各种乡村福利的过程中，需要采用'定县主义'来推广已经被证明为'有效'的事实"。他的计划将包括那些高等教育机构，因为"大学和它们的教职员能够站在战略高度解决问题"①。

为了这个目的，冈恩决定与兰安生一起前往江西省的一些"刚刚从共产党手中夺回来"的地区考察乡村建设项目，其中一个特别的原因是，这些项目是在"宋美龄夫人的鼓励下"开启的。② 相应地，"中国项目"也受到了国民党政府的热烈欢迎，正如宋美龄在给冈恩的信中所表达的：

> 洛克菲勒基金会在华工作重点的转移最近引起了总司令和我的注意。你在乡村重建工作中的努力值得高度赞扬，并且体现了新生活运动的精神和目的。国民政府正在尽可能快速地发展今后可以改善农村人口生活的机构和技术，而洛克菲勒基金会正在将最优秀大学的兴趣纳入一个精心选择的培训项目中，这一工作将通过提供领导力量而拓宽和加深政府的努力。③

简言之，中国的乡村建设给洛克菲勒基金会提供了一个重启它对中国改革进程的影响和整合其各自为政的各部门的一个理想方案。与此同时，洛克菲勒基金会在资金、公共卫生经验和培训方面的优势使其成为中国乡村建设运动的一个难得的合作伙伴。在研究乡村建设运动时，冈恩看到了这一运动的致命弱点。比方说，最明显的就是中国的各个项目及其工作人员之间几乎完全没有合作，他注意到了"最根本的困难就是让中国人一起干事"④。他指出，"在乡村重建中那些为数可观的项目各自为政，无论

---

① "S. Gunn to M. Mason, Sept. 9, 1935," RG 1.1, S. 601, Box 14, F. 144, RAC.

② "S. Gunn to M. Mason, March 23, 1935," RG: 1.1, 601, Box 14, F. 143, RAC.

③ "Mayling Soong Chiang to S. Gunn, Feb. 5, 1937," RG: Bulletin 1937, Sub-series the RF Confidential Monthly Report, RAC.

④ "S. Gunn to M. Mason, Sept. 9, 1935," RG: 1.1, 601, Box 14, F. 143, RAC.

是对重建要解决的问题还是针对解决方案应采取的必要步骤都缺乏足够的界定和阐释"①。另外一个严重问题就是缺少合格的骨干来组织和管理所有这些项目。而问题的重中之重，即在于这些运动极其缺乏资金，并且难以为继。

　　针对这些问题，冈恩向梅森建议道："我们在这个领域的主要工作应该是将那些为乡村重建培训人才的高等教育机构（中国的大学和几所教会大学）联系在一起。"② 他深信，以洛克菲勒基金会雄厚的经济实力和在公共卫生及社会发展方面的丰富经验，它可以在中国乡村重建中在协调、资金和培训等方面发挥重要的作用。冈恩不失时机地把他一直坚持的"将不同领域兴趣整合成一个统一计划"的理念付诸实施，希望最终能为整个中国树立一个样板。

　　为此目的，"中国项目"选择定县作为其旗舰项目——"华北计划"的实验基地和培训中心。冈恩为遴选参与"中国项目"的机构制定了一套原则。例如，"候选机构可否对也许有全国影响的社区所组织的示范项目做出贡献？""它是否有助于人们改进方法，从而更好地将新知识带入社区，并且有助于个人使用这些方法？""它是否有助于人们运用这些方法进行人员培训，并有助于将他们安置在社区或全国的重要岗位上？""他们的活动是否与其他社会领域的同类工作相协调一致？"③。就这样，在洛克菲勒基金会的指导与支持下，定县实验项目包括了当时各个领域中最有名的一些私立乃至政府辖属的教育或研究机构（见前文）。一年之后，在洛克菲勒基金会的支持下，所有的参加机构组织了华北农村建设协进会，该协会迅速成为华北乡村建设运动的领导中心。从始到终，洛克菲勒基金会为该协会提供了全部经费。索克拉特斯·李西欧斯（Socrates Litsios）在他研究冈恩的文章中指出，他相信，"如果这个项目没有被战

---

　　① S. Gunn, "China Program: Progress Report for the Period July 1, 1935 – Feb. 15, 1937." RG1: 1, Series 601, Box 13, F. 131, RAC.

　　② "S. Gunn to M. Mason, Dec. 4, 1933," RG1.1, S. 601, Box 12, F. 125, RAC.

　　③ J. Grant, "Principles for Medicine and Public Health in the China Experiment, Oct. 15," 1934, RAC. 这份报告是冈恩委托兰安生写的。

争打断，它很有可能成为洛克菲勒基金会和世界卫生组织着力建设的典范"①。

"中国项目"是针对中国具体的农村问题而设计的，建立在中国和西方发展出来的理念和实践相结合基础上的一个独特范例。它既不同于洛克菲勒基金会此前由各自为政的部门在本领域中独立操作的项目，又有别于中国乡村建设运动中缺乏合作和统一策略的项目。冈恩的这个项目不但规模庞大，而且介入中国改革的层次深入。因此它需要洛克菲勒基金会和中国乡村建设运动乃至政府领袖的支持和合作。"中国项目"成为洛克菲勒基金会在华工作的一个转折点，此后洛克菲勒基金会的注意力从精英教育转入中国的核心问题：农民和他们的福祉。在很大程度上，这个项目使当地的农村重建工作得以维持并有所改进。可以不夸张地说，如果没有洛克菲勒基金会的帮助，很多项目将半途而废。对于洛克菲勒基金会而言，"中国项目"纳入了协和医学院而给予后者以新的使命，从而解决了基金会进退两难的困境。

20世纪初，洛克菲勒的现代慈善事业刚刚起步，当时为这一事业策划远大前程的弗雷德里克·盖茨就力劝洛克菲勒放眼世界，放眼东方。当盖茨将洛克菲勒的视线引向中国时，这个古老的国家正处于历史上的一个特殊时刻。面对内忧外患和亡国危机，中国的有识之士决心通过改变固有的传统文化来救国图强，因此西方的科学与民主被很多人接受。中国的危机与现代化诉求被洛克菲勒基金会看作前所未有的机会，他们希望以自己的信仰和理念来影响中国向现代性迈入的路径。中国的知识分子和洛克菲勒基金会虽然有着完全不同的文化背景和改革目的，然而却在现代科学乃至科学医学上找到了共同点：双方都认为科学精神和方法可以成为改变中国的一把利剑。在这样的背景下，洛克菲勒基金会的医学教育计划在辛亥革命前后引入中国时，受到了中国新一代知识分子的欢迎。

然而，洛克菲勒基金会对中国改革的介入始于精英教育，却终于乡村重建，这一深刻变化及其意义深远的结果揭示了两种文化在相遇时必然产生的冲突、磨合、理解和融合过程。本文讨论的中国早期公共卫生发展中

① Socrates Litsios, "Selskar Gunn and China: the Rockefeller Foundation's 'Other' Approach to Public Health," p. 314.

的三个个案就是这个过程的一部分。兰安生启动的公共卫生教育和陈志潜建立的乡村保健体制同时存在，而又最终归结于冈恩设计的乡村综合性发展项目。如果没有中国政府和知识分子对洛克菲勒基金会工作的支持和直接参与，所有这些基金会的项目都很难推进，遑论成功。而相继出现的这些项目表明中国改革人士和洛克菲勒基金会对中国问题，特别是中国公共卫生问题的认识在逐渐深化，同时也说明西方的知识、理念和实践在中国不断本土化。这是一个双方内部与双方之间充满冲突与妥协的混合杂交过程，这个过程实际上相当长，大大早于基金会在中国的亮相时间。因为现代的西式教育与医学早在 19 世纪下半叶就开始进入中国了。促成西医在华发展的杰出"文化使者"如兰安生、陈志潜和冈恩就是在这样的文化交流背景下成长起来的。他们既是两种文化混合杂交的产物，又是使那种具有"介乎二者之间的性质"的新式公共卫生模式得以形成和发展的媒介。

（马秋莎，美国欧柏林大学东亚系教授）

在印度的尘封往事：

——世界卫生组织和联合国儿童基金会在接种肺结核疫苗问题上的摩擦（1947—1951年）

[丹] 尼尔斯·布瑞姆著　史天宇译

摘　要　在书写国际卫生组织的历史时，非常重要的一点是，不能想当然地认为他们在促成控制疾病的战略方面从总体上而言总是保持一致的。即便是在联合国下属的不同组织之间，方法也有所差异。本文主要分析了世界卫生组织和联合国儿童基金会在控制结核病领域内对待卡介苗接种的分歧。首先，文章指出，自20世纪40年代后期以来，尽管世界卫生组织的医疗专家们对卡介苗的价值持科学上的保留态度，但是在联合国儿童基金会的优先扶持下，它仍然在全世界范围内得到大量推广。其次，本文分析了在斯堪的纳维亚半岛疫苗组织——国际肺结核运动组织——的资助下，卡介苗接种在印度的引入是如何从一项短期运动中蜕变，但却没有真正成为一次大规模的疫苗接种运动的过程。卡介苗这一悬而未决的情况是由世界卫生组织和联合国儿童基金会在议程方面的冲突所导致的。最后，文章还分析了两大国际组织之间围绕着卡介苗在未来印度的结核病控制的发展前景中的地位所发生的冲突。当世界卫生组织致力于一项整体性的控制工程的时候，联合国儿童基金会以及国际肺结核运动组织的领导人约翰内斯·霍尔姆更倾向于一项纯粹的、"垂直的"大规模疫苗接种运动。最终，在这场争论中，联合国儿童基金会的方法占据了上风，并且基本上塑造了当时甚至是 20 世纪 50 年代以后印度的结核病运动的本质。

关键词 结核病　印度　公共卫生　世界卫生组织　联合国儿童基金会　接种卡介苗

毋庸置疑，在第二次世界大战结束之后的两个十年里，世界卫生组织（WHO）和联合国儿童基金会（UNICEF）共同主导着国际卫生事业，在这二十年里，两个组织在发展中国家联手发起了一系列的治疗雅司病、疟疾和肺结核的倡议。玛姬·布拉克（Maggie Black）在她的半官方著作《联合国儿童基金会——关于儿童和国家》里指出联合国儿童基金会的这些努力都被冠以诸如"一次人道之旅"和"向疾病发起攻击"等标题①，而与此同时，艾米·史泰博（Amy Staples）也称赞世界卫生组织在那些年里作为"国际卫生领域的主管"，通过和其他组织的合作而拓展了自己的影响力。在这种情况下，两个国际组织之间的关系被看作互惠双赢的关系，它们"分享着同样的实践优先权"：联合国儿童基金会侧重于物资供给，世界卫生组织则以技术设备和个人医疗援助为主。②

玛姬·布拉克在一定程度上谈到了世界卫生组织和联合国儿童基金会早些时候的一些摩擦。这些摩擦无非关乎金钱和"地盘"——哪一个组织有权使用充裕的资金，以及哪一个组织能够控制联合国体系内的"卫生"领域。在布拉克看来，为了实现更远大的目标，这些摩擦在很大程度上受到了抑制："两个组织都是为了人类、国家和儿童的更长远的卫生事业，'地盘'的问题在这些长远目标之前微不足道"。③ 在书中，布拉克紧接着又描述了两个组织间看似亲密无间的工作关系。她同时也提到了它们之间的分歧。不过这种分歧不是指资源或政治力量的角逐，而是指它们在实际工作中的方法和理念上的不一致。用布拉克的术语

---

① Maggie Black, *The Children and the Nations: The Story of UNICEF*, UNICEF, 1986.

② Amy L. S. Staples, *The Birth of Development: How the World Bank, Food and Agriculture Organization, and World Health Organization Changed the World 1945—1965*, Kent: Kent State University Press, 2006, pp. 154 – 155.

③ Maggie Black, *The Children and the Nations*, pp. 52 – 53.

来说，这种不一致就是指"技术援助"或"物资援助"。前者以转移技术为主，旨在帮助发展中国家建设可持续的卫生基础设施；而后者更倾向于提供当下的食物、药物和疫苗等实际物资方面的支持。① 考虑到联合国儿童基金会的前身只是一个临时的应急基金会，那就不难理解它主要采取第二种方法，而世界卫生组织则以"技术援助"为主。

詹姆斯·吉莱斯皮（James Gillespie）以两个组织在孕妇和儿童卫生方面的努力为研究对象，进一步探讨了两者之间的摩擦。他认为，尽管世界卫生组织在努力构建一个更广泛的社会和公共领域卫生体系，"他们仍然停留在提供廉价和必需的食物这一层次上"②。相较于世界卫生组织，联合国儿童基金会以"物资援助"为特征的方法明显获得了更大的成功，这是因为它们继承了联合国难民救济组织——联合国救济善后总署（UNRRA）的大笔资金。③ 通过这种途径，吉莱斯皮论证了在国际卫生事业的实际开展当中，资金和领导权在制度竞争中的重要性。

吉莱斯皮随后将目光转移到了肺结核控制这一领域，在这里，两个国际组织的方法和目标也大不相同。④ 文章以肺结核——更具体一点说是卡介苗为例，进一步验证了世界卫生组织和联合国儿童基金会在二战刚结束之后彼此之间关系的紧张和冲突。首先，文章认为两个组织在引进卡介苗治理全球肺结核的问题上有不同的观点。其次，文章分

① Maggie Black, *The Children and the Nations*, pp. 80 – 81. "技术援助"这一术语是模棱两可的，在某种语境中它可能是指援助——优先提供技术方案。在布拉克这里，两个术语的区别在于是转移知识（技术援助）还是转移物资（物资援助）。对"技术援助"的不同用法，可参见 Sunil S. Amrith, *Decolonizing International Health: India and Southeast Asia* 1930 – 1965, Basingstoke: Palgrave, 2006。

② James A. Gillespie, "International Organizations and the Problem of Child Health," *DYNAMIS*, Vol. 23 (2003), p. 142.

③ James A. Gillespie, "International Organizations and the Problem of Child Health," pp. 133 – 134.

④ Ibid. , p. 134.

析了发生在印度的广泛而又复杂的卡介苗运动，这场运动是由斯堪的纳维亚地区的疫苗倡议团体——国际肺结核运动组织（ITC）推动的。作者认为，世界卫生组织和联合国儿童基金会之间的紧张关系影响了这场运动的本质，导致它既不是一场短期的示范工程，也不是一次系统性的大规模疫苗行动。文章的结尾处还分析了人们对卡介苗在控制肺结核方面所处地位的最新争论。它出现于两大组织准备取代国际肺结核运动组织，成为在印度肺结核控制方面的主要国际势力的时候。总体来说，联合国儿童基金会的方法占据了上风，这表明它的更强大的资金力量在 20 世纪 50 年代的印度甚至其他地区的肺结核控制运动中具有实质性的决定作用。

一　接受卡介苗

通过接种卡介苗来控制肺结核的方法一步步成为战后国际卫生事业的一项主要活动，而这一过程也成为窥探世界卫生组织和联合国儿童基金会之间权力关系的一个早期案例。战后欧洲肺结核发病率的上升刺激了由丹麦政府支持和资助的丹麦红十字会，它们于 1947 年春天开始在波兰、匈牙利以及石勒苏益格—荷尔斯泰因等地区接种卡介苗来预防结核。在这一年的晚些时候，挪威以及瑞典的红十字会与联合国儿童基金会一起和丹麦红十字会协商，希望也能加入到这场运动中去。1948 年 3 月，联合国儿童基金会的执行委员会为大范围的接种卡介苗行动拨款 400 万美元，并要求其中的一半资金要用于欧洲之外的地区。同年 7 月，国际肺结核运动组织正式成立，它是由三个斯堪的纳维亚半岛的红十字会和联合国儿童基金会联合创办的事业。大规模的接种卡介苗运动将成为二战之后的 15 年中全球卫生领域的主要国际行动之一。①

但是卡介苗在能否作为一种兼顾安全性和实效性的疫苗这一问题上备受争议。它是由两位法国科学家卡尔梅特（Calmette）和介朗

① Niels Brimnes, "Vikings against Tuberculosis: the International Tuberculosis Campaign in India 1948—1951," *Bulletin of the History of Medicine*, Vol. 81, No. 2 (2007), pp. 409 – 413.

（Guérin）在巴斯德研究所最早研制成功的，并于 1921 年第一次被用在人类身上。鉴于它是第一种基于活体弱细菌而研制成功的疫苗，因此人们一直有一种焦虑，即它可能会抑制还是反过来产生肺结核。在 1945 年前，它的使用——至少在西方国家的使用——是一直受到警示和限制的。① 1930 年，人们对这种疫苗安全性的焦虑突然被激化，因为当时在德国接受卡介苗注射的 76 名婴儿不幸夭折。虽然最后的调查证明事故原因是疫苗和结核菌不幸被混在了一起，但是公众层面的怀疑一直到战后的几年内仍然没有消除。到 1927 年，大多数专家相信卡介苗是安全的，但是对于它的功效仍众说纷纭。当支持者鼓吹它能预防 80% 的结核感染时，卡介苗无效论的声音仍然——尤其是在美国——大行其道。②

在这种情况下，世界卫生组织对于是否要加入这场疫苗行动犹豫不决。虽然一些"临床"的表现证实了疫苗的安全性和有效性，但是世界卫生组织的官员们仍然游移不定，因为他们倾向于采取更为全面的行动。1947 年 8 月，世界卫生组织肺结核专家委员会特别研究了斯堪的纳维亚半岛的疫苗行动，当这一行动得到批准之后，他们强调这一行动应当只能被看作一项临时的应急措施，而不能被看作其他长期行动的替代品。委员会倾向于派遣短期的专家小组来论证怎么建立一套长期可持续性的行动方

---

① 卡介苗似乎在亚洲得到了更多的应用。在 1926 年到 1931 年，30 万人在法国殖民的中南半岛地区接种了卡介苗，而二战时期，在日本有接近 40 万人也接种了卡介苗。Laurence Monnais，"Preventive Medicine and 'Mission Civilisatrice' Uses of the BCG Vaccine in French Colonial Vietnam between the Two World Wars," *International Journal of Asia - Pacific Studies*，Vol. 2，No. 1（2006），p. 57；William Johnston，*The Modern Epidemic：A History of Tuberculosis in Japan*，Cambridge，M. A.：Harvard University Press，1995，p. 284.

② Niels Brimnes，"BCG Vaccination and WHO's Global Strategy for Tuberculosis Control，1948—1983," *Social Science and Medicine*，Vol. 67，No. 5（2008），pp. 864 - 865. 关于相信卡介苗可以预防 80% 的结核菌感染这一论断的最初来源，可参见 Christian W. McMillen，*Discovering Tuberculosis：A Global History 1900 to the Present*，New Haven：Yale University Press，2015，p. X.

案。① 联合国儿童基金会没有类似的行动计划。大规模的疫苗行动取得了及时的、显著的成果，它完美地达到了这个临时基金会所想要达到的预期目标和需求。大量的孩子注射了疫苗，对它在降低发病率方面功效性的疑虑也在很大程度上得以消除。三个月后，可能担忧联合国儿童基金会在它的核心领域采取更大胆的措施，世界卫生组织专家委员会对卡介苗有了更为积极的评价，但是他们仍然坚持强调它不应该"取代其他治疗肺结核的举措"。此外，世界卫生组织也以技术指导的身份加入了国际肺结核运动组织，并在哥本哈根建立了一个结核病研究中心，以试图排除卡介苗在"临床"表现方面的不稳定性。1948 年 7 月，在第一届国际卫生大会上，世界卫生组织将卡介苗作为它在控制结核病正式政策中的单独一环。②1949 年 2 月，随着国际肺结核运动组织在印度的大型项目的实施，疫苗行动开始全面发展并朝着欧洲之外蔓延。联合国儿童基金会提供疫苗，世界卫生组织提供技术支持和服务。世界卫生组织专家委员会此前的努力也因此显得黯淡无光，但他们仍然没有完全放弃。1950 年，他们还期望"这场疫苗行动能够'刺激结核病控制领域的其他方面的全面发展'"，并且希望这场"已经在结核病预防和公共卫生方面取得很大成就"的行动"能够继续高质量地坚持下去并覆盖到世界其他地区"③。他们的眼光仍然集中在长期发展方面。

通过这样的方式，世界卫生组织审慎地投入到了这场疫苗行动中，尽管他们仍然对卡介苗的价值存有争议并且希望为这场行动提供快速的技术支持。在这场"水平"层面的举措和"垂直"层面举措的竞争中，联合

---

① "Report of the Expert Committee on Tuberculosis," *Bulletin of the World Health Organization*, Vol. 1, No. 2 (1948), pp. 208, 211.

② "Expert Committee on Tuberculosis: Report of the Second Session," WHO Archives, IC/TBC/2; *Official Records of the WHO*, Vol. 13, p. 300. 想对世界卫生组织官方在解决结核病方面做一个整体的有用的回顾的话，可以参见 *World Health Organization, Handbook of Resolutions and Decisions of the World Health Assembly and the Executive Board*, I, Geneva 1973: WHO, pp. 85 – 88。

③ "Expert Committee on Tuberculosis: Report of the Fourth Session," *WHO Technical Report Series*, 7, 1950, p. 8; "Expert Committee on Tuberculosis: Report of the Fifth Session," *WHO Technical Report Series*, 32, 1951, p. 9.

国儿童基金会凭借着斯堪的纳维亚半岛独立倡议的帮助而取得了胜利。在控制结核病方面，"技术援助"败给了"物资援助"。世界卫生组织被迫批准了一项迥异于他们之前在社会和经济等更广泛的层面上治疗结核病的原则的策略，而只专注于疫苗方面。① 作为世界卫生组织专家委员会主席和联合国儿童基金会医疗子委员会的成员，国际肺结核运动组织的主要领导者约翰内斯·霍尔姆（Johannes Holm）为世界卫生组织这样的做法做了解释。但是这一做法也暗示了世界卫生组织不得不加入联合国儿童基金会的"金库"。正如吉莱斯皮所总结的那样，世界卫生组织本可以在治疗肺结核方面寻找自己的方法，但是他们没有资金支持，所以不得不加入到联合国儿童基金会的阵营中，以技术顾问的身份来获得资金。②

二　印度的卡介苗运动

印度的卡介苗运动是国际肺结核运动组织主导的最广泛的行动之一。论涉及人口，它仅次于波兰和德国，排在第三。论资金的投入，也仅有波兰和南斯拉夫排在印度前面（或许还有德国，但是缺少可靠的数据）。在欧洲之外的疫苗行动中，它是到目前为止规模最大的一次，总共有400万印度人接受了预防结核病的疫苗测验，其花费超过了50万美元。③ 但是，国际肺结核运动组织在印度的这次运动的本质和持续时间仍然是不确定的。这也可能又一次证明了世界卫生组织和联合国儿童基金会之间的摩擦。

在得到联合国儿童基金会的优先权之后，国际肺结核运动组织准备将

---

① 世界卫生组织组织法中对"健康"所下的定义是很广泛的：它"不仅仅是指没有疾病，更是指在身体、精神和社会层面上的完全良好的状态"。See *The First Ten Years of the World Health Organization*, Geneva：WHO, 1958, p. 459.

② James A. Gillespie, "International Organizations and the Problem of Child Health," p. 134. 布拉克认为霍尔姆在世界卫生组织和联合国儿童基金支持下的国际肺结核运动组织中的核心地位，是联合国儿童基金会为了想联合世界卫生组织一起支持接种卡介苗行动而走出的关键一步。Maggie Black, *The Children and the Nations*, p. 51.

③ Niels Brimnes, "Vikings against tuberculosis：the International Tuberculosis Campaign in India 1948—1951," p. 408.

接种疫苗的运动扩大到欧洲范围内的所有人口，但是这在发展中国家的人口大国中却不太可能。1948 年 11 月，斯堪的纳维亚半岛协调委员会——国际肺结核运动组织的执行主体——在一定程度上讨论了这个问题。在国际肺结核运动组织和印度政府就引进卡介苗达成一致意见的四天前，大规模疫苗运动的支持者、国际肺结核运动组织领导人约翰内斯·霍尔姆谈到了区分欧洲和欧洲之外疫苗运动的必要性，他特别强调"联合国儿童基金会只能在有限时间发挥作用，它无法承担长期的花销"。他还承认，在很多欧洲以外的国家，国际肺结核运动组织的介入主要以"培养一大批本国医生为目标"，而印度就是最典型的例子。① 可以看出，霍尔姆的这番观点已经很接近世界卫生组织的"技术援助"的方法了。1949 年早些时候开始在印度工作的、来自斯堪的纳维亚半岛的医生和护士因此相信他们只是一次为期六个月的行程中的一部分。

但是大家很快就意识到，在这样一个占世界人口 15% 的国家里，仅有的这些努力只是杯水车薪，很难谈得上能产生任何作用。② 1949 年 8 月上旬，印度政府建议将和国际肺结核运动组织的协议延长到两年。尽管霍尔姆无法同意这一请求，但他承认在印度的状况出人意料，"只有一场特大规模的疫苗运动才会在印度产生效果"③。实际上，国际肺结核运动组织在印度一共待了两年半。即使得到了联合国儿童基金会大笔资金的支持，南亚的这场疫苗运动也远超斯堪的纳维亚半岛组织者们当初的预期。国际肺结核运动组织将自身的行动看作解决欧洲范围内突发状况的事业，霍尔姆对联合国儿童基金会项目委员会解释道，国际肺结核运动组织在欧洲之外"并不是在解决真正的突发状况；相反，他们认为这项事业应该

---

① "Proceedings of the 'Scandinavian Coordination Committee', 29 November 1948," p. 11. Private Archive No. 7369, Box 2 (C), Danish National Archives (hereafter DNA). 此处译文由作者自行提供。

② 1950 年整个印度的总人口在 3.5 亿以上。Kingsley Davies, *The Population of India and Pakistan*, Princeton: Princeton University Press, 1951, p. 17. 也可参见 "Central Bureau of Health Intelligence Data," at http://www.cbhidghs.nic.in/hia2005/1.01.htm, (accessed 7 December 2015)。

③ "*Proceedings of the 'Scandinavian Coordination Committee'*, 13 August 1949," pp. 8 - 9. Private Archive No. 7369, Box 2 (C), DNA. 此处译文由作者自行提供。

是一项长期的工作，需要一步一步实行"①。为了撇清自身和长期的卫生领域援助项目之间的关系，霍尔姆表示国际肺结核运动组织和联合国儿童基金会的关系要远远比和世界卫生组织之间的关系更加亲密。但是，他本人其实并不认同从印度撤离的决定。他哀叹道，国际肺结核运动组织在印度的事业宣告终结，其原因就在于世界卫生组织并没有表明"一场真正的大规模疫苗运动如何在（印度）那样困难的条件下被执行"②。本文在最后还将说明，霍尔姆如何在国际肺结核运动组织已经离开印度之后，仍然成功地影响了在印度的控制结核病运动。

三 在示范中心和"真正的"大规模疫苗运动之间

在国际肺结核运动组织离开印度之后，仅有的而且明显的接手组织就只剩下世界卫生组织和联合国儿童基金会了。尽管两家组织比较完整地继承了国际肺结核运动组织的工作，但是转变还是在一点一滴地发生着。在关于卡介苗的未来这一点上，世界卫生组织的意见与国际肺结核运动组织以及后来的联合国儿童基金会颇有分歧，而这种矛盾在 1950 年夏天终于公开化。最终，这导致了原本打算在年底撤出印度的国际肺结核运动组织又将他们的行程延长到了 1951 年夏天。当世界卫生组织建议三个剩下的国际疫苗小组和在世界卫生组织以及联合国儿童基金会的支持下成立的位于德里（Delhi）、特里凡得琅（Trivandrum）以及巴特那（Patna）的治疗结核病示范中心分别建立联系的时候，问题就激化了。疫苗小组的首要任务将是培训当地的医疗团队。③ 建立这样的示范中心是世界卫生组织整个结核病控制规划中优先序列非常高的一项内容，在这里，"治疗结核病的

①　"Statement by Dr. Johannes Holm for the Programme Committee on 3 November 1949," pp. 1 – 2, Private Arcive No. 7369, Box 2 (D), DNA.

②　"*Proceedings of the 'Scandinavian Coordination Committee*', 16 December 1950", pp. 3 – 4, Private Archive No. 7369, Box 2 (C), DNA, English in original.

③　具体事例可以参见 T. G. Davies（New Delhi）to Sam Keeny（Bangkok），27 June 1950，Box CF/RA/BX/FD/1985/T001，Folder C0038，UN Archives（UNICEF）。

各个方面的人员都应该得到培训"①。

在 1947 年前，当全面的疫苗计划在印度还是一个遥不可及的设想之时，治疗结核病的中心舞台是一些多功能的结核病诊所，而示范中心正是在它们的基础上发展而来。1946 年，富有影响力的博乐委员会（Bhore Committee）将这些诊所看作用来控制结核病的基础架构中必要的一部分："诊所将会成为这样一个中心，在这里，治疗以及预防结核病的工作将会深入到千家万户。"② 德里的结核病诊所曾经运行着一个相对比较成功的预防性家庭治疗计划，到 1950 年，在世界卫生组织和联合国儿童基金会的帮助下，它成功升级为控制结核病示范中心。当一切健全之后，这里将包括治疗、预防和实验等几大功能区域。预防区进一步分为内相关区域、大型放射区和卡介苗区，这是"控制结核病的两大现代武器"③。卡介苗区的任务如下：

卡介苗区从常规的疫苗接种区分离出来并作为在公共卫生领域的一个整体的预防措施，它将发起一个卡介苗接种项目，以研究它在当地的可行性。接下来它将作为技术人员的训练基地，并实施对实验和接种过程的一系列调查，以确保后者完全适合于在这个国家的大型疫苗行动中得到推广。④

示范中心的核心功能被描绘成发起"最高医疗水平的训练计划，以

① "Expert Committee on Tuberculosis: Report on the Fourth Session," *WHO Technical Report Series*, Vol. 7, 1950, p. 12.

② *Report of the Health Survey and Development Committee*, Calcutta: Government of India Press, 1946, Vol. Ⅱ, p. 161. 也参见 Niels Brimnes, *Languished Hopes: Tuberculosis, the State and International Assistance in Twentieth Century India*, New Delhi: Orient Blackswan (forthcoming 2016), chapter 1。

③ *The Tuberculosis Association of India*, *Twelfth Annual Report* 1950, New Delhi, n. d., appendix XI, "Report on the New Delhi TB Centre," pp. 156 - 160. Quoted from p. 158.

④ *The Tuberculosis Association of India*, *Twelfth Annual Report* 1950, p. 159.

便形成一套完整有效的国家级结核病控制服务体系并在整个国家推广和传播"①。更进一步而言，这个中心应该为世界卫生组织在东南亚地区培训基层控制结核病的技术人员。本质上，世界卫生组织试图在印度的结核病控制行动背后"传播"自己的理念。与其继续实施这种为联合国儿童基金会的目的而量身定做的"垂直"式疫苗运动，世界卫生组织坚持在未来实行一套"水平"式的更广泛的计划，而疫苗运动只是其中的一环而已。

1950年8月，联合国儿童基金会医疗子委员会召开了一次会议，世界卫生组织和国际肺结核运动组织也同样派出了代表参加。会议上，世界卫生组织清楚地表明他们不准备继续参与斯堪的纳维亚半岛的组织发动起来的这场大规模疫苗运动。11月，一位联合国儿童基金会的联络官员写道："问题在于……世界卫生组织是否准备好为这场运动在未来的发展承担责任，而这一点他们仍然没有回答。"② 国际肺结核运动组织也有相似的看法，当12月联合国儿童基金会准备根据现行规划继续疫苗运动的时候，他们说道，"世界卫生组织并不准备再继续深入下去"③。

国际肺结核运动组织对世界卫生组织的行为感到不满，霍尔姆也对此深表不安。他批评了世界卫生组织的决定，并指出"疫苗小组只与这三个即将成立的印度结核病控制示范中心保持联系，他们并没有为一场真正意义上的大规模运动或者国际肺结核运动组织曾经主导过的那种程度的实验工作制订计划"④。霍尔姆的抗议并不奇怪，因为世界卫生组织正准备建设相关领域的基础设施，而在这方面，霍尔姆曾经是主要的规划者之一。毫无疑问，联合国儿童基金会的立场与霍尔姆、国际肺结核

---

① *The Tuberculosis Association of India*, *Twelfth Annual Report* 1950, p. 159.

② B. Fraser (Copenhagen) to Karl Borders (New York), 7 September 1950; B. Fraser (Paris) to Karl Borders (New York), 3. November 1950. Both in Box CF/RA/BX/FD/1985/T001, Folder C0038, UN Archives (UNICEF).

③ "Proceedings of the 'Scandinavian Coordination Committee', 16 December 1950," p. 4, Private Archive No. 7369, Box 2 (C), DNA, English in original.

④ Letter from Holm to Dr. Eliot of WHO, quoted in B. Fraser (Copenhagen) to Karl Borders (New York), 26 October 1950, Box CF/RA/BX/PD/1947/T016, Folder A137, UN Archives (UNICEF).

运动组织以及那位联络官员弗雷泽（B. Fraser）的看法相似。弗雷泽认为世界卫生组织的计划作为一个体系并没有"在经济或者成功方面给出好的、总体的预判"①。1950 年 10 月，国际肺结核运动组织和联合国儿童基金会似乎会输掉和世界卫生组织之间的竞争，因为后者看起来不准备妥协。②

　　1951 年春天，这一问题仍然悬而未决，因为离开了联合国儿童基金会的资金支持，世界卫生组织无法开展行动。联合国儿童基金会计划在曼谷召开会议以讨论疫苗运动在亚洲的前景，国际肺结核运动组织希望能够借此说服世界卫生组织积极支持在印度的"真正的"大规模疫苗运动。③世界卫生组织阻挠了曼谷会议，因此三者之间的协商最后于 3 月在新德里进行。霍尔姆重申他希望训练疫苗小组的工作能够在实际发生地完成而不是在示范中心，联合国儿童基金会的地区主管山姆·基尼（Sam Keeny）向世界卫生组织施压，要求他们表态"是否支持在现有框架下在印度实施更大规模的疫苗行动"。他进一步建议这场行动和示范中心之间关系的问题可以是公开透明的。会议上，另一位联合国儿童基金会的代表观点更加明确，他暗示联合国儿童基金会的委员们"不确信将钱花在示范中心上是一笔好的投资，因为在他们的印象中，治疗肺结核的举措不可能在印度这样一个国家得到经济上的大规模支持"。换言之，联合国儿童基金会不相信印度有能力支付世界卫生组织发起的这样一个项目，而疫苗运动更廉价，因此也更可取。来自世界卫生组织的麦克维尼（E. J. T. Mc-Weeney）承认三个示范中心的计划不充分，但是时间"会消化目前从各个可能的角度所总结的经验教训"。对于联合国儿童基金会的代表们来说，尽快推进疫苗运动是一件更加紧急的事情，他们的代表基尼督促"（这项运动）应该得到推进，并且不应该被政府当作相对于其他治疗结

---

① B. Fraser（Copenhagen）to Karl Borders（New York），26 October 1950.

② 弗雷泽在 11 月写道，霍尔姆看起来已经放弃了拯救"他"在疫苗运动中的方法了。B. Fraser（Paris）to Karl Borders（New York），3 November 1950。

③ "Proceedings of the 'Scandinavian Coordination Committee'，16 December 1950，" p. 4，Private Archive，No. 7369，Box 2（C），DNA. English in original.

核病的努力来说相对次要的一件事情"①。

与此同时,霍尔姆在实际行动中也在发挥着作用。1951 年春天,他在印度做了一次长途旅行,在这期间,他参加了新德里的三月会议。他这次旅行的主要目的就是考察印度是否为疫苗运动做好了准备。在给国际肺结核运动组织的协调委员会的报告中,他写道:"在开始这段旅程之前我意识到国际肺结核运动组织只有两条路可走:要么如和在其他的国家所做的一样,将印度的疫苗运动扩大为一场真正的大规模运动;要么彻底放弃这场运动并及早从印度抽身"。② 在这次的旅行中霍尔姆尽可能广泛地游览了印度,他试图将国际肺结核运动组织的运动从试验阶段向覆盖整个人群的大规模本土化运动转变。被选为这次"大规模疫苗试验运动"的地方有密拉特(Meerut)和瓜里尔(Gwalior)的城市以及旁遮普(Punjab)安巴拉(Ambala)地区和中央邦(Madhya Pradesh)印多尔(Indore)地区的乡村。在看到实验和疫苗运动的数量有了显著的增长之后,霍尔姆很快得出了结论:"国际肺结核运动组织的大规模疫苗运动同样适用于印度"。③ 毫无疑问,霍尔姆和国际肺结核运动组织尽了他们最大的努力来确保联合国儿童基金会以供给为导向的方法得到大规模推广。

在疫苗运动将来设计方面的不同意见,是世界卫生组织和联合国儿童基金会在国际卫生事业上整体紧张关系的第三次证明。世界卫生组织的建议是将疫苗计划纳入到一个更为多样以及更加"平行"的结核病控制方案中去。④ 而另一方面,国际肺结核运动组织和联合国儿童基金会更倾向

---

① "Minutes of a Meeting Held in the UNICEF India Mission House... on March 21, 1951, to Consider the Future Requirements and Organisation of a BCG Campaign in India," pp. 3 – 5. Quoted from p. 3. Box CF/RA/BX/PD/1947/T016, Folder A137, UN Archives (UNICEF).

② "Report on Visit to India, February – April 1951," p. 2, Private Archive No. 7369, Box 4 (F. i/J. Holm), DNA.

③ Niels Brimnes, "Vikings against Tuberculosis: The International Tuberculosis Campaign in India 1948—1951," p. 428.

④ "Report of the Meeting of the Medical Subcommittee, 4 January 1950," p. 4, E/ICEF/R. 10. 也参见 "Report of the Meeting of the Medical Subcommittee, 25 – 26 August 1950," p. 9, E/ICEF/R. 78, both in UN Archives (UNICEF)。

于使用卡介苗这一单一的目的以及只聚焦于疫苗运动中去。与其将卡介苗和其他控制结核病的手段联合起来使用，他们更致力于尽可能快地为尽可能多的人去接种疫苗。

结　论

虽然不清楚 1951 年 3 月新德里会议上三方协商的具体成果，但看起来最后国际肺结核运动组织和联合国儿童基金会赢得了这场竞争。一份在 1955 年前后所写的关于三个结核病控制示范中心的报告表明，有关卡介苗的方案仅停留在"规划中"，而且三个中心培训出来的近 900 名人员中仅有 7 个人是接种卡介苗的医务人员。[①] 与此相对，在世界卫生组织和联合国儿童基金会接手国际肺结核运动组织成为印度政府的国际合作者之后，卡介苗运动发展成为世界上最大的疫苗运动。1953 年年底，（卡介苗的）月均测试数已经超过了100 万，到了 1958 年年底，这一数字已经接近 200 万，并且有 161个疫苗小组活跃在印度各地。当时，世界卫生组织的高级医官哈夫丹·马勒（Hafdan Mahler）的乐观情绪无以复加。在 1954 年的一份报告中他欢呼道：

  曾经大多数人所否认的以及一小部分人所希望的，现在都已经被证实是可能的。过去几年的经验表明无论从经济上还是技术上，在五到七年内对印度的所有年轻人做结核菌素试验以及为没有不良反应者接种疫苗是可行的。卡介苗因此应该、也能够影响印度的肺结核流行病史。[②]

马勒乐观得过早了。这场运动在 20 世纪 60 年代逐渐走向消沉，它的

---

①　"Report on India TB – project – UNICEF FEP – 32，" Box CF/RA/BX/PD/1962/T009，Folder A136，UN Archives（UNICEF）．

②　H. Mahler，"Quarterly Field Report，" 2nd quarter 1954，25 July 1954，9，Box CF/RA/BX/PD/1962/T008，Folder A123，UN Archives（UNICEF）．

覆盖面也低得令人沮丧。① 后来的证据对卡介苗的功效性产生了质疑，因为 1968—1978 年在印度南部京格尔布德（Chingleput）地区的大规模控制实验显示，卡介苗事实上在预防肺结核方面毫无作用。② 但不论这场行动的最后结果怎样，它都表明这并非像玛姬·布拉克那些人所阐述的那样是世界卫生组织和联合国儿童基金会亲密无间的合作所产生的。在那几年中，卡介苗运动一直是两大组织——也包括一些其他的国际卫生组织——竞争的源头。20 世纪 50 年代在印度的控制结核病的努力在很大程度上是联合国儿童基金会的目标，也是其当时的资金力量压倒世界卫生组织的长期公共卫生战略的结果。③

[尼尔斯·布瑞姆（Niels Brimnes），丹麦奥胡斯大学历史和区域研究系副教授；史天宇，清华大学历史学系研究生]

---

① 关于 1960 年之后卡介苗在印度的发展情况，可参见 Niels Brimnes, *Languished Hopes*, Chapters 6 and 7。

② Niels Brimnes, "BCG Vaccination and WHO's Global Strategy for Tuberculosis Control, 1948—1983."

③ 也参见 Niels Brimnes, "Vikings against Tuberculosis: The International Tuberculosis Campaign in India 1948—1951," pp. 407 – 430; Niels Brimnes, "BCG Vaccination and WHO's Global Strategy for Tuberculosis Control, 1948—1983," pp. 863 – 873; Niels Brimnes, *Languished Hopes: Tuberculosis, the State and International Assistance in Twentieth Century India*, New Delhi: Orient Blackswan (forthcoming 2016)。

从慈善到发展
——基督教国际卫生组织（1945—1978年）

[德] 沃尔特·布鲁豪森著　史晓云译

摘　要　就国际卫生领域而言，基督教教会由原来的将医疗保健当作慈善事务和福音使命的做法转变为后来的与国家卫生政策融为一体的事关发展的事情，已经成为其转型的主要趋势。本文以几个新兴的基督教组织为例，研究了人们围绕这一转变所展开的争论以及这一转变所带来的结果。首先，1959年德国援助机构米苏尔基金会和"施世面包"机构得以创立，继而对传统的教会服务尤其是教会在卫生领域的服务提出了挑战。如此，这些机构成为欧洲与北美其他国家在类似发展方向上的引领者，并促成了国际医疗合作组织和基督教医学委员会等基督教国际卫生和发展组织的创立。教会所参与的更广泛公共、政治或社会事务诸如"民享"的"发展""全民医保"或"社会正义"，就和地方教众及行动团体的经历联系起来，诸如"民有"同时强调"民治"已经为初级卫生保健观念的独特愿景之形成起到了积极的作用。如此，这些国际基督教组织引发了一场时代性的转变，即从各国带有强烈家长式作风甚至带有威权色彩的卫生政策向一种参与型卫生行动转变。

关键词　米苏尔基金会　"施世面包"机构　国际医疗合作组织基督教医学委员会

在卫生领域，相较于政府间组织和民族国家范围内的非政府组织而言，非政府性质的国际组织的历史被人们忽略了，当然红十字会是个例外。这些活跃于全球的非政府组织往往由工会、政党、学术团体或宗教团体等构成。本文的论述将侧重于 1958 年和 1959 年在德国成立的两个基督教组织：德国米苏尔基金会（Misereor）和"施世面包"机构（Bread for the World，Brot für die Welt）。本文认为，20 世纪 50 年代后期至 70 年代，这些德国组织在更新人们对基于信仰的救助工作的认识和观念上，起到了引领者的作用。这种更新了的观念认为，基于信仰的救助工作不再是一项慈善事务和传教活动，而更多地是一件关涉发展的事情。这些宗教组织成为欧洲和北美其他国家卫生组织的典范。① 国际医疗合作组织（Medicus Mundi Internationalis）（1963 年）、国际社会经济发展合作组织（CIDSE）（1967 年）和位于日内瓦的世界基督教协进会医学委员会（CMC）（1968 年）等致力于促进健康和发展的国际组织也纷纷效仿。文章的结论是，人们有关诸种历史进程的论述在 1978 年的《阿拉木图宣言》（the Alma Ata Declaration）中达到了高潮，其间，基督教组织的地位可能被忽视了。

一　1945 年之前的全球基督教卫生保健史

在有关基督教传教史的早期研究中，基督教传教只是被简单地视为殖民地卫生保健系统的一部分。研究疾病控制运动的学者认为传教所发挥的作用微乎其微，② 而那些将医学作为"殖民帝国工具"（tool of empire）来加以研究的学者则将教会与殖民当局简单地混为一谈。③ 特伦斯·兰杰（Terence Ranger）在罗得西亚（津巴布韦旧称）南部所做的开创性研究

---

① 例如，1961 年的两家瑞士救助组织"四旬期"（Fastenopfer）与"兄弟皆得面包"（Brot für Brüder），此外还有始建于 1943 年并在此时期进行了整改的一家美国组织"天主教救济会"（Catholic Relief Services）。关于后者，参见 Eileen Egan, *Catholic Relief Services: The Beginning Years*, New York: Catholic Relief Services, 1988。

② See Terence O. Ranger and Paul A. Slack, eds., *Epidemics and Ideas: Essays on the Historical Perception of Pestilence*, Cambridge: Cambridge University Press, 1992.

③ 例如，Megan Vaughan, *Curing Their Ills: Colonial Power and African Illness*, Cambridge: Polity Press, 1991。

是个例外。① 受其影响，之后的研究考察了传教士医学的不同层面，包括教会的地理范围超越了殖民地政府的中心地带、教会与殖民地和地方当局的复杂关系、教会在多大程度上侧重于个人护理而非公共卫生，以及教会对当地医学教育和培训的重视等。② 殖民地医学和传教士医学之间的相似和对立之处受到了高度重视并引起了学术争鸣，这些学术争鸣缘于多数研究是由单个医院或有特殊情况的教会等个案组成。目前，学界已有关于医学传教运动的一本高水平专著③和文集④出版，但几乎所有研究的时间范围均在 1945 年之前，而第二次世界大战之后医学传教的历史有待书写。少数几个有关二战之后传教士医院的研究个例大多属于彻底的微观研究；它们在自己的分析过程中只是考虑到了那种已经变化了的国际与国内环境这一更大的语境，但并没有把它们作为焦点来对待。⑤ 因此，任何对基督教国际卫生组织历史的研究都只能是首次尝试，即尝试着去勾画由去/非殖民化所带来的一些重大变化和发展话语的诞生情形。正如下文所言，近来人们围绕初级卫生保健路径所展开的、和世界卫生组织（WHO）有关

---

① Terence O. Ranger, "Godly Medicine, The Ambiguities of Medical Mission in Southeastern Tanzania, 1900—1945," *Social Science & Medicine*, Vol. 15, No. 3 （Jul 1981）, p. 262. 节选本参见 Steve Feierman and John M. Janzen, eds., *The Social Basis of Health and Healing in Africa*, Berkeley: University of California Press, 1992, pp. 256 – 282。

② Nancy R. Hunt, *Colonial Lexicon of Birth Ritual, Medicalization, and Mobility in the Congo*, Durham: Duke University Press, 1999; Mike Jennings, "'This Mysterious and Intangible Enemy': Health and Disease Amongst the Early UMCA Missionaries, 1860—1918," *Social History of Medicine*, Vol. 15, No. 1 （Apr 2002）, pp. 65 – 87; Walter Bruchhausen, "Medicine Between Religious Worlds: The Mission Hospitals of South – East Tanzania during the 20th Century," in Mark Harrison, Margaret Jones, and Helen Sweet, eds., *From Western Medicine to Global Medicine: The Hospital Beyond the West*, Hyderabad: Orient Black Swan, 2009, pp. 262 – 293.

③ Christoffer Grundmann, *Sent to Heal!: Emergence and Development of Medical Missions*, Lanham/Md: University Press of America, 2005.

④ David Hardiman, ed., *Healing Bodies, Saving Souls: Medical Missions in Asia and Africa*, Amsterdam: Rhodopi, 2006.

⑤ 例如 Pascal Schmid, *Medicine, Faith and Politics in Agogo: A History of Rural Health Care in Ghana, ca. 1925 to 1980*, PhD Diss., Basel, 2013。

的历史写作，更多的是针对基督教医学委员会的角色、其专家队伍和其机构成员的项目等内容，而非针对迄今为止的传教士医学。

　　要想分析 20 世纪基督教卫生保健的变化，我们必须注意到基督教医疗卫生保健的漫长而复杂的历史这一背景。由于帮助穷人和病人是《新约》所明确规定的义务，所以针对这些群体展开制度化服务就成为基督教组织自古代晚期以来的一大鲜明特色。医疗护理也成为向欧美以外国家传播现代福音的组成部分，从某种程度而言，这些医学传教有时越发脱离了宗教使命。① 传教医生的职业声望使其远不像护士那样附属于教会和宗教团体。② 例如在 19 世纪后期，中国的传教医生从当地人手中获得的财政支持常常多于从欧洲本国教会所得。③ 当地人对西医、科学和教育的兴趣常常远远大于对西方宗教的好奇心。这使得卫生保健成为基督教传教事业中最受人们尊敬的内容部分。

　　正因如此，基督教机构主要凭借西医进入中国南方城镇以及南亚、非洲的农村地区。传教始于医学教育乃至针对中国学生开设的医学院，将从事医学研究的西非学生送往欧洲学习，并向世界各地开放医护人员培训的设施。通过这些活动，国际社会和各大杂志开始并且越来越深刻地影响到世界各地对卫生保健的医学层面与公众层面的理解。④

二　1945 年之后基督教卫生保健和非殖民化

　　非殖民化进程始于 1945 年之后，并于 20 世纪 50 年代加速推进，而

① Edward V. Gulick, *Peter Parker and the Opening of China*, Cambridge/MA: Harvard University Press, 1973.

② Chi–Min Wang and K. Chimin Wong, *Lancet and Cross: Biographical Sketches of Fifty Pioneer Medical Missionaries in China*, Shanghai: Council on Christian Medical Work, 1950.

③ See "The Annual Financial Reports in Report of the Tungkun Medical Missionary Hospital in Connection with The Rhenish Missionary Society for the Year 1893 [–1898]," in Tungkun, ed., *Medical Missionary Hospital*, Hong Kong: "China Mail" Office, 1894 [–1899].

④ 例如，始于 1887 年的（上海）《博医会报》（*The China Medical Missionary Journal*）与始于 1927 年的（费城）《医学传教士》（Medical Missionary）。

在它来临之前，基督教机构的卫生保健模式一直占据主导地位。殖民地的基督教医疗服务主要由来自西方国家的教会提供，通常（但不绝对限于）侧重于个体化治疗，并与当地政府保持一定距离。即使传教医生参加了一些诸如卫生工作者培训、疾病控制运动、疫苗接种方案或母婴保健规划之类的政府性卫生保健活动，他们也不把自己作为殖民地卫生保健系统的一部分。1919 年，教皇本笃十五世（Pope Benedict XV）告诫天主教传教士不要与殖民当局关系过于密切，这可能会导致他们追求"母国（祖国）的世俗利益而非母国的天国利益"。他以一项命令结束他的告诫："要记住，你们的责任不是扩展人类的领域（统治权），而是扩展上帝的领域"。①

　　20 世纪 50 年代至 60 年代初，身处国外的传教医生和护士从本国的会众和朋友那里获得支持来运转传教医院的既定模式发生了几个重大变化。这些变化可以从以下四个小标题来理解：教会与世俗世界、援助组织和发展话语、本地工作人员和独立运动以及用于发展援助的政府预算。

（一）教会与世俗世界

　　一般来说，1945 年以后的诸年时间是基督教教会的转型时期。曾经面对诸如国家社会主义、共产主义和其他形式的唯物主义之类的共同敌人这一经历，推动了各教派和宗教间的相互接触，并且推动了与那些不敌视宗教或基督教的政府的更广泛合作。随着教会内非神职人员影响力的日益扩大，新的神学思想引发了教义和准则的变化，这为基督教行为体（Christian actors）在现代世界的许多部门发挥积极作用提供了机会。之前被社会学家和神学家作为攻击宗教权威的社会科学，现在被教会作为反思和重组的工具，特别是用于长期规划和提供社会服务。科学医药学、现代教育、民主和自由经济不再被视为对基督教秩序和传统的怀疑或威胁。因此，过去某些时候被视为与教会"传教使命"（proselytizing mission）相冲突的西方社会的"教化使命"（civilizing mission），在现代化范式中完全

---

　　① Benedictus XV, "Maximum Illud," (Apostolic Letter of 30 November 1919), *Acta Apostolicae Sedis* 11, 1919, pp. 440 – 455, 此处为第 446 页，引自下述网站的翻译 http：//www. svdcuria. org/public/mission/docs/encycl/mi – en. htm, 2014 年 8 月 7 日。

为传教士所接受。① 建立人道社会而不是仅仅增加受洗的人数成为基督徒
海外工作的主要诉求。

（二）援助组织和发展话语

至 20 世纪 50 年代末，欧洲在饥荒与国际援助方面的最新近经历、基
督教在二战以后的复兴，以及众多非西方国家似乎面临灭顶之灾的消息的
大肆传播等因素相互交叠，共同在重获生机的欧洲教会中促生出这样一种
意识：对它们而言，一种很关键的角色亟待扮演。这在西德似乎体现得尤
为明显。马歇尔计划使人们从饥饿和灾难中得以解脱，此时正在享受着新
的财富和那种在纳粹统治下被剥夺的组织教会生活的自由。1959 年四月
斋或降临节期间，德国第一笔明确旨在缓解"饥饿和疾病"的全国性善
款由天主教和新教教会筹集。最终筹集的善款总数超过 5000 万马克，这
笔意外的巨款超过了西德议会提出用于国际援助预算的金额。结果是，两
个新的援助组织得以建立，以分配这些资源。这两个新的组织是：天主教
的米苏尔基金会和新教的"施世面包"机构。

这笔巨额资金的分配立即成为一个富有争议的问题。天主教内部两个
不同的声音之间展开了辩论：一方是支持传统的传播福音使命和救济饥饿
与疾病的慈善工作的教士，另一方是受到此时期社会科学理论更深影响的
教士，他们主张并支持一种新的发展型投资事业。② 以高级教士戈特弗里
德·杜兴阁下（Monsignore Gottfried Dossing，1906—1997）为首，后者开
始在这场辩论中占据上风。1959 年，负责分发捐款的主教委员会概述了
"通过购买或捐赠药品和医疗设备并派送医生和护士的直接援助"与"致
力于自助的援助"（aid for self - aid）之间的区别。"致力于自助的援助"
包括：（a）通过教育来建议人们形成更好、更卫生的生活习惯和饮食方
式，从而直接改善人们的健康状况；（b）通过建立并扩大医院、医务室
和产科等医疗场所来直接改进卫生保健状况；（c）通过教育和培训医护

---

① Klaus Fiedler, *Christianity and African Culture：Conservative German Protestant Missionaries in Tanzania*，1900—1940，Cologne：Brill，1996.

② Sylvie Toscer, *Les catholiques allemands à la conquête du développement*，Paris：Édition L'Harmattan，1997.

人员（如设置护士课程，建设并扩大护理学校）来间接改善卫生保健。①
富于争议的问题在于，"结构性援助"（structural aid）而非"直接
援助"（direct aid）是否更符合捐赠倡议和捐赠者的意愿，以及该如
何解释教皇的警示性话语。教皇始终坚持认为传教士应该只执行那
些"容易操作、立竿见影"的任务。②杜兴主张其他更为困难和长期
的任务应由那些身为世俗事务专家的世俗机构（lay organizations）来
执行。

　　因此，米苏尔基金会成了一个致力于"结构性援助"的发展组织，
而并非致力于提供药品和分发食品之类的直接援助。而"施世面包"
机构这一新教组织则聚焦于缓解贫困这一更为宽泛的事务，并试图使卫生保健
成为整体发展规划的组成部分。流行病学的统计取代了传教士对地方病的
认识；在这种认识中，地方病被视作医疗卫生保健援助的起点。那些有利
于改善卫生状况的非医学因素，诸如教育和农业等，则被人们加以强调。
这一广泛的、整体性的发展方案意味着人们在工作中会更加侧重于疾病预
防，并且各个背负医疗使命的机构会在医疗卫生保健这个领域承担起一种
"技术机构"的全新角色。

（三）本地工作人员和独立运动

　　从 19 世纪晚期起，在中国和印度的医院中受到西医训练的本地人已
经开始发挥作用，其人数逐渐占到工作人员的大多数，但是较之那些意图
垄断高管职位的欧洲人，他们通常处于依附地位。在非洲，这一进程在
20 世纪中叶才真正开启，并且随着后殖民时期众多非洲国家的建立而获
得新的发展动力。特别是这些国家的新政府将西方卫生工作人员的长期驻
留视为刚刚过去不久的殖民时期的滋扰和令人尴尬的提醒。对于基督教

---

①　Anhang 4 zum Protokoll der Sitzung der Bischöflichen Kommission（Attachment 4 to
the Minutes of the Meeting of the Episcopal Commission），December 11，1959，MAA
Bischöfliche Kommission Sitzungen Protokolle 1959—1963.

②　Protokoll der 2. Sitzung des Beirats（Minutes of the 2nd Meeting of the Advisory
Board），January 18，1960，in Köln（Cologne），MAA Misereor Beirat Sitzungen，Pro-
tokolle 1959 bis 1974.

援助和外国政府援助而言，这些变化主要有两个后果：第一，西方医务人员只是在亚洲和非洲受到欢迎，他们拥有特殊技能，特别是在公共卫生、健康教育、助产或麻醉等领域有较高资质；第二，为了满足后殖民国家医疗服务的需求，为本地培养优质的医学毕业生的要求变得迫切起来。

1958 年，德国天主教教会针对外籍学生成立了天主教外籍学生学术服务中心（Katholischer Akademischer Ausländerdienst，KAAD），并立即致力于满足这一需求。在第一批由米苏尔基金会资助的学生中，有四分之三的毕业生成了卫生专业人员，其他人则成为社会学家或农业科学家。① 米苏尔基金会资助的第一个高等教育机构是印度班加罗尔的基督教医学院（Christian Medical College in Bangalore/India）。② 随后，该基金会讨论在利比里亚成立医学院，同意对刚果民主共和国的大学医院给予资金支持，对越南也拟定了同样的建议。③ 米苏尔基金会还先后向潘普洛纳和罗马的欧洲医学院系提供必需品，这些院系致力于向来自海外的学生提供医学教育。④ 医学教育成为基督教"发展援助"的主要组成部分，这确保了后殖民地国家的大批高级卫生专业人员得到专业培训，而这些培训也夹杂着一些基督教信息。

（四）用于发展援助的政府预算
另一个重大的变化就是在所有西方国家引入了发展援助预算，其中许

① "Bewilligung （Approval） November 6, 1959," MAA 510 – 0/1 Stipendien KAAD.

② Protokoll der Sitzung der Bischöflichen Kommission （Minutes of the Meeting of the Episcopal Commission）, December 11, 1959, MAA Bischöfliche Kommission Sitzungen Protokolle 1959—1963.

③ Protokolle der 23. und 29. Sitzung des Beirats （Minutes of the 23rd und 29th Meeting of the Advisory Board）, July 5, 1963 and February 18, 1965, MAA Misereor Beirat Sitzungen, Protokolle 1959 bis1974.

④ Protokolle der 16. und 31. – 33. Sitzung des Beirats （Minutes of the 16th and 31st to 33rd Meeting of the Advisory Board）, January 11, 1962, October 14, 1965, February 8, 1966, or May 16, 1966, MAA Misereor Beirat Sitzungen, Protokolle 1959 bis 1974.

多国家以前并不是殖民国家。这样做的部分动机在于对抗共产主义，而在这当中教会被看作对抗共产主义的潜在盟友。由于西方政府在各个项目上并没有足够的国外合作伙伴，因此基督教组织从慈善救助转向发展的举动使他们成为提供资金的合适合作伙伴。在西德，1961 年新成立的发展合作部（Ministry of Development Co – operation）利用以前欧洲复兴计划（马歇尔计划）提供的资源提供发展援助，艾森豪威尔与麦克米伦自 1958 年以来曾经反复要求提供这些发展援助。① 很快，这一预算的拨款也被分拨到两个德国大教堂，他们的援助占到这些项目的一半。②德国发展合作部的内部与外部联系强调教会发展项目中的三分之一是为了解决健康问题，这使教会在德国国际卫生工作中的地位仅次于政府。③ 然而这种资金合作在教会内外多有争议：神职人员（教士）对他们在发展工作中的独立性深表顾虑，而反对基督教的人则担心宗教的影响会进一步扩大。④

　　为了应对这些新的变化和机遇，欧洲的基督教会开始意识到新型国际组织在卫生和发展领域协调欧洲大陆宗教机构的需求和优势。为此，20 世纪 60 年代国际医疗合作组织、国际社会经济发展合作组织和世界基督教协进会医学委员会陆续成立。

---

① Wolfgang Rieger, *Wirtschaftswunder für farbige Völker? Deutschland und die Entwicklungshilfe*, Hamburg：Rütten & Loening, 1961, p. 16.

② Karl Osner, *Die entwicklungspolitische Zusammenarbeit der Bundesregierung mit den christlichen Kirchen in der Bundesrepublik Deutschland*, Vortrag im Campo Santo, Rom April 1979, Rom：KAEF, 1979.

③ Der Bundesminister für Jugend, Familie und Gesundheit, *Gesundheitsbericht*, Bonn：Kohlhammer, 1971, p. 170；BArch (Federal Archive) B213/4960 1970/71 Fragen des Gesundheitswesens, Ⅲ A/7 – T9010 Gesundheitspolitik in der BRD (Gesundheitsbericht), Scheiber, BMZ Referat I B 6, Anlage zum Vermerk vom, August 6, 1970；BArch B213/4990 Allg. und Grundsatzfragen der Gesundheitshilfe [305/T9000], AwZ – 305T9000 Heft 1 Entwurf für den AwZ [Ausschuss für wirtschaftliche Zusammenarbeit] Vermerk 'Veränderungen in der Projektpolitik im Bereich der Gesundheitshilfe' February 1975.

④ Wolfgang Rieger, *Wirtschaftswunder*, pp. 137 – 138.

三　基督教国际卫生组织

在天主教一方，致力于"发展中国家"卫生保健的西欧相关组织与个人成立了国际医疗合作组织。米苏尔基金会成立于1962年，总部设在亚琛，第一届主席是德国医生海因里希·延特根斯（Heinrich Jentgens）。[①]米苏尔基金会的成员组织或国家分支机构由不同的个人和机构创立。在荷兰，天主教徒是一个不被加尔文主义政府信任的庞大的少数教派群体。自1957年以来，米苏尔基金会分支机构由从事国际卫生工作的医师协会创办。在比利时，天主教接近于国教，国家天主教人道主义组织（Caritas Catholica Belgica）与一位热带医学负责人共同建立了米苏尔基金会分支机构，并担任其负责人。法国米苏尔基金会分支机构的创建者包括一位国家部长和多位教授，而在信众主要为天主教徒的奥地利，以前的教会医生群体创立了国际医疗合作组织。在德国的莱茵兰（Rhineland），天主教医生同业公会与天主教援助组织中的全新"发展援助"专业机构特别是米苏尔基金会，开展了密切的合作，并与联邦发展合作部一道组建了米苏尔基金会分支机构。在西班牙，医师与耶稣会教士一起在一些大型的独立区域成立国际医疗合作组织分支机构，这些分支机构都有自己的卫生项目。在玛利亚医疗传教团（Medical Missionaries of Mary）这一虔信修女团体的呼吁倡议下，爱尔兰的分支机构得以成立。[②] 其他国家之前存在的一些协会作为国家会员或准会员也加入基督教国际卫生组织，其中一些协会早在20世纪20年代便成立了。例如，医疗传道修女会（the Medical Mission Sisters）和天主教医疗传道会（the Society of

---

① Bericht über die Sitzung des Sonderausschusses am December 17, 1963 im Missionsärztlichen Institut Würzburg（Report on the Meeting of the Special Commission, December 17, 1963 in the Medical Missionary Institut Würzburg）, MAA 1991/1 HGF Missionsärztliches Institut 1963—1969.

② Heinrich Jentgens, "Kleiner geschichtlicher Überblick auf den Beginn von Medicus Mundi [Short Historical Overview on the Beginnings of Medicus Mundi]", in Medicus Mundi/International Organisation for Medical Cooperation, Profil, 7 – 11, MAA Box 1996/15 GW Medicus Mundi Internationalis 1972—1987.

Catholic Medical Missions），以及位于纽约的代表美国的天主教医学救济委员会/医学团契理事会（The Catholic Medical Mission Board）。1970 年，瑞士医学传教士协会（Schweizerische Katholischer Missionsärztlicher Verein）作为一个不隶属于任何教派的机构，通过创建国际医疗合作组织瑞士分部，得以加入这一组织。意大利、阿尔及利亚和以后的波兰的医生们也是如此。

在最初几年，这些国家的分支机构和国际年度大会主要致力于每隔三至五年依次向亚洲、非洲、拉丁美洲和大洋洲派送成百上千名卫生工作者。然而直到 1966 年，国际医疗合作组织秘书长一直抱怨这一组织在很大程度上成了一个招募工作人员的办事处，而基本上忽视了其他"目标，即改善卫生状况（和）应对在各个国家中医疗社会援助倚赖国家经济与文化发展（的问题）"①。他认为医院过多且医疗护理过于烦琐，为此 20 世纪 60 年代末的年度大会开始寻求范围更为广泛的卫生战略。②

但国际医疗合作组织并不仅仅是一个协调欧洲天主教干预"发展中国家"医疗保健的国际组织。在 1965 年罗马第二届梵蒂冈会议结束之时，天主教会开辟了与其他教会、宗教和世俗机构合作的道路。在创办米苏尔基金会上发挥了关键作用的德国科隆红衣主教约瑟夫·弗林斯（Josef Cardinal Frings）发起了一场与其他八个国家天主教发展组织主教的会议，这些组织主要由四月斋提供捐赠资助。这次会议为 1967 年国际社会经济

---

① "GS Dobers at the 3rd International General Assembly, 21. 5. 1966," Monserrat, according to E. Widmer and M. Manciaux, "Die Aktivitäten von MMI", in *Medicus Mundi/ International Organisation for Medical Cooperation*, Profil, 12 – 19, here 14, MAA Box 1996/15 GW Medicus Mundi Internationalis 1972—1987.

② Edgar Widmer, "MMI History and Philosophy" [Reprint from 2003 of the address to the conference '40 Years of Fighting Global Poverty by Promoting Health', Berlin, 24 October 2003], in *50 years of Medicus Mundi International Network*, *1963 – 2013 Looking Back and Ahead: Memories and Insights by MMI Presidents* (Annex to the Annual Report 2012 of the Medicus Mundi International Network), 12 – 14; Medicus Mundi/International Organisation for Medical Cooperation, ed., *Documentation of the General Assembly*, Amsterdam, 20 – 22 May 1977 (Aachen: General Secretariate of Medicus Mundi International, n. d. [ca. 1977]), see: List of Participants and Table Ⅰ – Ⅲ.

发展合作组织〔1981 年以来改名为国际发展与团结合作组织（Interna-tional Cooperation for Development and Solidarity）〕的创立奠定了基础。国际社会经济发展合作组织虽然也积极致力于国际卫生领域，但是它有别于在国际卫生领域同样积极的天主教人道主义组织国际明爱会（Caritas Internationalis），而是主要侧重于紧急援助。① 正如国际医疗合作组织那样，20 世纪 60 年代末国际社会经济发展合作组织所召开国际会议的关键卫生议题，成为它摆脱以医院为基础的治疗护理事务的起点，而这种治疗护理被认为是过时了的，是综合性卫生服务发展道路上的障碍。

在新教一方，1964 年和 1967 年在图宾根举行了两次关于国际基督教卫生保健的协商会，图宾根是 1906 年成立的德国医学传教协会（the Deutsches Institut für Ärztliche Mission）的所在地。② 这些协商会指出教会的卫生保健迄今没能充分面向穷人和多数人的需要。会议抛弃了"疾病乃个体罪孽之后果和邪恶随附人体的信号"这类观念，进而支持一种新的看法：严重不平等所导致的社会或结构性罪孽使部分人口被边缘化，并引发了大多数的疾病。③ 这些神学、伦理学和医学层面的反思促成了总部设在日内瓦的世界基督教协进会医学委员会的建立。基督教医学委员会在一定程度上利用其在美国的关系，成为国际基督教卫生组织中最具政治影

① Josef Teusch, "Zuerst: Eine Äußerung des Glaubens. Das Bischöfliche Werk 'Misereor', seine Anfänge und seine Initialwirkung in die Weltkirche", in Norbert Trippen and Wilhelm Mogge, eds., *Die Ortskirche im Dienst der Weltkirche. Das Erzbistum Köln seit seiner Wiedererrichtung im Jahre 1825*, Cologne: J. P. Bachem, 1976, p. 200.

② World Council of Churches, ed., *The Healing Church: The Tübingen Consultation 1964*, Geneva: World Council of Churches, 1965; World Council of Churches, ed., *Health: Medical – theological Perspectives: Preliminary Report of a Consultation held in Tübingen, Germany*, Sept. 1 – 8, 1967, Geneva: World Council of Churches, 1967.

③ Rainward Bastian, "Kirchliche Gesundheitsarbeit auf evangelischer Seite", in Walter Bruchhausen, Helmut Görgen, and Oliver Razum, eds., *Entwicklungsziel Gesundheit. Zeitzeugen der Entwicklungszusammenarbeit blicken zurück*, Frankfurt/M.: Peter Lang, 2009, pp. 28 – 29.

响力的机构。[①]

四　向 "以社区为中心的健康" 转变

至 20 世纪 60 年代末，天主教和新教的国际卫生组织得到了充分建设，并竭尽全力地解决诸多类似问题。1969 年，在国际医疗合作组织国际年度大会上，蒂宾根的大学学院负责人、从事热带医学研究的德国教授赫尔曼·克努特根（Hermann Knüttgen），对 "现代医学" （modern medicine）提出了质疑，并抱怨它干扰了 "本地的持续性发展" （indigenous continuous development）。他确信 "明显由环境引发的疾病" （markedly environment – conditioned diseases）可以通过更好的预防项目和教育 "来降低，而不需要采取特殊措施"[②]。此外，他指出，欧洲的医学专科院系为新兴国家的学生提供的职业教育，就后者国家的健康服务而言，远远达不到令人满意的程度，他提倡来自坦桑尼亚当地的 "组建与培训本地医疗助手" 项目 （Formation and Training of Local Assistants）。同年，约翰·哈兰·布莱恩特 （John Harland Bryant）出版了具有深远影响力的著作——

---

① Carl E. Taylor, "What is different now?: A Christian Medical Commission's Role in Health Planning" (presentation at Johns Hopkins University, 2003), http://www. ccih. org/Christian_ Medical_ Commission's_ Role_ in_ Health_ Planning_ Taylor. ppt Accessed 23 August, 2013; Socrates Litsios, "The Christian Medical Commission and the Development of the World Health Organization's Primary Health Care Approach," *American Journal of Public Health*, Vol. 94, No. 11 (2004), pp. 1884—1893; Marcos Cueto, "The Origins of Primary Health Care and Selective Primary Health Care," *American Journal of Public Health*, Vol. 94, No. 11 (2004), pp. 1864—1874; Dan Kaseje, "The Contribution of the Christian Medical Commission to Health Care in Africa in the Post Colonial Era" (presentation at the WHO's initiative on Global Health Histories Meeting in Nairobi, February 6 – 8, 2006), accessed 23 August, 2013, http://www. who. int/global _ health_ histories/seminars/nairobi03. pdf.

② Hermann Knüttgen, "Die Bedeutung der Medizin in der Entwicklungshilfe," ("Place and Importance of Medicine in Development Aid"), 6th International General Assembly of MM Bensberg, 7 – 8 June 1969, MAA 1991/1 HGF Medicus Mundi Sitzungen bis 1965, Generalvers. bis 1973.

《健康与发展中世界》(*Health & the Developing World*),这一重要著作也提出了类似的论点,他很快就成了基督教医学委员会主席和哥伦比亚大学公共卫生学院的负责人,后来他又成了阿拉木图会议的美国代表团成员。[①] 1969年,基督教医学委员会的负责人詹姆斯·麦吉尔夫雷(James McGilvray)在一次美国医学会会议上对于这些论断也给予肯定。[②] 约翰斯·霍普金斯大学公共卫生学院国际卫生系主任卡尔·E. 泰勒(Carl E. Taylor)在一篇关于基督教医学委员会的未来的颇具影响力的文章中,也持此观点。[③]

如果说脱离以医院为基础的个人护理看起来具有进步性的话,那么弄清楚究竟谁会取代它这一问题,则依然会面临挑战。基督教国际卫生组织密切关注全世界具有开创性的行动。1970年,拉杰(Raj)和玛贝尔·阿罗儿(Mabelle Arole)在马哈拉施特拉(Maharashtra)的贾姆凯德(Jamkhed)创立的项目或许是最著名而且最具影响力的项目。[④] 基督教医学委员会继续推进这一项目,该项目试图引入沟通、训练、识别和解决问题的新方法,并利用世界卫生组织和联合国儿童基金会(UNICEF)率先使用的方法。但某些国家政府力图探寻新的前进方向,拒绝以医院为基础的医学,他们的回应也引起基督教国际卫生组织的注意。1972年,基督教医学委员会任命了一群香港的医疗与社会科学家来研究"中国卫生保健系统重建的经验对于其他文化和社会系统而言有何价值?"这一问题。[⑤] 该研究小组由来自医疗和非医疗领域的中国与英国专家组成,由德国世界传教工作协会(German Arbeitsgemeinschaft für Weltmission)提供资助。它

---

① John H. Bryant, *Health & the Developing World*, Ithaca, NY.: Cornell University Press, 1969.

② 引自 China Health Care Study Group, eds., *Health Care in China: An Introduction*, Geneva: Christian Medical Commission, 1978, p. 12。

③ Carl E. Taylor, "A Christian Medical Commission's Role in Health Planning," *International Review of Mission*, Vol. 58, No. 230 (Apr. 1969), pp. 181 – 194.

④ Pai D. Malgavkar, *Rural Health Care: The Jamkhed Project*, New Delhi: Centre for Policy Research, 1981.

⑤ John H. Bryant, *Health Care in China: An Introduction*, by China Health Care Study Group, Geneva: Christian Medical Commission, 1978, "Foreword", p. 7.

侧重于研究中国在建立与健康有关的国家目标、重组卫生保健系统、应对流行性疾病、控制人口规模、疏通传统与西方的医疗实践以及处理精神疾病方面的经验。这种对国家经验的关注在整个 20 世纪 70 年代不断加强。1973 年，国际医疗合作组织年会讨论了秘鲁普蒂纳、加蓬和韩国的经验；1974 年讨论了尼泊尔、马拉维和阿尔及利亚的经验；1975 年讨论了尼日尔、巴拿马和扎伊尔等国的经验，等等。① 他们以该领域有经验的专家的发言作为这些报告的补充。1974 年，坦桑尼亚卫生部长阿里·哈桑·姆维尼（Ali Hassan Mwinyi）出席了会议（之后担任总统），而世界卫生组织的 A. 埃贝魏因（A. Eberwein）博士也是如此。世界卫生组织的另一位成员 D. 弗拉奥（D. Flahault）博士于 1975 年发表讲话；1976 年坦桑尼亚卫生部长出席了会议，这位部长起初是个英国国教徒，后来成为一名天主教传教医生。

　　基督教国际卫生组织似乎已经得出结论："社区"（communities）是中心和出发点，因为它们的动员和参与对于可持续的成功必不可少。1968 年，国际医疗合作组织制作了"概念 1"（Concepts 1）文件，该文件由荷兰教授 H. A. P. C. 欧门（H. A. P. C. Oomen）编订。文件指出，在"发展中国家"传教，最重要的一点就是要承诺"依靠自身合作改善社区健康状况"②。然而，"社区"这个词可能有些含混不清，它经常被用于指称卫生保健的对象，而不是施动者或行为主体（agent）。几位学界的医疗专家建议教会：在对必要的方法进行描述时，"社区健康"（community health）或"社区医疗"（community medicine）这类术语都比"公共卫生、预防医学或社会医学"要好；根据其建议，前者被界定为"群体医学"③。根据佐治亚州亚特兰大国家传染性疾病中心负责人威廉·福奇（William Foege）的说法，这种方法"超越了关于'整个人'的医疗护理的讨论，而是指向关于'整个人群'的医疗护理的讨论"（beyond the dis-

---

　　①　MAA 1991/1 HGF Medicus Mundi Sitzungen bis 1965, Generalvers. bis 1973; Medicus Mundi Internationalis Kommissionssitzungen 1974—1975; 1976—1977.

　　②　1968 年 5 月 4 日到 5 日，国际医疗合作组织第三次全体会议在比利时的维耶城（Viller la Ville）召开。

　　③　William H. Foege, "Community Medicine," *Contact*, No. 2 (1971), p. 1.

cussions of care of total man to care of total men）。对单个人的最大限度的医疗护理应该让位于"各种群体、各大社区、各个地域、各个国家和各个地区的健康卫生需求"满足。

但至 20 世纪 70 年代初，与国家行政机关和其他国际卫生组织接触的必要性也是显而易见的。1972 年，在曼谷召开的"第一届关于健康问题在国家发展中作用的亚洲全体基督教会议"（First Asian Ecumenical Conference on the Role of Health in the Development of Nations）宣布，"作为健康发展计划的一部分，我们教会应该努力影响各国政府和其他对此感兴趣的医疗机构，以此来提供更好的卫生保健设施和生活条件"[1]。由于世界基督教协进会的总部设在日内瓦，基督教医学委员会影响世界卫生组织的机会尤为频繁。教会成员组织还讨论了与欧洲高级文职官员和政府官员合作的相应战略。基督教医学委员会拥有来自东德和西德双方的成员，因此它甚至可以促成一些冷战后期罕见的经验交流。[2]

基督教国际卫生组织广泛讨论了其他地方的经验，并渴望汲取他人的成功经验与失败教训；此外，他们也付诸行动。基督教医学委员会"资助了……几个提供卫生保健的实验项目"，第一个就是韩国的"巨济岛项目"（Koje Do Project）。[3] 这被视为"一个包含了六点内容的方案：它是一个范围广泛、以社区为中心的健康方案，包括家庭规划、公共卫生和一门加以科学控制并具有几乎最佳疗效的医学"；这一方案与其他当地的活动也是相互协作的。[4] 这一承诺并非没有争议，因为批评家们指出，为需要帮助的人和病人提供最佳的护理也是基督教的职责。尽管如此，方向还

[1] "First Asian Ecumenical Conference on the Role of Health in the Development of Nations," Bangkok December 1972（Bangkok 1973），cited from L. K. Ding, preface to *Health Care in China: An Introduction*, by China Health Care Study Group, Geneva: Christian Medical Commission 1978, pp. 10 – 11.

[2] Anonymous, "Meeting of the CMC in Bad Saarow, German Democratic Republic, 1 – 8 April 1979," *Contact*, No. 51（1979），pp. 9 – 14.

[3] James C. McGilvray, "Short Introductory Note on J. R. Sibley, The Koje Do Project – Progress and Problems," *Contact Occasional Paper*, No. 5（1971）.

[4] James C. McGilvray, "Short Introductory Note on J. R. Sibley, The Koje Do Project – Progress and Problems," p. 2.

是明确的：医疗资源将集中于"社区"健康，而提供治疗药品将不再是首要事务。

结　语

本文探讨的是第二次世界大战之后，欧洲基督教组织提供医疗卫生保健服务的方法发生变化的一些背后驱动因素。在 1945 年之后的近 20 年时间里，它们的侧重点从以医院为基础的治疗医学转向了面向社区的初级卫生保健。这一转变的原因不仅存在于欧洲，也存在于一些去殖民化地区。随着亚洲与非洲部分地区以及其他地区去殖民化进程的推进，在这些地区出现的民族国家试图声明它们对自身所控制人口的政治权力（威）。对它们来说，那些拥有自身行动规划和选择向他人提供医疗服务的外国使团，看起来就和殖民时代的东西一样危险可怕。即便是他们已经远离了那些当初为欧洲诸帝国的殖民统治履行过职责的管理人员，情况还是如此。这些新兴的民族国家优先考虑的问题与殖民时期也有很大不同，国民整体健康状况的问题越发沉重，培养地方医疗工作者骨干的工作也要开展。在去殖民化地区，欧洲教会在 20 世纪初所提供的医疗服务不再受人们的欢迎。亚非人民不再接受慈善救助而是寻求自身发展，这需要"结构性援助"和能力建设，而并非仅仅是那些用来管理他们的成批的药品和医生。

与此同时，欧洲也发生了变化。在第二次世界大战的重创之后，随着 20 世纪 50 年代欧洲大陆经济的增长，基督教会得以重获生机。欧洲人从饥饿、疾病和战争创伤中恢复的经历孕育了一种乐观主义，这种乐观主义在其他地方随处可见。随着派遣医疗救助的责任从来自海外的教会转移到本国教会，摒弃旧的传教模式导致了基督教海外医疗保健工作的国有化。

这也意味着寻找新的传教模式和展开协作成为时代主题。西方各教会共同合作，以此集思广益、聚集资源和凝聚人力，而基督教国际卫生组织的建立，更是成了这一现象的一个组成部分。由于欧洲国家政府在寻找非欧洲合作伙伴以完成其卫生领域的"发展援助"时遇到了诸多困难，所以大量的资金得以流向各大教会，为其既有的、旨在发展卫生保健的各项事务提供资助。基督教国际卫生组织本身不再管理医院或其他卫生服务机构，而是支持当地教会并发起一些倡议。这些地方行为体（local actors）

更多地被视为发展问题上的合作伙伴而非援助目标。由此,教会与本地的会众和行为群体（action groups）之间形成了紧密的联系。最终的结果是,这些举措使欧洲基督教组织在提供卫生保健方面不仅转向"为人民服务"（working for the people）,而且还转向"与人民一起工作"（working with the people）。

至20世纪70年代末,在由世界卫生组织和联合国儿童基金会于1978年组织召开的国际初级卫生保健大会上,《阿拉木图宣言》得以诞生。该宣言将人们所强调的两点——"社区参与提供卫生保健服务"和"社区参与评估卫生保健服务效果"庄严载入。至此,从带有强烈家长作风甚至带有威权色彩的国家卫生政策尤其是殖民国家卫生政策,向建立在权利基础上的、参与型卫生行动的时代性转变最终得以完成。探讨《阿拉木图宣言》形成问题的历史学家往往倾向于关注国家行为体和联合国机构,但是很明显早在1978年之前的几十年中,基督教国际卫生组织就参与了同样的讨论并关注类似的议题。在未来的研究中,我们或许可以进行诸如此类的有益探索:探索基督教医学委员会和国际医疗合作组织等基督教组织在《阿拉木图宣言》形成问题上的重要意义。①

［沃尔特·布鲁豪森（Walter Bruchhausen）,亚琛工业大学医学历史、理论和伦理研究所教授;史晓云,上海大学全球学研究中心博士研究生］

---

① 一个好的开端或可始于"Non - governmental organizations and primary health care"（Position paper for the Conference of Alma Ata, Reprint）, *Contact*, No. 48（1978）, pp. 8 - 10。

作为行动者的国际卫生组织

——大麻与《1961 年麻醉品单一公约》

[英]詹姆斯·H. 密尔斯著　黄运译

摘　要　第二次世界大战后，联合国承担了制定和实施国际麻醉品管制体制的责任。这一责任原本属于其前身——国际联盟。联合国所扮演的是一个平台与媒介的角色，借此平台，诸国就应对大量的新型毒品采取了一致行动。与此同时，联合国也得以搜集了大量的信息。本文将探讨大麻问题被加入《1961 年麻醉品单一公约》的过程，并持论：1945 年以后，联合国和世界卫生组织中的官员在塑造人们对于大麻之观念的过程中扮演了重要角色，并稳固了大麻在《1961 年麻醉品单一公约》中的地位。

关键词　大麻　《1961 年麻醉品单一公约》　联合国　世界卫生组织

一　联合国麻醉品委员会的早期岁月

1946 年，联合国经济和社会理事会于纽约召开第一次会议，成立了麻醉品委员会（CND）。① 该委员会甫一成立，即着手扩大其职权：依照世界卫生组织的建议，1948 年的《巴黎协议》将 20 世纪 40 年代出现的许多新型合成毒品置于既有的管制体系内。不过，麻醉品委员会也在做着

---

① UN Documents Collection（UN），E/34 27th February 1946，British Library（BL）．

更为长远的打算，并试图建立全球范围内的鸦片专卖制度。① 麻醉品委员会的这一期望遭到了世界各鸦片生产国的反对，并因 1953 年的《鸦片协议》而打了折扣，最终不了了之。② 整个 20 世纪 50 年代，该委员会首先考虑的是，怎样用一个简化了的国际禁毒体系来替代 20 世纪 20—30 年代各国缔结的几个禁毒条约，而《1961 年麻醉品单一公约》最终实现了它的这一愿望。

两次世界大战期间，大麻问题困扰着国际禁毒政策的制定。而这一情形于 20 世纪 50 年代初期再次出现。20 世纪 30 年代，国际联盟曾建立大麻小组委员会，然而第二次世界大战的爆发，使得该委员会无甚成绩即退出历史舞台。③ 通过六年的信息与意见收集，该委员会仅仅试着做出了如下的结论：一些观点仍然需要去证实，尤其是那些涉及大麻使用对个人生理、心理及精神的影响，以及大麻成瘾和精神错乱的关系、大麻成瘾和海洛因等其他毒品成瘾的关系。④ 或许正是因为国际联盟在 30 年代没有就大麻问题得出清晰且一致的解决方法，因此，在联合国的早期岁月里，大麻问题在很大程度上被忽视了。联合国麻醉品部门所做的 1949 年 5 月至 1950 年 3 月工作进展报告指出：麻醉品部门首先处理的不是大麻而是其他的一些问题，加之负责大麻问题的官员缺失，使得关于大麻的研究未能得到应有的关注。该报告还指出，麻醉品委员会曾经联系过 30 年代负责大麻小组委员会的布凯教授（Professor Bouquet），也曾试图搜集一些前十年关于大麻化学性质之研究的信息。这一报告还提到曾发表于《柳叶刀》

---

① *The UN and Narcotic Drugs*: *Half a Century of Successful Struggle against Crime*, *Disease and Social Affliction*, New York: UN Office of Public Information, 1960, pp. 12 - 17.

② A. Lande, "The Single Convention on Narcotic Drugs, 1961," *International Organization*, Vol. 16, No. 4 (1962), p. 782.

③ See James H. Mills, *Cannabis Nation*: *Control and Consumption in Britain*, 1928—2008, Oxford University Press, 2012, 第二章。

④ League of Nations Collection (LN), Advisory Committee on Traffic in Opium and other Dangerous Drugs (AC), S. P. R. Mic. B 23/12, C. 237. M. 136. 1938. XI. AC, report to the council on the work of the twenty - third session June 7th to June 24th 1938, pp. 9 and 26 - 27, BL.

（*Lancet*）的一份关于大麻成瘾戒断症状的文章。然而，联合国麻醉品部门认为该小组所取得的成绩和 30 年代下设于国际联盟的大麻委员会所取得的成绩不相上下，委员会的中心目标仅仅是以缓慢的步骤搜集一些信息而已。①

1950 年，《麻醉品单一公约》第一份草案的出台，意味着时任联合国秘书长加快了解决大麻问题的速度。当时被一致认可的是，联合国应该提出这份草案以推动《麻醉品单一公约》的最终达成。② 1950 年 2 月 27日，联合国秘书处就大麻问题给出了激进的提案。备选的两种方案都认为，娱乐用大麻是有害的，并且应该被严格禁止。然而，第一种方案还认为，大麻没有任何合理的药用价值，而且那些药用价值可以被其他害处更少的药物替代。该方案提议，除了少量用于科学研究外，印度大麻的生产应该被完全禁止。

第二种方案认为大麻的消费有着合理的医药价值。基于此，各国需要建立大麻的专卖，以垄断大麻的生产和贸易。这一方案希望各国采取一系列的措施来保证大麻不会从专卖体制中流出，进入"非法贸易"渠道。措施应包括建立国有的大麻农场并系统地清除野生的大麻。对于那些出于娱乐目的而大宗消费大麻的国家，该提案的建议是"保留"，即允许它们为这一市场继续生产大麻。然而，这种"保留"有着严格的前提条件：该国需要更新其继续生产大麻的年度通告，并报告该国在过去的一年内为了废除大麻的非医学使用做出了何种努力。如果继续使用大麻，该国需要给出相应的解释。③ 换言之，在国联和联合国的早期岁月，大麻问题的解决纠结于大量有争议性的证据，而 20 世纪 50 年代关于大麻问题的讨论从一开始就摆脱了这一情况。该方案声称对大麻的非医学使用是有害的，而且它提议那些娱乐用大麻很常见的国家有义务帮助它的国民去除这一习

---

① United Nations Collection（UN），E/CN. 7/196. UN Economic and Social Council 21st June 1950，Progress Report on the Work of the Division of Narcotic Drugs for the Period 16th May 1949 to 31st March 1950，p. 43，BL.

② UN，E/1673. UN Economic and Social Council 27th，April 1950，Procedure regarding draft single convention on narcotic drugs，p. 1，BL.

③ UN，E/CN. 7/AC. 3/3. Draft of the Single Convention，27th，February 1950，pp. 32 - 35，BL.

惯。事实上，大麻毫无医学之用的可能性已经被备选的条约草案正式承认。1950 年 12 月 1 日的那个周五，麻醉品委员会在纽约召开的第五届会议上曾对这一草案进行了讨论。

联合国为何会对大麻问题采取这般强硬的立场？这并不难解释。威廉·麦卡利斯特（William McAllister）曾经指出：20 世纪 40 年代晚期 50 年代早期，倡导毒品管控者的势力在联合国内处于上升态势，这决定了当时对于麻醉品问题的应对所采取的是一种激进的方法。① 然而，麻醉品委员会第五届会议的报告显示，仅就单一公约草案，各国的代表们并没有立即对采取哪一种方案达成共识，"委员会中的一些代表认为印度大麻没有任何医学价值，因此他们赞同第一种方案……其他的代表则对此表示反对，他们倾向于第二种方案"。现存的会议记录显示，苏联代表赞同完全禁止大麻的第一种方案，这个方案得到了埃及、土耳其和墨西哥等国家的支持，而法国和荷兰等国表示反对。荷兰声称，它更愿意给医师们以选择药物的自由，因此它赞成对大麻采取一种控制而非禁止的政策。而法国对禁止大麻一事的关注，源于法国医学会的建议。伊拉克和印度认为"在采纳任何决定之前，应该对这一问题先做出充分的研究"，美国代表表示赞同。② 众说纷纭，联合国秘书处就大麻采取决定性行动的尝试因此中止，因为麻醉品委员会认为，在协议成为可能之前"有必要进行更多的研究，以确定第二版草案的第 33 章节所倡议的管制方法或者其他方法是否有效"。③ 事实上，有一种担忧是存在的，即"不充分考虑到毒品的使用，将它严格限制于医疗和科学研究范围，仅仅通过一纸法令是不可能达到禁止的目的，尤其在中东以及远东，吸食毒品本是一种积习和传统"。这种担忧似乎表明，即便就娱乐和非医疗使用大麻强加一种共识，也是不

---

① William McAllister, *Drug Diplomacy in the Twentieth - century*: *An International History*, London: Routledge, 2000, pp. 156 - 157.

② UN, E/CN. 7/SR. 117. Commission on Narcotic Drugs Fifth Session Summary Record of the Hundred and Seventeenth Meeting 10th December 1950, pp. 7 - 9, BL.

③ UN, E/CN. 7/216. Report of the Commission on Narcotic Drugs (Fifth Session), p. 38, BL.

受欢迎的。①

　　因此，大麻问题的解决再次因为信息不充分而搁浅。1953 年，麻醉委员会秘书长疲倦地宣布：印度大麻问题"内置"有许多困难，它们使得寻求一种最为有效的问题解决途径变得异常艰辛。② 那些困难包括：就大麻的医学价值难以达成共识；世界上有些地区在娱乐和某些仪式中使用大麻；大麻的工业价值以及在荒凉和遥远的地区大麻的实用性。秘书长提议进行一些新的研究，旨在搜集更多信息，其采用的方法是饶有趣味的。麻醉品委员会秘书长提出了一份说明供委员会讨论：

　　　　委员会或许可以就下述研究给秘书处以相应的指导，并更为准确地规定下述研究应该包含的主题。它们可以被归为两类：
　　　　1. 那些置身于现实情况的研究。
　　　　2. 那些目的在于评估并解释现实状况的研究。这类研究的视角是，根据目前不断变化的情形调整既有的、已经过时的印度大麻管控体制。

　　因此，每个人都清楚，目前的情况并不乐观。这可以从秘书长的说明中看出。它的第一部分内容是一份观察报告，该报告显示，1951 年的大麻缴获量是 1945 年的 10 倍。英国的毒情被用作一个例证，因为英国国内的"娱乐用大麻数量日益攀升"，而且，英国政府递交联合国的报告也被加以引用，以表明"近些年的印度大麻交易有了大规模的增长，这一毒品如今已经占据了英国海关缴获物的一半强"。其实这是对当时英国大麻情形有选择地解读，因为英国内政部在 1952 年的内部检查中称"英国的大麻使用情况一如既往，严格的管制体制将轻微的毒品问题控制在狭小的地区内……目前仍然没有迹象显示英国存在广泛且有组织的大麻交易，以

---

　　① UN，E/CN. 7/216. Report of the Commission on Narcotic Drugs（Fifth Session），p. 25，BL.

　　② UN，E/CN. 7/256. The Problem of Indian Hemp，Note by the Secretary – General 19th March 1953，p. 3，BL.

及因此引发的暴力犯罪，或者白人居民沉溺于大麻到了何种程度"。① 事实上，英国代表在麻醉品委员会的下一次会议上做出了抗议：印度大麻的吸食在英国仍然是一个新的、相对次要的问题。② 然而，对英国大麻情形有选择地解读，加之秘书长的那份说明所具有的语气，给人的感觉是，之所以要搜集更多关于大麻的信息，不是因为这是一个公开的话题，而是为了搜集更多的证据对大麻进行控诉。1953 年，秘书长搜集更多信息的提议在麻醉品委员会召开的会议上被批准。那次会议尤其希望获得"使用印度大麻所产生的身体和心理影响"的数据，并约定，在今后所有的讨论和条例中用"cannabis"代替"India hemp"。③

在搜集关于大麻的研究信息时，秘书长决定集中于那些普遍使用大麻的国家。世界卫生组织负责调查身体和心理健康问题。这也是对先前世界卫生组织专家委员会研究成瘾物质的努力的认可。专家委员会的这一努力，目的在于清除那些关于大麻的疑惑。专家委员会成立于 1949 年。是年，它仅召开了五天的会议，而后的 1950 年和 1952 年，亦复如是。直到它宣布：

> 我们曾经认为大麻制剂毫无用处。目前看来，依然没有证据表明它有什么医疗价值。④

---

① Home Office（HO）45/24948，Note by J. H. Walker，3rd July 1952，UK National Archives（NA）。值得注意的是，麻醉品委员会秘书长声称大麻消费量攀升是一个迫切的问题，其他可用于佐证秘书长观点的材料却只有美国 1936 年和 1937 年向麻醉品委员会所提交的年度报告，以及巴勃罗·奥斯瓦尔多·沃尔夫的那本《拉丁美洲的大麻及其危害》（P. Wolff，*Marihuana in Latin America：The Threat it Constitutes*，Washington：Linacre，1949），而这本书的可靠性在审判巴克利·曼内赫时受到了质疑。参见 *Cannabis Nation* 一书第三章。

② UN，E/CN. 7/262. Commission on Narcotic Drugs Report of the Eight Session，p. 16，BL.

③ UN，E/CN. 7/276. The Problem of Cannabis，Note by the Secretary – General 22nd March 1954，p. 1，BL.

④ Expert Committee on Drugs Liable To Produce Addiction，Third Report，Geneva：WHO Technical Report Series No. 57，1952，p. 11.

1952 年那次会议的副主席是 R. N. 乔普拉。他曾经是第二次世界大战前英属印度驻国际联盟的代表，如今以克什米尔斯利那加毒品研究所主任的身份代表独立后的印度参会。与会者还有来自伦敦工党政府的英国专家 J. R. 尼克尔斯，以及来自贝塞斯达国家卫生研究所的美国人 N. B. 埃迪。该委员会对大麻的医学用途有着清晰、明确的态度，即否认其存在医学价值。此外，它还建议在联合国的讨论和条例中用"cannabis"替代"India hemp"一词。①

1954 年 4 月 22 日，该委员会再议大麻问题，因为秘书长极力将众人的注意力吸引到世界卫生组织"就此问题清晰的立场，即，大麻制剂没有医疗价值"。秘书处的代表确实承认，一些国家的药典里有这一植物的制剂，但是该代表随即指出许多其他国家的药典里不存在这一植物。出席此次会议的世界卫生组织代表附和秘书处的言论，指出，"出现于药典并不能证明其其有使用价值"。② 他重申道，"从医学的角度看，大麻制剂并没有什么用处"。英国代表则重提"鸡眼膏"（corn plasters）这个自 20 世纪 20 年代即已影响其大麻政策的东西。而后，美国代表安斯林格③也做了清晰的表态："美国的《大麻税法》颁布之后，各药房的大麻库存已经转到政府当局手中，大麻在美国的使用已经停止"。最后，秘书处的耶茨（Yates）先生肯定地说：

> 他同意世界卫生组织代表的观点，即从实用的角度看，大麻制剂的存在是没有必要的。然而，一些医典中提到了大麻，这说明尚有残存的问题需要解决，包括大麻在兽医中的使用。

法国代表是这次会议的主席，他提议，草拟一个决议，对大麻没有合理医学价值这一共识进行认可。与会代表们同意了这一提议。关于大麻的

---

① UN，E/CN. 7/262. Commission on Narcotic Drugs Report of the Eight Session，p. 16，BL.

② 世界卫生组织的代表是巴勃罗·奥斯瓦尔多·沃尔夫。

③ 安斯林格在毒品史上一直是一个有争议的人物。See Willima McAllister, *Drug Diplomacy in the Twentieth - century*, p. 89.

医疗用途，麻醉品委员会的看法直接取自世界卫生组织在前一年的研究中得出的结论。从该委员会对于大麻的态度，无法觉察世界卫生组织做出结论时曾经使用的证据，而且，该委员会也没有依靠它自己的什么科学数据。①

麻醉品委员会秘书处曾要求那些普遍使用大麻的国家提供更多的信息，南非是第一个对此做出响应的国家。它对 1952 年提交给世界卫生组织的那份报告做了增补，呈送给了麻醉品委员会。② 南非政府对其境内的亚洲人和非洲人使用大麻这一问题的关心可以追溯到 19 世纪。事实上，该报告追溯到 1923 年，那一年，南非联邦首次将大麻问题置于国际联盟的毒品管制计划之内。③ 正因如此，他们对大麻的使用持反对态度也就不足为奇了。讨论这一报告的与会代表们因报告中的一些内容而感到震惊：年仅七岁的大麻使用者以及 1952 年 229 吨的大麻缴获量。哈里·安斯林格指责南非政府的毒品政策过于宽松，他说："令人遗憾的是，警方没有在毒品成瘾和毒品的非法交易上投入更多的精力，南非联邦也没有一个专门的警察部门负责麻醉品事宜"。然而，安斯林格的言论忽视了一个现实：1952 年，南非有 8 000 件针对大麻犯罪的起诉。与会者中，只有印度代表对报告提及的南非土著医疗系统使用大麻表示出了兴趣，并要求其提供更多关于那里的社交和仪式中使用大麻的相关信息。④

二　大麻与非西方医学

1955 年，当麻醉品委员会再次召开会议的时候，它已经有了世界卫生组织等其他机构所提供的新证据。希腊代表就大麻问题向麻醉品委员会

① 这段记述来自 UN E/CN. 7/SR231 Commission on Narcotic Drugs Summary of the 231st Meeting on 22nd April 1954, pp. 5 - 6, BL。

② Union of South Africa, *Report of the Inter - Departmental Committee on the Abuse of Dagga*, Pretoria: Government Printer, 1952.

③ See James Mills, *Cannabis Britannica: Empire, Trade and Prohibition*, 1800—1928, Oxford: Oxford University Press, 2003, pp. 160 - 162.

④ 这一评价参见 UN, E/CN. 7/SR231, Commission on Narcotic Drugs Summary of the 231st Meeting on 22nd April 1954, pp. 7 - 12, BL.

做了如下陈述：失业率和查拉（charas）① 的使用之间存在关联，对于东方人而言尤其如此。查拉的使用者除了智力上出现紊乱，还有犯罪的倾向，并且会迅速变成危险的犯罪分子。② 不过，希腊代表并没有提出任何可证明其言论的证据，以及促使其有此态度的相关研究。其实，该代表随报告一起提交的文件有着更为重要的价值。世界卫生组织就使用大麻对身体和心理的影响做了确定性的声明，供会议讨论。该声明由世界卫生组织成瘾药物专家小组前任秘书长巴勃罗·奥斯瓦尔多·沃尔夫（Pablo Osvaldo Wolff）执笔。它以咒骂式的语气行文，并用超过 50 份的出版物和科学论文来佐证自己的观点。沃尔夫对大麻之于身体的影响不感兴趣，他呈现给读者的是布凯先前出版的作品，那些作品认为呼吸道疾病在大麻吸食者中极为常见。血吸虫病、循环系统疾病以及消化系统也因大麻吸食而变得难以治疗。沃尔夫所关注的，是使用大麻对精神产生的影响。他广泛阅读了他人的研究成果，并将其分为"短暂中毒""吸食大麻产生的狂躁""成瘾者戒断产生的急性精神错乱"或者"长期的大麻吸食和非典型性精神分裂存在某种程度上的关联"。此外，他还引用希腊、南非、波多黎各和墨西哥等国的报告来勾勒大麻使用所产生的社会影响。这些报告认为，大麻将那些被教育和环境所淹没的潜意识里的罪恶和倾向激发出来。

上述的那些报告因缺乏实例而略显单薄，于是沃尔夫利用了他所搜集的报纸剪报，它们出自那些饱受大麻之苦的南美国家，由剪报作者经年搜集而成。沃尔夫清醒地意识到，这种证据看起来是贫乏的，而且他也不得不承认其字里行间存在某些情绪化的内容，但是他认为相关事件的一再重复，以及其中警方的言论，表明"有些内容是真实的"。有鉴于此，沃尔夫毫不犹豫地使用了那些最为令人吃惊的故事，例如，一个加油站的员工被一群 16 岁的孩子谋杀，而这些孩子都是大麻使用者。尽管这些证据存

---

① 即大麻。大麻在世界各地的名称不一。参见 Harry Anslinger and William Tompkins, *The Traffic in Narcotic*, New York: Funk and Wagnalls, 1953, p. 18；魏玉芝主编：《毒品学》，第 108 页。转引自张勇安：《变动社会中的政策选择：美国大麻政策研究》，上海：东方出版中心 2009 年版，第 3 页。——译者注

② UN, E. CN/7/L. 92, The Question of Cannabis, Note by the representative of Greece, BL.

有缺陷，沃尔夫依然使他的同事们确信"大麻只会引起犯罪"。此外，沃尔夫还做出结论：不管从哪个角度看——身体、心理、社会抑或犯罪角度——大麻都是一种危险的毒品。①

　　沃尔夫此份材料的显著之处正是对上述这一结论的坚持。不过，这也给文件本身和作者带来各种批评。20 世纪 50 年代，一位英国医生在法院上被要求对沃尔夫的那一结论作出评论，他认为沃尔夫对于取自报纸的数据的依赖使得其结论不足取信。② 至少，沃尔夫引用的某些材料是存在问题的，尤其是他引自安斯林格和沃诺克（Warnock）的那些言论。③ 不管沃尔夫撰写的那份世界卫生组织文件存在什么样的缺陷，其重要性在于，它表明在 20 世纪 50 年代中期，无论其结论如何古怪，证据如何可疑，事实是：局势掌控在大麻使用的反对者手里。当麻醉品委员会转向世界卫生

---

　　① WHO/APD/56, The Physical and Mental Effects of Cannabis, Additional Study, 17th March 1955, p. 32, BL.

　　② 参见 Cannabis Nation 一书第三章（此处的"医生"指的是罗伯特·唐纳德·特尔。1952 年 1 月 4 日，25 岁的尼日利亚移民约瑟夫·阿库在伦敦奥克利广场附近的一间公寓里被杀，案发现场有一包大麻，警方在嫌疑人巴克利·曼内赫家中也搜出大麻。而且约瑟夫的妻子证实，约瑟夫吸食大麻，但是不确定他是否贩卖。其他几位证人也证实约瑟夫和巴克利都是大麻吸食者。警方认为，案发原因是约瑟夫在自己的公寓出售大麻给巴克利，但是抢劫惯犯巴克利见财（约瑟夫的手表）起了歹心，将其杀害并抢走手表。但是被告的辩护律师不这么认为，后来法庭传唤了验尸官罗伯特·唐纳德·特尔，不是因为验尸报告的内容，而是询问他一些关于大麻吸食的问题。特尔和巴克利的辩护律师在法庭上都引用了沃尔夫的一本书《拉丁美洲的大麻及其危害》。特尔质疑该书的结论，因此否认大麻吸食引起的精神问题最终酿成了血案。可是巴克利的辩护律师认为难以排除的一种可能是，大麻贩子约瑟夫自己吸食了大麻后，在出售大麻时和巴克利起了争执并攻击了巴克利，巴克利出于防卫将其误杀。于是案情更加扑朔迷离。詹姆斯·H. 密尔斯对此案有详细的叙述和精彩的分析，参见 Cannabis Nation 一书第三章。——译者注）

　　③ See R. Bonnie and C. Whitebread, The Marihuana Conviction: A History of Marihuana Prohibition in the United States, Charlottesville: Virginia University Press, 1974, pp. 154 – 174; J. Mills, "Colonial Africa and the International Politics of Cannabis: Egypt, South Africa and the Origins of Global Control," J. H. Mills and P. Barton eds., Drugs and Empires: Essays in Modern Imperialism and Intoxication, c. 1500 – c. 1930, Basingstoke: Palgrave, 2007, pp. 178 – 182.

组织，希冀寻求医学权威的支持时，它得到的是当时对于大麻的使用最为严厉的批评。秘书处的耶茨先生将沃尔夫的报告推荐给了麻醉品委员会，因为这份报告"所体现的不仅是对于事实的陈述，且极具批判价值"。①时任麻醉品委员会主席、法国代表查尔斯·韦尔（Charles Vaille）和安斯林格对沃尔夫的报告给予了公开赞赏。众人一致同意沃尔夫的建议应该和麻醉品委员会的报告一道被提交给委员会的上级组织——联合国经济与社会理事会。②

1954 年，麻醉品委员会批准了世界卫生组织对于大麻问题的看法，即"从医学角度看，大麻制剂不再具有实用价值"。1955 年，依据手中掌握的沃尔夫报告，秘书处成功促使麻醉品委员会接受了对 1950 年麻醉品单一公约中大麻条款的修改。基于大麻不具有其他危害性更小的毒品所共有的无法替代的医疗价值这一前提，麻醉品委员会批准了这一提议：除少量用于科学研究之外，以生产毒品为目的的大麻种植应该被完全禁止。③

然而事情并没有这么简单，因为印度代表对此保有异议。1955 年，参会的印度代表称：

> 印度政府目前无法服从理事会的决议，因为印度本土医学中的尤纳尼和阿育吠陀系统都使用大麻作为药物，大量的印度民众因此受益。除非印度的医学界对终止大麻使用的可能性进行研究，当然，已经没有充足的时间来做这件事情，因为理事会要求立即实施其建议。印度代表怀疑世界卫生组织和其他的专家团体是否对本土医疗系统使用大麻这一问题进行过研究。④

---

① UN，E/CN. 7/SR 266. Commission on Narcotic Drugs Tenth Session Summary of the Two Hundred and Sixty – Sixth Meeting 20th April 1955，p. 14，BL.

② UN，E/CN. 7/SR 267. Commission on Narcotic Drugs Tenth Session Summary of the Two Hundred and Sixty – Seventh Meeting 21st April 1955，p. 4，BL.

③ Commission on Narcotic Drugs，Report of the Tenth Session，New York，1955，p. 12.

④ BUN，E/CN. 7/SR 267, Commission on Narcotic Drugs Tenth Session Summary of the Two Hundred and Sixty – Seventh Meeting，21st April 1955，p. 6，BL.

世界卫生组织的代表因此成了被攻击的对象。对于印度代表的质疑，他认为他自己无法代表世界卫生组织就本土医学使用大麻一事发言。但是他想重申的是，"所有合法的医学实践都应该废止大麻的使用"。印度代表坚持认为，大麻在非西方医学中的使用应该被认为是合法的，禁毒体系应该视其为特例而允许其存在。这俨然是 1924—1925 年日内瓦鸦片会议上时任英国代表对大麻问题之态度的回响。关于大麻的任何协约所要面对的是大麻制剂在南亚的长期使用。①

印度争取在南亚保持大麻的使用，而联合国对印度的支持引起了恐慌。墨西哥代表认为，"他的代表团原则上支持完全禁止"，因为他担心"在某些特殊情况下允许生产大麻，会使毒品流入其他国家，这种危险是应该避免的"。美国代表认为亚洲医学传统中对大麻的使用是"准医学用途"。这招致了印度代表萨尔丹哈（Saldanha）的强烈反对：

> 诸如阿育吠陀和尤纳尼体系等本土医学体系在印度已经存在数百年之久，它们有着系统的基础，使得大部分印度民众因此获得医治。因此它们有资格像对抗疗法和顺势疗法一样被称为医学，而非准医学。他们没有成为准医学仅仅是因为他们不在西方医学的范畴。②

最终，印度政府成功迫使联合国承认非西方医学系统中的大麻生产是合法的。1957 年，麻醉品委员会采取了一个妥协方案，该方案向诸国建议，除阿育吠陀、尤纳尼和蒂比（Tibbi）三个本土医疗系统外，废除大麻在医疗上的使用。③ 此举意义重大。印度代表挫败了麻醉品委员会和世界卫生组织宣称大麻在任何情况下都没有医用价值的努力，它挑战了世界卫生组织里接受西医训练的医生们对南亚医学遗产的霸权性言论。然而，

---

① See Jim H. Mills, *Cannabis Britannica*, p. 174.

② UN, E/CN. 7/SR 270, Commission on Narcotic Drugs Tenth Session Summary of the Two Hundred and Seventieth Meeting 22nd April 1955, pp. 3 – 5, BL.

③ UN, E/CN. 7/333, Report to the Economic and Social Council on the twelfth session of the Commission on Narcotic Drugs, p. 81, BL.

值得强调的是，受到保护的只是印度"那些生产本土医药的大公司"① 的利益而非集市上卑微的草药医生。

到 1957 年，麻醉品委员会转而考虑对大麻的情况进行调查。世界卫生组织在 1953 年采取过同样的行动。麻醉品委员会的调查集中于那些重要的大麻消费中心，例如南非、印度、巴西和摩洛哥。② 每一份调查报告都遵循预先设计的格式，因此数据采集自不同的背景，以备比对。第一组问题是关于大麻这一植物本身；第二组问题是关于这一植物的工业生产；第三组问题关注的是精神活性大麻制剂的合法使用；第四组问题是大麻的国际贸易；第五组问题是大麻在医学上的使用以及非医学使用之细节。问卷剩余的问题关注的是大麻的非法贸易，包括监督和警方采取的措施。这一调查的目的在于弄清楚这一植物包含的合法利益，以及管制非法使用大麻会遇到什么困难。

这样，大部分的报告其实是在简单重复先前的陈词滥调：拥有和消费大麻是非法的；警方努力工作，抓捕吸食者和贩卖者；这一毒品交易很猖獗。例如，巴西的报告称"大麻植物的种植在本国北部和东北部比较普遍"，以及大麻"从内陆的种植者经掮客们流向吸食者手里……巴西北部的城市布拉干萨是巴西大麻交易最大的中心之一"。它向读者保证："由于州与联邦当局充分意识到巴西境内存在的大麻交易和大麻吸食，而且知道它们发生在哪些地方，因此当局协同应对大麻交易以防止其扩散的努力从未松懈。"然而，该报告不得不承认："无法给出巴西大麻吸食者粗略的人数。"③ 南罗德西亚的报告的语调与巴西的类似：警方定期巡逻，所有的大麻都被铲除，种植者也被起诉。④ 而在非洲大陆的另一端，摩洛哥

① UN，E/CN. 7/SR. 286，p. 12，BL.

② 截止到 1960 年，麻醉品委员会在下述国家进行了调查：南非联邦、贝专纳兰（笔者注：博茨瓦纳）、斯威士兰、北罗德西亚、南罗德西亚、巴西、安哥拉、摩洛哥、印度、巴基斯坦、意大利、埃及、哥斯达黎加、缅甸、黎巴嫩、墨西哥、美国、牙买加、古巴、多米尼加共和国、海地和希腊。

③ UN，E/CN. 7/286/Add. 8，Survey of the Situation in Brazil，19th April 1955，pp. 8 – 17，BL.

④ UN，E/CN. 7/286 Add. 7，Survey of the Situation in Southern Rhodesia，30th March 1955，p. 4，BL.

当局哀叹道：曾有一次，他们在寄往服役于欧洲的摩洛哥士兵的家庭包裹内发现了很多包麻醉品。① 它们只是顽固的吸食者和持续存在的毒品市场的缩影，这些缩影表明，在世界的很多地方存在对禁止大麻吸食的反对，抑或无视。

> 群体吸食是很常见的……这种快感似乎不仅仅源自毒品，也来自这种吸食方式产生的集体欢乐。咖啡厅里有这种吸食方式，而有些时候它发生在私人住宅，更经常的，是在一家私人小店，如理发店或者裁缝店。这些店主们或自己吸食，或与小店的顾客们一起，结群而吸。而且，店主们无偿提供大麻和吸食的器具，目的是大家一起享受。对于咖呋（Kif）成瘾者，社会上那些健康人群的态度仅仅是不喜欢。咖呋的广泛使用，以及众人视其为理所当然，影响了健康人群对大麻的看法：咖呋的使用极为常见，而且被广泛接受，使用咖呋不被视为一种严重的犯罪，它也不是一种有害的毒品。②

上述出自法属摩洛哥的报告指出了该地区的人们在日常生活中对大麻的使用。而巴西的调查则指出大麻在其文化习俗中的地位：

> 在巴西的阿拉戈斯，人们在跳当年由黑人们引入的桑巴舞和巴突克舞时会食用大麻。在赛歌时也是如此，这在当地的乡村民谣中是一种有旋律的对唱（经常是四行体），每次问答都以挑战者的暗示或者他所唱内容的最后一个词开始。据称，大麻能够使参赛者在做韵时产生大量的灵感和技巧，帮助他们在斗诗中发出挑战。③

---

① UN, E/CN. 7/286/Add. 11, The Cannabis Situation in the Scherifian Empire (French Zone), 20th April 1956, p. 12, BL.

② UN, E/CN. 7/286/Add. 11, The Cannabis Situation in the Scherifian Empire (French Zone), 20th April 1956, pp. 10 – 11, BL.

③ UN, E/CN. 7/286/Add. 8, Survey of the Situation in Brazil, 19th April 1955, p. 14, BL.

南罗德西亚人对大麻的使用则是另一番景象：先前，人们是在即将战斗时使用大麻，而今，则是在狩猎和参与运动比赛前使用。① 类似的用法也存在于印度，"有时人们依然在摔跤比赛以及其他体育运动和那些需要付出巨大努力和耐力的比赛中使用大麻"。在印度，"那些拎着一包大麻的人会被看作是成功人士。而做梦梦到大麻更是一种吉兆。"因为在印度教的圣经中，大麻是一种神圣之物。② 这些内容丰富了那些将使用大麻看作是司法问题而非社会问题的报告所呈现的图景。换言之，自 20 世纪 20 年代开始的大麻管制赋予当局以新的责任，而非大麻吸食本身促使他们采取了行动。鉴于 20 世纪 50 年代的历史背景，赛诗、跳舞、运动会以及当地小店的下午聚会，这些活动难以被看作是社会犯罪。更不用说麻醉品委员会将这些在习俗中使用大麻的行为挑拣出来并加以讨论。委员会的代表们面前摆着 18 个国家的报告，而他们需要在一个半小时多一点的时间内将其消化。时间原本有限，而其中的一大部分又被印度代表关于那一年度印度召开的一次会议的报告和阿拉伯国家内可以购买的大麻脂和巧克力混合物所引起的兴奋所占据。

大麻在一些没有害处的日常活动中的使用并没有被委员会讨论，这种使用也没有被 1957 年各国提交给委员会的调查报告用作证据。秘书处在进入到单一公约修正的最后一个阶段时，呈报了一份关于麻醉品委员会工作进展的报告。该报告援引了沃尔夫的观点，即"从哪个角度看，大麻都是一种危险的药品"，并补充道：世界许多地区用它来促生欢愉，这种使用通常是传统且广泛存在的一种习惯，也是一种严重的社会恶习。③ 该报告不得不承认：

尽管世界卫生组织给大麻做出的定义是它具有成瘾性，但是同时

---

① UN, E/CN. 7/286 Add. 7, Survey of the Situation in Southern Rhodesia, 30th March 1955, p. 9, BL.

② UN, E/CN. 7/286 Add. 12, Survey of the Situation in India, 30th April 1956, pp. 26 – 29, BL.

③ UN, E/CN. 7/324, The Question of Cannabis, Note by the Secretary – General, 26th April 1957, p. 11, BL.

被承认的是，它并不具有吗啡那样的成瘾性。也就是说，戒断吗啡后产生的脱瘾症状并不会在戒断大麻者身上出现。

鉴于大麻成瘾问题还未被麻醉品委员会讨论，秘书处建议："大麻成瘾的特性应该得到更多的关注。"而提出这一观点的仅有的证据是安斯林格的观察报告，安斯林格提到"美国空军的医官们认为——与先前的论断相反的是——大麻具有成瘾性"。他不得不承认，"他们的理论受到了挑战"。①

三 大麻与单一公约

20 世纪 50 年代，世界卫生组织和联合国的官员们费力建立的关于大麻有害这一并不稳固的共识在 50 年代末期遭到了来自微生物学界的挑战。1959 年 4 月，英国、美国、加拿大和法国的代表们提出了一个草案，该草案指出，最近的研究表明大麻植物的萃取成分具有抗菌特性。他们知道这一事实会使世界卫生组织无法坚持大麻没有药用价值这一观点。因此，他们要求世界卫生组织迅速出台一份报告，认可大麻的抗菌性。② 法国代表是这个提出了解决办法的小组的发言人，他宣称，诸如电离辐射等新技术意味着大麻有可能被用来生产有用的药物。他还指出，在匈牙利进行的实验表明，大麻可以有效抵抗链球菌金色类群，以及各种革兰氏阳性杆菌。美国代表坚持认为，"大门应该向未来有可能造福医学界的自然药物研究敞开"，而且，他还破天荒地联合苏联以及中国代表，希望他们像印度和伊朗那样支持美国、英国、加拿大和法国的决议。

美国和苏联等国在 20 世纪 50 年代坚信大麻毫无医学价值，可是他们对大麻具有抗菌性的说法迅速做出了讨论，这是令人吃惊的。原因在于，20 世纪 40 年代批量生产盘尼西林的技术得到发展，那一时代的人将盘尼西林之类看作是神奇的药物，因为它们使人类第一次遏制了许多传染病。

---

① UN, E/CN. 7/SR. 342, Commission on Narcotic Drugs Twelfth Session Summary of the Three Hundred and Forty – Second Meeting, 6th May 1957, p. 5, BL.

② UN, E/CN. 7/L. 212, The Question of Cannabis, 30th April 1959, BL.

这种控制背后蕴藏的政治和经济权力对民族国家而言，有着重大的吸引力。而且，新近出现的药品以及被改良的药品，尤其是那些抗生素，是这一时期许多国家的科研对象。① 这一历史背景解释了诸国为何迅速对那份要求世界卫生组织调查大麻抗菌性的草案表示支持。

然而，世界卫生组织认为麻醉品委员会成员们这次突如其来的联合有损其医学权威的尊严。麻醉品委员会里的世界卫生组织代表哈尔巴赫（Halbach）博士气势汹汹地说，"专家委员会关于大麻入药有害的观点是不容撼动的。"他还指出，"以目前的知识水平，再次把大麻引入医治疾病的药物是难以想象的"。当时的会议记录显示，哈尔巴赫后来不情愿地做了让步，"他觉得世界卫生组织需要进行麻醉品委员会要求的那项研究"。② 哈尔巴赫是世界卫生组织成瘾药物部门的首席医官，显然，他并不乐意看到该部门的科学家们提出的权威结论受到上述挑战。

20 世纪 60 年代，世界卫生组织终于出台了题为《大麻中所含抗生素之价值》的报告。该报告提到，出版于 1957 年至 1959 年间的那些研究表明，大麻具有抗菌活性。这些研究同时表明大麻萃取物可以抑制葡萄状球菌、链球菌和革兰氏阳性杆菌，并能杀灭结核菌。然而，该报告对这些实验的有效性提出了质疑，认为"在既有的临床应用报告中，没有一份参考了充分控制、合理进行的实验"，"这些研究虽然已经进行数年，却不能证明有必要对大麻进行商业化生产"。该报告在最后推测道：

> 即便那些基于调查的临床报告完全可信，我们仍然需要去确定大麻的疗效是否可以被其他更为正统的药物所替代……令人吃惊的是，如果我们将它们（链霉素、干菌肽）和大麻进行对比，会发现前者有更好的效果。

这一报告被看作是一种恶意攻击，因为它用蹩脚的理由质疑了赞成对

---

① 更多关于这一时期抗菌素的起源和影响的研究参见 R. Bud, *Penicillin: Triumph and Tragedy*, Oxford: Oxford University Press, 2007。

② UN, E. CN/7/SR. 422, Commission on Narcotic Drugs, Fourteenth Session, Summary of 421st Meeting, 4th May 1959, pp. 3 – 13, BL.

大麻的抗菌性进行研究的报告中所蕴含的科学的合理性。它把诸国没有一致性赞同这一点作为大麻无效的证据，并将其对大麻抗菌性想象式的实验和既有的药物做比较，从而得出后者有更佳疗效这一结果。而且，该报告还否认了进行假想实验的可能性，宣称："尚需证明的是，大麻可用于提取有疗效的尤其是优于既有药物的、具有抗菌性的物质。"最后，它请读者们参考 1952 年世界卫生组织专家委员会的那份报告，并确定：大麻制剂实际上是无用的，而且无法证明其存在医疗价值。①

在世界卫生组织编撰这份报告的同时，秘书处已经授权了一项针对大麻问题的调查，以通告诸国代表。因为代表们已经开始商议最终的《1961 年麻醉品单一公约》。这项调查在很大程度上是对 1952 年以来各个国家对此问题研究成果的汇编。阅读这份基于原始报告的材料是颇有启发的，因为它对那些报告明显做了拣选。下面的简单概括将各个大陆的大麻消费者糅合在一起：

> 大麻使用者中的常客除了失业者，还有毒贩、劳力劳动者、临时工、流浪汉、犯罪分子、海员以及一些学生和卡巴莱艺术家。

它没有提到在下午吸食大麻的摩洛哥小店主和工匠，没有提到巴西人在传统节日中吸食大麻来提高舞技和诗歌水平，也没有提到在印度和非洲，运动会参加者们备有大麻。② 相反，秘书处的调查详细描述了一项野心勃勃的新进展，即对联合国迄今为止的大麻政策做一梳理。联合国地中海项目的部分内容，是提供 703 000 美元，"帮助摩洛哥政府双管齐下，开发里夫地区……该地区的大部分是大麻种植地（剪除大麻植株开花和结果的部分）"。③ 这也是联合国首次直接插手大麻生产清除项目，其方式

---

① UN, E/CONF/34/5, The Merits of Antibiotic Substances obtainable from Cannabis Sativa, pp. 2 – 3, BL.

② UN, E/CN.7/399, Annex The Question of Cannabis, Note by the Secretary – General 5th December 1960, p. 9, BL.

③ UN, E/CN.7/399, The Question of Cannabis, Note by the Secretary – General, 5th December 1960, p. 7, BL.

是用"森林、果树、畜牧业和庄稼地"来替代大麻种植地。

最终，各国代表召开了一次全权代表大会，以商议单一公约的具体内容。世界卫生组织和联合国秘书处关于大麻使用的态度很明晰。1950 年的那份提案向人们建议，除少量的用于科学研究外，大麻的使用应该完全被禁止，这构成了新公约的第 39 款。① 如今，英国等国反对将此款写入新的麻醉品单一公约。英国的这一态度不是因为大麻或者大麻制剂，而是出于反对 1950 年提案背后的政治原则。不单是英国，其他一些国家对联合国有权干涉民族国家内部事务也表示愤怒，正如英国代表所指出的那样：

> 英国政府认为，从原则上看，这是不合适的，它会影响对病人的救治，因为它要求拥护单一公约的国家同意一次全权代表大会可能决定的对任何药物的禁止。对一国国内药物之生产和使用的禁止，如公约第二章第一款的规定，在英国政府看来是非常不合理的。②

英国的态度是，除非对公约进行修改，赋予民族国家以决定某一药物的科学和医学价值的权力，否则英国不会签署这一公约。

印度政府同样感到诧异，因为关于大麻问题的公约草案完全忽视了先前关于亚洲医学的那些讨论。因此，印度代表对第 39 款表示反对，并坚持认为"印度的本土医学需要使用大麻，而且大麻是否和已经列出的其他毒品一样危险，完全禁止那些药物是否必要，这些都有待证明"。③ 伊朗对此表示赞成，并提出了一份针对公约中大麻条款的修正案，其内容是"除了用于本土医学和科学研究，大麻和大麻脂的生产应该被缔约国禁

---

① UN, E. CN. 7/AC. 3/9, The Single Convention on Narcotic Drugs (Third Draft), 11th September 1958, p. 55, BL.

② UN, E/CONF. 34/1, Compilation of Comments on the Single Convention (Third draft), p. 40, BL.

③ UN, E/CONF. 34/1, Compilation of Comments on the Single Convention (Third draft), India on Schedule IV, BL.

止"。① 美国政府代表哈里·安斯林格甚至支持大麻的使用，他说"从大麻中提取的物质有可能能够治疗某些精神疾病"。② 然而，许多国家对大麻持坚定的反对态度。埃及代表"敦促种植大麻的各国承担起公约第 39 款规定的义务"，巴西政府表示"它的代表完全赞同公约的第 39 款"。③ 面对因大麻问题产生的意见分歧，麻醉品委员会将其交给一个由印度、巴基斯坦、美国和加拿大等国代表组成的临时委员会处理。④

在临时委员会的会议召开之前，英国和加拿大的代表们草拟了一个更为简单的大麻条款。他们的意图是将大麻制剂和鸦片一起加入单一公约，如果缔约国愿意，可以将它们的使用限制在本土医学的范畴内。大多数国家都赞同这份草案，然而印度坚持认为任何关于大麻的条款都应该把大麻叶排除在外，因为"它们的害处比酒精还小……印度的穷人们用它来制作温和且令人陶醉的饮品，或者是作为镇痛剂和镇定剂的替代品"。⑤ 大家对此表示接受，并一致赞同"对大麻叶的管制不必像大麻的果实、花以及大麻脂那样严格……也有人提议或许可以将大麻叶从大麻的定义中删除，对大麻叶的管制另立条款"。⑥ 联合国意欲干涉各国医疗政策的野心因为英国的提议而宣告破产，印度也做出将大麻叶和大麻的其他部位分别

---

① UN, E/CONF. 34/1, Compilation of Comments on the Single Convention (Third draft), Iran: amendment to the redraft of article 39, BL.

② UN, E/CONF. 34/24, UN Conference for the Adoption of a Single Convention on Narcotic Drugs, Summary Records of Plenary Meetings, Thirty – Third Plenary Meeting 20th March 1961, p. 154, BL.

③ UN, E/CONF. 34/24, UN Conference for the Adoption of a Single Convention on Narcotic Drugs, Summary Records of Plenary Meetings, Thirteenth Plenary Meeting, 8th February 1961, pp. 58 – 62, BL.

④ UN, E/CONF. 34/12, UN Conference for the Adoption of a Single Convention on Narcotic drugs, Ad Hoc Committee to Deal with Article 39, 23rd February 1961, p. 2, BL.

⑤ UN, E/CONF. 34/24/ADD. 1, Ad Hoc Committee on Article 39 of the Third Draft, Tuesday 21st February 1961, p. 274, BL.

⑥ UN, E/CONF. 34/12, UN Conference for the Adoption of a Single Convention on Narcotic Drugs, Ad Hoc Committee to Deal with Article 39, 23rd February 1961, p. 2, BL.

对待的保证。这一会议最终于 1961 年 3 月 20 日下午达成了关于大麻政策的协议。①

《1961 年麻醉品单一公约》是今后有关大麻政策国际立法的基础。其主要目的是"将麻醉品的生产、制造、出口、进口、分销、贸易、使用和占有限于医学和科学的范围内"。其他的政策还包括：除科学和医学用途之外，以公共卫生的名义禁止大麻的种植；每年报告用作上述目的的大麻种植面积；建立全国性机构来管制以医学和科学为用途的大麻种植。公约目录一所列含有大麻的现代药物不在禁止之列。而公约目录四里的大麻和大麻脂，被禁止用于医疗。值得注意的是，《1961 年麻醉品单一公约》对大麻给出了如下定义：

> 尚未被提炼大麻脂的大麻植株的花和果实（不包括与植株分离的种子和叶子），不管它们叫什么名字，即为大麻（cannabis）。

这意味着印度关于大麻叶的保留意见得到了赞同，于是，相关条款只是模糊地宣称"缔约国必须采取必要的措施，阻止滥用、非法交易大麻叶"。

结　论

20 世纪 50 年代，诸国对大麻使用持有不同的意见，而印度代表的行动表明，一国的利益是如何形塑了《1961 年麻醉品单一公约》。不过，印度的干涉使我们注意到当时国际背景的特点，这一特点在 20 世纪 50 年代表现得比以往更为明显。那就是联合国和世界卫生组织等跨国组织对毒品管控——尤其是大麻管控的推动作用。诸如世界卫生组织成瘾药物专家委员会和联合国秘书处等机构决心在这一时期展示大麻的负面形象，并对其实施最为严厉的管制机制。

---

① UN, E/CONF. 34/24, UN Conference for the Adoption of a Single Convention on Narcotic Drugs, Summary Records of Plenary Meetings, Thirty – Fourth Plenary Meeting, 20th March 1961, p. 156, BL.

联合国和世界卫生组织对大麻采取这一严厉态度的原因是多重的。其一，毒品管制的支持者身居要职，而且是这些组织里重要的委员会的成员，这就确保了 20 世纪四五十年代的国际讨论一开始就对许多毒品持否定态度。此外，联合国和世界卫生组织都是新出现的机构，它们都希望在第二次世界大战后为自己抢占"领地"。而大麻一事，可以看作是这些雄心勃勃的机构里的人们"开疆拓土"的一种表现，因为扩张自己的势力可以保证它们的重要性并使自己继续存在下去。20 世纪 20 年代，大麻之所以第一次被牵涉进国际管制体制，是因为诸如英国、美国、埃及和印度等民族国家和殖民国家存在着利益争夺。而到了 20 世纪 50 年代，大麻比以往更接近国际毒品管制的中心，这种接近，背后的推手除了民族国家，还有联合国和世界卫生组织。这些跨国机构试图通过寻找新的问题来扩大它们的势力范围，而且它们认为，这也是其职责所在。①

[詹姆斯·H. 密尔斯（James H. Mills），英国思克莱德大学人文与社会科学学院教授，英国格拉斯哥卫生和医疗社会史中心主任；黄运，上海大学历史系硕士研究生]

----

① 这种"开疆拓土"的"峰值"或许是在 20 世纪 50 年代初期，时任联合国麻醉品司司长利昂·斯泰尼格（Leon Steinig）提议建立世界范围的鸦片专卖。后来他试图实现核原料的专卖。斯泰尼格于 1952 年卸任。关于此事的更多内容，以及对这一时期国际毒品政治中的官僚主义的详细描述，参见 William McAllister, *Drug Diplomacy*, pp. 156–211。

寻求制度霸权

——美国与"联合国毒品滥用管制基金"的创设（1970—1990 年）

张勇安

摘　要　联合国毒品滥用管制基金（UNFDAC）的建立和项目的实施主要源于美国政府的支持。尼克松政府以来的毒品战不仅推动联合国禁毒公约的议定，而且还积极动议联合国进一步完善禁毒机制，敦促联合国建立管制毒品滥用的专项基金，推动国际社会积极捐款，共同承担国际禁毒的重任。诚然，从其积极的方面来看，基金项目的实施成为美国双边麻醉品管制努力的有益补充，特别是为美国涉足它不受欢迎的某些地区开展麻醉品管制项目提供了机会。同时，基金作为国际禁毒体系的重要组成部分，为国际禁毒公约的推行提供了实实在在的物质保障。然而，基金的设立、资金的募集甚或项目的设置，不仅招致冷战对手的掣肘，甚至连"最亲密的盟国"对美国的倡议也多有不满，而且还成为美国国内党派政治之争的议题。美国寻求国际禁毒制度霸权的努力无疑面临诸多难局。

关键词　制度霸权　美国　联合国毒品滥用管制基金　弗拉基米尔·库舍维奇

联合国毒品滥用管制基金（UNFDAC）是全球禁毒体系的重要组成部分。它的建立和项目的实施主要源于美国政府的支持和施压。尼克松政府对毒品宣战以来，美国政府不仅推动联合国禁毒公约的议定，而且还积极动议联合国进一步完善禁毒机制，敦促联合国建立管制毒品滥用的专项基金。不仅在基金创立和运作过程中，美国的影响无处不在，而且在基金组织机构设置和人事安排上，它也积极地施加影响。美国试图借此穿越冷战铁幕，推动国际社会积极捐款，共同承担国际禁毒的重任。进而利用这一平台向麻醉品原料生产国、转运国施压，力图借此根除麻醉品的非法种植，消灭毒品供应和非法贩运。诚然，从其积极的方面来看，基金项目的实施成为美国双边麻醉品管制努力的有益补充，特别是为美国涉足它不受欢迎的某些地区开展麻醉品管制项目提供了机会。同时，基金作为国际禁毒体系的重要组成部分，为国际禁毒公约的推行提供了实实在在的物质保障。然而，基金的设立、资金的募集甚或项目的设置，不仅招致冷战对手的掣肘，甚至连"最亲密的盟国"对美国的倡议也多有不满，而且还成为美国国内党派政争的议题。美国寻求国际禁毒制度霸权的努力无疑面临诸多难局。

一 库舍维奇的倡议、美英论争与基金的创设

设立联合国毒品滥用管制基金的最初设想并不是源于美国政府，而是由彼时担任联合国麻醉品委员会麻醉品司主任的弗拉基米尔·库舍维奇（Vladimir Kuševic）最先提出的。长期负责国际禁毒合作事务的他深感要想根除麻醉品种植和帮助治疗成瘾者，就需要设立一项"专项基金"（special fund），但他非常清楚，因为联合国并没有把麻醉品问题视为优先项目，所以"专项基金"很难从联合国机构内部获得支持。更为重要的是，麻醉品生产国也不愿意因根除生产而失去税收来源。

鉴于此，库舍维奇向美国常驻联合国大使查尔斯·约斯特（Charles W. Yost）建议，希望美国政府能够支持建立禁毒专项基金，专款专用，借此解决麻醉品问题。知悉库舍维奇的提议之后，约斯特本人非常希望能够推动这一行动。1970 年 3 月 21 日，约斯特致电国务院，希望国务院就此事项给出指令。他同时指出，因为 3 月 23 日经社理事会将讨论麻醉品

事务，希望国务院能够就是否支持建立专项基金给予及时答复。①

3 月 24 日，国务院在迟来的回复中指出，非法麻醉品问题确系美国政府最高层最为关注的问题之一，但是，在采取切实可行的提议前考虑通过建立专项基金的方式来资助联合国禁毒，国务院认为并不现实。换言之，国务院认为，在考虑资助联合国禁毒项目任何 1 美元之前，或者说创立一项专项基金，都需要更为详细周密的计划，诸如计划推出什么样的项目，哪个机构负责执行，会产生什么样的结果等等。因此，国务院建议约斯特大使在答复库舍维奇时，"要避免提及设立任何新的基金。"②

然而，库舍维奇并没有因此而轻言放弃。4 月初，库舍维奇又私下以非正式的方式向联合国官员提出设立禁毒专项基金的想法，尽管这一提议得到了国际麻醉品管制局的支持，然而并没有被纳入第四十八届经社理事会会议的议程。库舍维奇知道，能否设立基金的关键不是能否得到联合国官员的支持，而是能否争取到潜在的捐赠者特别是美国政府的支持。遂继续对美国官员进行游说。4 月 9 日，约斯特再次致电国务院，汇报了库舍维奇非常希望能够推动这一提议及希望获得美国政府支持的想法。③ 10日，他向国务院提交了库舍维奇关于设立专项基金的提案。④

尽管国务院仍不愿意支持设立专项基金，但是，美国常驻联合国代表却意识到，如果除了获得双边和多边的援助项目外，而没有批准新的基金来进行支持，那么努力游说不发达鸦片生产国管制生产就不可能奏效。在他们看来，联合国监管下的基金是所有成员国最愿意接受的工具。因此他

---

① "Telegram from the United States Mission to the United Nations in New York to Secretary of the Department of State, 21 March 1970," RG 59 Central Foreign Policy Files, 1970—1973, SOC 11 - 5, Box 3018, National Archives, College Park, MD.

② "Telegram from Secretary of the Department of State to the United States Mission to the United Nations in New York, 24 March 1970," RG 59 Central Foreign Policy Files, 1970—1973, SOC 11 - 5, Box 3018, National Archives, College Park, MD.

③ Telegram A - 650 from the United States Mission to the United Nations in New York to the Department of State, 9 April 1970," RG 59 Central Foreign Policy Files, 1970—1973, SOC 11 - 5, Box 3018, National Archives, College Park, MD.

④ "Telegram A - 661 from the United States Mission to the United Nations in New York to the Department of State, 10 April 1970," RG 59 Central Foreign Policy Files, SOC 11 - 5, Box 3018, National Archives, College Park, MD.

们建议，美国政府能够在第 25 届联合国大会上提议，把设立基金同其他准备讨论麻醉品问题的国际行动一同考虑。①

美国驻联合国代表的想法正好击中了国务院的心病。尼克松政府试图通过双边合作推动鸦片生产国，特别是土耳其根除罂粟种植遭遇的困境，实际上已经令其对双边合作的有效度产生了怀疑。而 7 月 7 日，国务院法律顾问办公室向约翰逊代理国务卿提交的备忘录中，也建议设立转化基金（Diversification Fund）来帮助成员国限制和最终根除鸦片生产。新的国际公约动议以已经在实施的 1968 年《国际咖啡协定》为蓝本，其中该协定第 54 款建立的"国际咖啡组织的转化基金以实现进一步限制咖啡生产的目标，目的是为了保证世界供应与需求的合理平衡"。国务院法律顾问们认为，类似的基金如果能在鸦片公约的条文中提出，将有助于生产国解决农业转产的困难。而对美国而言，转化基金可以为它提供一个很好的平台，可以让它通过施压尽快地尽可能多地减少生产。②

是日，美国常驻联合国代表再次致电国务院：他们非常看好设立专项基金，国务院、国际开发署和司法部可以为基金的设立制订计划和提供资源，他们甚至建议如果可行，美国政府可以在第 25 届联大会议上宣布它首次将捐赠 200 万美元用于项目的开发和试验性项目。③经过权衡，国务院最终决定敦促联合国设立管制毒品滥用"专项基金"。④随后，美国政府通过驻世界各国的外交官积极地游说各国政府支持其

---

① "Telegram A – 856 from the United States Mission to the United Nations in New York to the Secretary of the Department of State, May 8, 1970," RG 59 Central Foreign Policy Files, 1970—1973, SOC 11 – 5, Box 3018, National Archives, College Park, MD.

② "A Proposal for a New International Convention to Deal with the Opium Problem, July 1970," RG 59 Central Foreign Policy Files, 1970—1973, SOC 11 – 5, Box 3018, National Archives, College Park, MD

③ "Telegram from the United States Mission to the United Nations in New York to the Secretary of Department of State, July 7, 1970," RG 59 Central Foreign Policy Files, 1970—1973, SOC 11 – 5, Box 3018, National Archives, College Park, MD.

④ "Memorandum from the Acting Secretary (Johnson) to the White House (Daniel P. Moynihan), July 10, 1970," RG 59 Central Foreign Policy Files, 1970—1973, SOC 11 – 5 UN, Box 3032, National Archives, College Park, MD.

提议。

9 月 28 日，麻醉品委员会特别会议在日内瓦拉开序幕，美国政府代表首次向国际社会正式提议，因建立大规模的联合行动计划需要大量的财政资源，建议设立联合国毒品滥用管制基金，这应成为建立联合行动计划所迫切需要的第一步，该项基金的资金应主要来自政府和非政府的自愿捐款。其首要的目标将设定为：（1）扩大联合国研究和信息设施，作为援助成员国政府和公众的基础；（2）提供技术援助，并帮助各国改进国家药物管制行政和执法机制；（3）提高并扩大联合国机构从事药物控制活动工作人员的能力和人力资源等。①

但美国的提议却遭到了来自盟国英国、法国、瑞典和其他部分国家的极力反对。它们强调，考虑到需要避免因增设联合国专项基金而带来的资金"分散"（proliferation），不建议设立新的基金，而可以考虑把其纳入现有的"联合国开发计划署"（UNDP）之内，进行统一管理。来自美国政府的代表也承认，多年来，美国也一直坚持避免设立基金而带来的任何不必要的资金分散，但是，考虑到特别例外的情况而暂时支持建立由联合国秘书长管理的基金是非常必要的。具体而言，美国政府认为主要包括以下原因：一是接下来数年基金的规模允许由秘书长来管理而不建立另外的行政机构，它预想第一年向基金的捐赠总额不会超过 500 万美元，接下来两年时间可能会增长到 1000 万美元或 1500 万美元；二是现阶段基金优先资助的项目和行动是特别专用于某些领域和某些领域的技术方面，这些都是联合国开发计划署援助目标、范围和能力之外的项目；三是联合国开发计划署现阶段正处于转型（改组）期，因此不可能指望它承担新的职责；四是美国和其他主要的捐赠国已经明确表示，它们不可能再向联合国开发计划署增加捐赠，直至它有能力来支配大额的基金。不言而喻，如果不是不可能的话，现在借助再向联合国开发计划署的捐赠来募集联合国毒品滥

① "Intelligence Note Prepared in the Bureau of Intelligence and Research, Washington, October 29, 1970," RG 59 Central Foreign Policy Files, 1970—1973, SOC 11 - 5, Box 3019, National Archives, College Park, MD.

用管制基金显得极为困难。①

在美国的压力之下，10 月 2 日，委员会特别会议以 18 票赞同、5 票弃权、0 票反对通过决议，建议经社理事会请求联合国秘书长设立联合国毒品滥用管制基金。② 尽管这是个好的开端，但得到经社理事会和联大的支持才是成功的关键。

然而，令美国政府感到失望的是，它的"最亲密的盟友"英国在此问题上的态度并不积极，考虑到英国作为联大联合倡议国的重要性，10 月 19 日，国务院致电美国驻伦敦大使馆，要求美国政府就"关于联合国打击毒品滥用的实际行动和建立联合国管制毒品基金"的动议同英国政府外交部官员进行协商，寻求其支持。③ 不仅如此，10 月 23 日，美国政府还专门派出麻醉品和危险药品局（BNDD）局长约翰·英格索尔（John Ingersoll）访问伦敦，同英国外交部官员希拉里·金（Hilary King）及其助理进行会晤，英格索尔转交了美国政府准备提交经社理事会的决议和美国在设立基金上的立场文件，金表示英国政府会仔细研究美国政府的相关文件。随后英格索尔强烈建议英国政府能够联合向经社理事会提出决议，并同意由联合国秘书长管理新的基金而不是纳入联合国开发计划署。他非常郑重地强调了美国的行政和立法机构以及最高领导层都非常重视毒品问题，希望英国能够采取一致行动。美国驻英国大使馆认为英格索尔的短期访问是非常有帮助的，同时他们也指出，如果没有得到希望的结果，他们

---

① "Telegram from the Secretary of the Department of State to the American Embassy in London Priority, October 19, 1970," RG 59 Central Foreign Policy Files, 1970—1973, SOC 11 - 5, Box 3019, National Archives, College Park, MD; "Telegram from American Embassy in Paris to the Secretary of the Department of State, September 30, 1970," RG 59 Central Foreign Policy Files, 1970—1973, SOC 11 - 5 UN, Box 3032, National Archives, College Park, MD.

② *Official Records of the Economic and Social Council*, *Forty - ninth Session*, *Supplement No.* 12 (E/4931), Geneva and New York: United Nations, 1970.

③ "Telegram from the Secretary of the Department of State to the American Embassy in London Priority, October 19, 1970," RG 59 Central Foreign Policy Files, 1970—1973, SOC 11 - 5, Box 3019, National Archives, College Park, MD.

准备同英国外交部的更高级别的官员进行协商。① 10 月 26 日，美国驻英国大使馆又将尼克松总统准备在联大发言的文本提交给英国外交部，进一步敦促其支持美国的动议，然而，英国政府在对待专项基金的设立问题上仍心存疑虑。②

这种疑虑最终导致英国政府采取不支持美国政府动议的行动。10 月 27 日，英国政府提出了反对美国立场的决议草案，并通过驻美国大使馆转给美国国务院。其中特别请求秘书长通过搁置美国政府的提议，请求特别考虑通过联合国常规的技术援助项目来进行麻醉品管制领域的援助。同时，建议"邀请联合国开发计划署的治理委员会能够全部考虑麻醉品管制项目""敦促成员国在行动计划框架内通过最适当的捐赠来解决这一问题"，包括通过他们的国家开发计划、国家行动和研究项目，通过双边开发项目、地区合作、信托基金的安排自愿地向联合国捐赠，或通过额外渠道向联合国开发计划署捐赠。③

显而易见，美国政府的游说并没有产生预期的效果。英国驻美国大使馆负责联合国事务的官员向美国国务院提交关于英国政府决议之时指出，因为技术原因，英国政府不能接受专项基金的设想，建议就美国政府关于设立该基金的决议进行单独投票，否则英国代表有可能对整个决议投弃权票。面对这样的紧急情况，同时考虑到已经起草好的尼克松总统在联大上的发言稿，美国国务院认为，"我们难以找到对英国草案妥协的基础。"同时再次强调指出，"在联合国开发计划署之下设立创新基金几乎等于牺牲美国准备的 200 万美元的捐赠。"鉴于英国的消极立场可能带来的政治影响，国务院认为："英国是在冒险把自己置于孤立地位"，尽管他们清

---

① "Telegram from American Embassy in London to the Secretary of the Department of State, October 23, 1970," RG 59 Central Foreign Policy Files, 1970—1973, SOC 11 – 5, Box 3019, National Archives, College Park, MD.

② "Telegram from American Embassy in London to the Secretary of the Department of State, October 26, 1970," RG 59 Central Foreign Policy Files, 1970—1973, SOC 11 – 5, Box 3019, National Archives, College Park, MD.

③ "Telegram from the Secretary of the Department of State to American Embassy in London, October 28, 1970," RG 59 Central Foreign Policy Files, 1970—1973, SOC 11 – 5, Box 3019, National Archives, College Park, MD.

楚，无论是否有英国的支持，美国在经社理事会的决议都会获得绝大多数国家代表的支持，但是，无论是从技术层面还是从英国作为美国最为亲密的盟友来看，英国的立场对美国政府和民众来说都是至关重要的。因此，国务院准备召见英国大使进行紧急磋商，同时考虑把协商扩大到在华盛顿和伦敦的高官。①

10月29日，美国驻伦敦大使馆通过与英国外交部官员协调，英国政府做出妥协，它可以支持美国的动议，但前提是至少要明确基金只是暂时设立，或者在两到三年时间内有可能被纳入联合国开发计划署。② 而且如果英国对于联合国基金的保留条款没有在11月11日即经社理事会投票前得到解决，它就可能在会上提出自己的决议，随之而来的可能就是在经社理事会上的长期争吵，必然会削弱美国所期望获得的支持率。③

为了避免这种最坏的结果，国务院立即同英国驻美国大使约翰·弗雷曼（John Freeman）协商，再次向其阐明美国支持专项基金和反对把基金纳入联合国开发计划署之下的原因。弗雷曼则坚持，希望找出合适的修正来明确，提议的基金不排除在以后时间里有不同安排，包括经社理事会考虑在两三年后把其纳入联合国开发计划署的可能性。这样将会有助于他同英国外交部进行沟通。国务院表示，他们将找到适当的修正办法。④ 10月30日，美国驻伦敦大使馆通知英国外交部，修正了决议案，在决议中通过强调基金是一种"初步的"（initial）措施，以暗示其本质上是种暂时办法，进而搁置经社理事会对基金考虑全面的管理和财政的安排，强调基

① "Telegram from the Secretary of the Department of State to American Embassy in London, October 28, 1970," RG 59 Central Foreign Policy Files, 1970—1973, SOC 11 - 5, Box 3019, National Archives, College Park, MD.

② "Telegram from American Embassy in London to the Secretary of the Department of State, October 29, 1970," RG 59 Central Foreign Policy Files, 1970—1973, SOC 11 - 5, Box 3019, National Archives, College Park, MD.

③ "Intelligence Note Prepared in the Bureau of Intelligence and Research, Washington, October 29, 1970," RG 59 Central Foreign Policy Files, 1970—1973, SOC 11 - 5, Box 3019, National Archives, College Park, MD.

④ "Telegram from the Secretary of the Department of State to American Embassy in London, October 30, 1970," RG 59 Central Foreign Policy Files, 1970—1973, SOC 11 - 5, Box 3019, National Archives, College Park, MD.

金 "最初" （initially） 由联合国秘书长管理。①

　　在经社理事会召开之时，多数国家对于美国表示基金将最终同联合国开发计划署相结合表示满意。经社理事会批准的决议整合了英国提出的修正意见，进一步明确，联合国基金将用于经由麻醉品委员会批准的项目。英国、印度、日本和巴基斯坦表示，英国的修正案让他们更方便支持决议。11 月 11 日，经社理事会以 22 票赞同、0 票反对和 2 票弃权 （苏联和保加利亚） 压倒性的多数通过了美国提出的决议，即协同联合国打击毒品滥用和建立一个联合国毒品滥用管制基金。尽管如此，大多数的发言者对于联合国专项基金可能造成的资金的分散仍表示了担忧，同时原则上表示反对。②

　　经社理事会决议通过授权批准在紧急的情况下，采取某些及时的措施来筹措资金。这些措施包括：扩大联合国毒品管制机构的研究和信息收集；规划和执行技术援助的计划，以建立和完善国家药物管制部门和执法机构以及培训需要的人员；扩展联合国毒品管制机构及其秘书处的职能。决议还授权并指示秘书长制订一项长期行动计划，呼吁联合国各专职机构和其他主管国际机构给予适当协助。特别是保证基金同世界卫生组织、国际粮农组织和教科文组织之间的合作。③ 12 月 15 日，联大通过经社理事会决议，批准把建立联合国毒品滥用管制基金作为紧急事项的初步措施［A/RES/ 2719 （XXV）］。同时大会要求秘书长尽快实施，呼吁各国政府和个人提供捐赠。

---

① "Telegram From American Embassy in London to the Secretary of the Department of State, October 30, 1970," RG 59 Central Foreign Policy Files, 1970—1973, SOC 11 - 5, Box 3019, National Archives, College Park, MD.

② "Telegram from the United States Mission to the United Nations in New York to Secretary of the Department of State, November 12, 1970," RG 59 Central Foreign Policy Files, 1970—1973, SOC 11 - 5, Box 3019, National Archives, College Park, MD; Concerted United Nations action against drug abuse and establishment of a United Nations Fund for Drug Abuse Control, E/RES/1970/1559 （XLIX）, 1727th Plenary Meeting, 11 November 1970.

③ "Memorandum from the Under Secretary of State for Political Affairs （Johnson） to the President's Assistant for National Security Affairs （Kissinger）, Washington, November 19, 1970," U. S. Department of State, *FRUS*, 1969—1976, Vol. E - 1, Doc. 183.

作为对新设立基金的支持，美国宣布第一笔捐款 200 万美元，并希望在 1971 年，该基金资金总额能够达到约 500 万美元。除了美国，其他政府如德意志联邦共和国，也已承诺捐赠 100 万马克（约合 301204 美元），同时基金也向慈善机构、公共基金会、其他非官方组织和个人开放募集。① 除此之外，美国国务院还表示，虽然美国政府将致力于多方面的合作与协调，但其主旨在于努力在国外增加援助并积极与外国政府收集和交换情报的同时，更多地致力于强化各国国内及当地的执法能力，以减少供应和阻截非法危险药物的流通。②

根据基金设立之初的设想，联合国秘书长吴丹希望提名他的私人秘书卡尔·舒尔曼（Carl Schurman）来管理基金，对此，库舍维奇颇为苦恼。为了能够协调好基金未来的结构和管理问题，美国驻日内瓦代表敦促库舍维奇尽快到纽约联合国总部同秘书长就此进行协商。③ 考虑到基金管理层的安排关系及其未来的发展，威廉·罗杰斯（William Rogers）国务卿立即指令美国驻日内瓦和纽约的联合国代表团，要求他们代表英格索尔局长和国务院邀请库舍维奇结束纽约之行后，顺访华盛顿。④ 但是，美国政府希望通过人事安排把基金制度化和长期化的努力并没有成功。

---

① "Memorandum from the Under Secretary of State for Political Affairs（Johnson）to the President's Assistant for National Security Affairs（Kissinger）, Washington, November 19, 1970," U. S. Department of State, *FRUS*, 1969—1976, Vol. E‑1, Doc. 183.

② "Airgram A‑2333 from the Department of State to all Diplomatic and Consular Posts, March 7, 1972," U. S. Department of State, *FRUS*, 1969—1976, Vol. E‑1, Doc. 220

③ "Telegram 646 from the United States Mission to the United Nations in Geneva to the Secretary of the Department of State, February 26, 1971," RG 59 Central Foreign Policy Files, 1970—1973, SOC 11‑5 UN, Box 3032, National Archives, College Park, MD.

④ "Telegram 033207 from the Secretary of the Department of State to the United States Mission to the United Nations in Geneva, February 26, 1971," RG 59 Central Foreign Policy Files, 1970—1973, SOC 11‑5 UN, Box 3032, National Archives, College Park, MD; "Telegram 036711 From Secretary of the Department of State to the United States Mission to the United Nations in Geneva and New York, 4 March 1971," RG 59 Central Foreign Policy Files, 1970—1973, SOC 11‑5 UN, Box 3032, National Archives, College Park, MD.

1971 年 3 月 26 日，联合国秘书长吴丹致信各国政府，就联合国毒品滥用管制基金的设立正式通告各国政府。在信中，吴丹秘书长附有一份名为"拓展毒品滥用管制"的备忘录（Aide - Mémoire），详细阐明了基金设立的必要性。[①] 同时，吴丹秘书长宣布基金的目的是要制订短期和长远的发展计划，遵照这些要求开展项目，帮助执法。他希望基金第一年可募集到约 500 万美元，一年之后获得 2000 万美元。吴丹秘书长备忘录是份利益攸关的文件，特别是对于基金运作的前两年而言，它是基金运作和管理的唯一的制度基础。[②] 随后，吴丹任命荷兰人舒尔曼作为秘书长的私人代表负责基金的全面工作。[③]

联合国毒品滥用管制基金的设立，对于国际禁毒运动而言意义重大，它既是现行国际禁毒公约的重要补充，也是公约实际推行的协调机构之一。联合国的《麻醉品公报》指出，通过切实可行的、充满活力的和特有的禁毒措施，加之涵盖了麻醉品和精神药物的国际公约，国际社会现在到了最终打击毒品滥用取得积极成效的时候了。就此而言，建立联合国毒品滥用管制基金可以说是"里程碑式的"行动。[④]

二 美国的游说与资金的筹措

1971 年 4 月 1 日，联合国毒品滥用管制基金正式建立。美国政府除了自己承诺向基金的设立送上的"生日礼物"——200 万美元外，还积极地动议他国捐款。6 月 17 日，尼克松在呈递国会的国情咨文中就指出，联合国毒品滥用管制基金设立的目的是，设计和执行一个更为具体的联合国打击世界毒品问题的方案，"我们将会继续给予联合国禁毒努力以强有力的支

---

① "Review of the Twenty - fourth Session of the Commission on Narcotic Drugs," *Bulletin on Narcotics*, Vol. 24, No. 2 (1972), pp. 21 - 29.

② C. W. A. Schurmann, "The First Two Years of the United Nations Fund for Drug Abuse Control," *Bulletin on Narcotics*, Vol. 25, No. 4 (1973), pp. 1 - 8.

③ "Review of the Twenty - fourth Session of the Commission on Narcotic Drugs," *Bulletin on Narcotics*, Vol. 24, No. 2 (1972), pp. 21 - 29.

④ "United Nations Fund for Drug Abuse Control," *Bulletin on Narcotics*, Vol. 23, No. 2 (1971), pp. 1 - 3.

持，同时推动其他国家为此做出贡献，请求国会批准额外的捐款"。①

但到 9 月 27 日麻醉品委员会第 24 次会议开幕之时，联合国毒品滥用管制基金的捐赠总额也仅刚刚超过 200 万美元。换言之，除了美国政府捐赠的 200 万美元外，还没有能够获得更多的捐赠。负责基金实施的秘书长私人代表舒尔曼表示，捐赠远远没有达到基金要求的水平。麻醉品委员会表示要为基金寻求更广泛的支持。会议期间，各方又捐赠出 1 万美元，其中半数来自库舍维奇获得的爱德华·伯朗宁奖（Edward W. Browning Award）的奖金。② 其他的 5000 美元则由伊朗认捐。舒尔曼表示将同数国政府的代表进行协商，希望将来能获取更多的捐赠，同时也有可能从世界各地的制药行业获得捐赠。但他反对一些政府在捐赠前的"等待和观望的"态度，它只会建立一种完全恶性的循环，因为没有资金也就不会有结果，如果资金不够，所有花费都可能浪费。会议结束前，加拿大政府的代表宣布该国政府的捐赠数量会非常大。发展中国家对基金表现出极大的兴趣，尽管难以捐赠资金，但也通过其他方式准备为基金的目的提供帮助，例如为基金资助的项目提供人力和设备支持。会议结束之后，法国宣布向基金捐赠 10 万美元，联邦德国承诺捐赠 100 万马克（约合 301204 美元）。这样，基金的资金总额将达到 242 万美元。③

---

① Richard Nixon, "Special Message to the Congress on Drug Abuse Prevention and Control, June 17, 1971," *Public Papers of the Presidents of the United States*, *Richard Nixon*, 1971, Washington, D. C. : U. S. Government Printing Office, 192, p. 748.

② 美国国务卿罗杰斯在得知这一消息之后，特别请美国驻日内瓦的代表向库舍维奇先生表达了他的谢意："我已经获悉您个人向联合国管制毒品滥用基金捐赠了 5 000 美元。我真诚地相信您最慷慨的行动代表了您推进国际合作打击毒品滥用瘟疫的奉献精神，将鼓励政府和个人的慷慨捐赠。" 参见 "Telegram 191935 from the Secretary of the Department of State to US Mission in Geneva, Oct 20, 1971," RG 59 Central Foreign Policy Files, 1970—1973, SOC 11 – 5 NATO, Box 3032, National Archives, College Park, MD。

③ "Review of the Twenty – fourth Session of the Commission on Narcotic Drugs," *Bulletin on Narcotics*, Vol. 24, No. 2 (1972), pp. 21 – 29; "Airgram CA – 5304 from the Department of State to the American Embassy in Ankala et al. , November 26, 1971," RG 59 Central Foreign Policy Files, 1970—1973, SOC 11 – 5 UN, Box 3032, National Archives, College Park, MD.

10 月 11 日，美国代表在会上发言时指出，美国的捐赠仅是首次捐赠。美国意在指出将持续支持联合国基金和项目，因为项目的开发和实施将有助于国际社会更有效管制毒品滥用。美国政府认识到，并相信其他国家也认识到，许多国家根据各自的资源状况给予持续的大力支持对于维持一种可靠的国际努力是必要的。①

10 月 14 日，舒尔曼在日内瓦举行新闻发布会，对于联合国毒品滥用管制基金没有能够争取到更多国家的支持，公然表示失望。美国国务院对此颇有同感。② 为此，16 日，罗杰斯指令美国驻各主要国家外交官员积极地同所在国家协商，敦促他们向基金捐赠。③

美国政府的游说收效甚微。1972 年 1 月 6 日，舒尔曼就抱怨道，联合国毒品滥用管制基金已经有了一个"意义重大的开端"，但因为缺少来自各国政府的捐赠而受阻。④ 统计数据显示，到 4 月 1 日，来自各国政府和部分个人的捐赠仅为 298 万美元。⑤ 这一数字同基金设立之时希望第一

---

① "Telegram 4352 from US Mission in Geneva to the Secretary of the Department of State, Oct. 6, 1971," RG 59 Central Foreign Policy Files, 1970—1973, SOC 11 - 5 NATO, Box 3032, National Archives, College Park, MD; "Telegram 190158 from the Secretary of the Department of State to American Embassy in Bonn, et al., Oct. 16, 1971," RG 59 Central Foreign Policy Files, 1970—1973, SOC 11 - 5 NATO, Box 3032, National Archives, College Park, MD.

② "Telegram 4505 from US Mission in Geneva to the Secretary of the Department of State, Oct. 15, 1971," RG 59 Central Foreign Policy Files, 1970—1973, SOC 11 - 5 NATO, Box 3032, National Archives, College Park, MD; "Telegram 190158 from the Secretary of the Department of State to American Embassy in Bonn, et al., Oct. 16, 1971," RG 59 Central Foreign Policy Files, 1970—1973, SOC 11 - 5 NATO, Box 3032, National Archives, College Park, MD.

③ "Telegram from the Secretary of the Department of State to American Embassy in London, et al., October 16, 1971," RG 59 Central Foreign Policy Files, 1970—1973, SOC 11 - 5 UN, Box 3032, National Archives, College Park, MD.

④ "Airgram A - 217 from the Department of State to All Diplomatic and Consular Posts, January 10, 1972," RG 59 Central Foreign Policy Files, 1970—1973, SOC 11 - 5, Box 3018, National Archives, College Park, MD.

⑤ C. W. A. Schurmann, "The First Two Years of the United Nations Fund for Drug Abuse Control," *Bulletin on Narcotics*, Vol. 25, No. 4 (1973), pp. 1 - 8.

年的捐赠能够达到的 500 万美元还相去甚远。鉴于此，为了敦促国际社会积极向基金捐赠，美国政府决定利用即将在纽约召开的经社理事会第 52 届会议进行游说。

4 月 7 日，美国国务院致电驻联合国代表同时抄送驻各国大使馆，阐明了美国政府的目标，即希望更多的国家能够提供更多的捐赠，以为项目的实施提供更强大的财政支持，希望还没有捐赠的国家能够抓住这一机会开始认捐。美国在会议期间也将宣布再次捐赠 200 万美元，也希望其他国家能够再次提供捐赠。同时告知，联合国已经开始使用基金在泰国实施国家项目，希望能够积极敦促秘书长的私人代表制订更积极的计划和项目，以充分利用这一资源。① 以此为指令，美国驻世界各国的代表积极敦促所在国政府采取行动。

美国政府的游说开始发挥一定作用。在美国政府再度捐赠 200 万美元后，其他国家的捐赠也已经达到 160 多万美元，另有国家宣布捐赠 40 万美元，仅需要国会的批准。因此，在总额约 600 万美元的捐赠中，美国占三分之二，其他 26 个国家约占三分之一。与这种捐赠的悬殊相较，更为严重的事实是前两年的捐赠总额没有达到吴丹秘书长预计的 1 000 万美元。这已经造成了收入的长期短缺，也妨碍了基金实施大量的被认为必要和紧急的项目。因此，舒尔曼重申，1973 年基金仍有 300 万美元的缺额，而另有 1 500 万美元需要在接下来的三年内筹措，以确保实施第一批优先项目的最低规划。舒尔曼在总结其领导下的联合国毒品滥用管制基金的工作时不无激动地自问自答道：基金在最初的两年里在减少毒品供应、需求或打击非法贩运方面是否已经成功？显然没有，也没有取得所希望的任何超乎寻常的成绩。他敦促道，项目的实施完全依赖于各国政府的资助。如果捐赠的资金充裕，基金就能够对世界范围内的毒品滥用罪恶给予应有的打击。②

---

① "Telegram 60220 from the Secretary of the Department of State to the United States Mission to the United Nations in New York, April 7, 1972," RG 59 Central Foreign Policy Files, 1970—1973, SOC 11 - 5, Box 3025, National Archives, College Park, MD.

② C. W. A. Schurmann, "The First Two Years of the United Nations Fund for Drug Abuse Control," pp. 1 - 8.

　　面对基金筹措的难局，美国政府通过各种方式积极动议国际社会向基金捐赠。而且，与以往不同的是，美国政府试图穿越冷战铁幕，在全球寻求资金的募集。1973 年 3 月 19 日，国务卿罗杰斯致电美国驻日内瓦代表团建议，对于联合国毒品滥用管制基金来说，邀请苏联和中国参加多边讨论是合适的，这种拓展有助于帮助阿富汗开展毒品管制项目，同时也把法国、英国、意大利、丹麦和瑞典视为可能的捐赠者。①

　　同时，考虑到基金运行一年之后在行政管理、人事、组织安排以及项目的开发、技术援助的实施、数据收集和分析等方面的"失败"，美国政府积极推动把基金的领导者"秘书长私人代表负责制"更改为"执行主任负责制"。其用意不言而喻。1972 年 5 月 8 日，国务院指令美国驻联合国大使乔治·布什，倡议联合国中协调整个麻醉品事务运作的合格而又有活力的人"应是位美国人"。② 然而到 6 月底，当库舍维奇担任麻醉品司主任任期将满之时，美国政府推荐了瑞典人斯登·马滕斯（Sten Martens）接任这一职务。③ 10 月，斯登·马滕斯就任麻醉品司主任。翌年 4 月 1 日，麻醉品司主任马滕斯博士被委任为联合国毒品滥用管制基金"代理执行主任"。④

　　4 月 29 日，马滕斯借到纽约参加经社理事会第 54 届会议的机会，访问华盛顿，同美国国务院、其他与毒品滥用相关部门的官员以及国会的议

---

① "Telegram from the Secretary of the Department of State to the United States Mission to the United Nations in Geneva, March 19, 1973," RG 59, Central Foreign Policy Files, 1973—1976, Electronic Telegrams, National Archives, College Park, MD.

② "Telegram 79896 from the Department of State to USUN New York, May 8, 1972," RG 59 Central Foreign Policy Files, 1970—1973, SOC 11 – 5, Box 3018, National Archives, College Park, MD.

③ "Telegram 7091 from the Department of State to the Embassy in New Delhi, January 13, 1972," RG 59 Central Foreign Policy Files, 1970—1973, SOC 11 – 5, Box 3018, National Archives, College Park, MD.

④ "Telegram from the United States Mission to the United Nations in New York to the Secretary of the Department of State, March 15, 1973," RG 59 Central Foreign Policy Files, 1973—1976, Electronic Telegrams, National Archives, College Park, MD.

员进行会晤，讨论如何获得正常捐赠和增加资金。① 然而，马滕斯在考查和评论了基金在泰国、阿富汗等国的项目之后，意识到新近在华盛顿的讨论无法满足基金的正常运作，遂希望美国政府给予 400 万美元捐赠。在他看来，现在联合国毒品滥用管制基金到了一个"转折点"，他必须仔细评估基金能承担的新的国家项目到何种地步。6 月 21 日，美国驻日内瓦代表向国务院通告了此事，并希望能尽快考虑这一问题。② 作为回应，6 月 29 日，国务院决定捐赠另外的 400 万美元。同时，罗杰斯国务卿提醒道，希望美国的捐赠能够推动来自其他国家的更多的捐款，因为美国未来的捐赠也会受到这些努力、基金取得的成效及其要求的影响，而国会拨款也会对此产生影响。③

国务院的意图是相当明确的：希望能够把捐赠 400 万美元的消息尽快向社会公布，以推动国际社会的行动。国务院认为经社理事会会议将为最广泛地公开这一消息提供一个理想的平台。7 月 3 日，美国常驻联合国代表约翰·斯卡利（John A. Scali）要求能够在 7 月 9 日的会议上宣布美国政府即将做出的捐赠。④

7 月 9 日，斯卡利在经社理事会会议上宣布，美国承诺再向联合国毒品滥用管制基金捐赠 400 万美元，同时要求其他国家从源头上就打击麻醉

---

① "Telegram from the United States Mission to the United Nations in Geneva to the Secretary of the Department of State, April 9, 1973," RG 59 Central Foreign Policy Files, 1973—1976, Electronic Telegrams, National Archives, College Park, MD; "Telegram from the Secretary of the Department of State to Embassy in Ankara, April 11, 1973," RG 59 Central Foreign Policy Files, 1973—1976, Electronic Telegrams, National Archives, College Park, MD.

② "Telegram from the United States Mission to the United Nations in Geneva to the Secretary of the Department of State, June 21, 1973," RG 59 Central Foreign Policy Files, 1973—1976, Electronic Telegrams, National Archives, College Park, MD.

③ "Telegram from the Secretary of the Department of State to Embassy in Mexico, June 29, 1973," RG 59, Central Foreign Policy Files, 1973—1976, Electronic Telegrams, National Archives, College Park, MD.

④ "Telegram from the United States Mission to the United Nations in Geneva to the Secretary of the Department of State, July 3, 1973," RG 59 Central Foreign Policy Files, 1973—1976, Electronic Telegrams, National Archives, College Park, MD.

品成瘾进行合作。至此，美国政府向基金的捐赠达到了 800 万美元，总的捐赠包括已经支付和承诺的超过了 970 万美元。在宣布这一捐赠之时，斯卡利宣读了来自尼克松总统的声明：

> 如同过去我已经宣称的，美国政府打击毒品滥用至关重要的是全面打击。因为这一威胁是没有政治或意识形态边界的，我们认为世界各国一同加入这一努力是必需的。正因如此，美国自联合国毒品滥用管制基金设立以来，就一直坚定地给予支持。作为美国人民不断支持项目的实实在在的证据，美国承诺再向基金捐赠 400 万美元。这一捐赠是基于我们相信，多边规划能够资助单靠一国难以完成的毒品管制项目，联合国的所有成员国应慷慨捐助。

斯卡利最后向参加经社理事会会议的各国代表呼吁，"人们常说毒品滥用只是发达国家的问题，因此认为只应发达国家来关注之。我需要告知大家，如果这种观点能够应用于贫穷、教育不足和疾病问题的话，类似的漠不关心的态度也就适用于这一组织的工作。毒品问题只能通过国际合作来解决，大家一直要求美国，美国也确实给了无数次的援助。现在我们有了问题，暂时其对美国的影响甚于大多数的国家。非常坦白地讲，我们现在要求大家合作来从源头打击之"。①

翌日，国务院正式公布了额外捐赠的新闻，它希望借助这个机会，包括美国的捐赠和尼克松总统的声明，敦促其他国家增加对基金的支持。国务院通知美国所有驻外使节，如果没有遭到强烈的反对，就要接触各所在国政府的官员，重申美国对基金的支持，提醒其注意最新的美国捐赠和总统的声明，最后，还要敦促各国政府加入来共同支持联合国毒品滥用管制基金。国务院还特别提醒，驻外使节在陈明观点时，应指出允许正在进行中的规划项目，希望承诺在未来或今年给予捐赠。

其中，国务院特别指令其驻堪培拉的大使向澳大利亚政府表示，美国

---

① "Telegram from the United States Mission to the United Nations in Geneva to the Secretary of the Department of State, July 10, 1973," RG 59 Central Foreign Policy Files, 1973—1976, Electronic Telegrams, National Archives, College Park, MD.

政府对其准备在1973年捐赠10万美元以及未来也会按此比例捐赠，表示满意。而对于驻伦敦和巴黎的大使则指令，美国对于两国在过去的捐赠表示满意，但希望未来的捐赠能够增加，或者是日本1973年捐赠的20万美元的两倍。① 指令驻东京和渥太华的大使时，则表示美国政府对日本和加拿大的捐赠表示满意，但希望能够在未来给予类似的捐赠。要求驻罗马大使向意大利政府表示，希望其能够消除障碍，每年的捐赠超过1972年的10万美元。同时表示，美国政府对意大利政府反感"专项基金"的态度表示认可，但认为对毒品滥用问题的特别关注和国际新篇章要求通过国际项目打击非法毒品。而且同意大利一样，美国也对其他国家的捐赠反应表示失望。但美国认为要消除这种失望，就需要像意大利政府一样通过继续向基金的慷慨捐赠来为他国树立榜样。美国政府希望基金的行政费用能够减少，而项目的质量则要随着其获得经费的增加而提高。对摩洛哥政府，指令大使注意到除了利比亚外，摩洛哥是唯一已经捐赠的国家。对联邦德国来说，大使应表示美国政府对此前的捐赠和未来的捐赠表示感谢。总之，国务院要求所有的驻外使节报告所有重要国家的反应。②

随后，美国驻外使节展开对所在国政府的游说，各国政府基本上都赞同基金的价值取向，然而，讲到捐款，各国的反应不一，就其态度而言，可以划分为三类：一类是实质支持型国家；二是道义支持型国家；三是对基金运作和管理不满型国家。

实质支持型国家。这类国家多是此前已经向基金捐赠过，在美国政府驻外使节的游说之下，同意再次向基金提供新的捐赠或额外的捐赠。这些国家包括加拿大、沙特阿拉伯、瑞士、荷兰、约旦、伊朗、瑞典、丹麦、英国和菲律宾。

道义支持型国家。这些国家多为发展中国家，限于国内的经济问题和

---

① 7月2日，马滕斯告知美国的代表，他已经收到了来自日本政府捐赠20万美元的正式确认。参见"Telegram from the United States Mission to the United Nations in Geneva to the Secretary of the Department of State, July 2, 1973," RG 59 Central Foreign Policy Files, 1973—1976, Electronic Telegrams, National Archives, College Park, MD。

② "Telegram from the Secretary of the Department of State to All Diplomatic and Consular Posts, July 20, 1973," RG 59 Central Foreign Policy Files, 1973—1976, Electronic Telegrams, National Archives, College Park, MD.

财力，尽管赞同通过基金资助毒品生产国根除生产，然而，难以提供现实捐赠，但它们希望可以通过其他方式来提供援助。例如印度官员表示，限于财政问题，印度难以提供现金支持，而仅能提供专家援助。① 这些国家还包括奎亚那、萨尔瓦多、马耳他、马达加斯加、毛里求斯、印度尼西亚、扎伊尔、塞浦路斯、智利、老挝、尼日尔和科威特等国。令人意外的是，法国外长对于美国的游说同样强调，法国的资源受到限制，因此怀疑法国能否增加捐赠，而且决定权更多地在财政部部长而不是在外交部部长。②

　　对基金的运作和管理不满型国家。反对捐赠的国家主要是德国和意大利两国，它们也曾经向基金捐赠，它们的反对主要源于对基金运作和管理的不满。3 月 23 日，当美国驻联邦德国的大使馆官员拜会德国青少年、家庭和卫生部下属的麻醉品和药物司的代表，并积极游说德国政府再次向基金做出支持性捐赠之时，德国政府的官员表示，希望德国向基金的所有捐赠是用于项目实施而不是管理费用，"基金的资源正在被浪费"。③ 7 月 31 日，联邦德国继续坚持认为，希望基金能够严格遵照其章程原来的规定，如项目的目的是根除毒品源，而"不是偏离到外围的项目"。同时，强调尽管所有基金都用于项目实施，但不能被用于行政开销。他向美国大使提出，他认为德国的捐赠有部分已经用于基金的行政费用。④ 与德国官

　　① "Telegram from American Embassy in New Delhi to the Secretary of the Department of State, July 27, 1973," RG 59 Central Foreign Policy Files, 1973—1976, Electronic Telegrams, National Archives, College Park, MD; "Telegram from American Embassy in New Delhi to the Secretary of the Department of State, December 17, 1973," RG 59 Central Foreign Policy Files, 1973—1976, Electronic Telegrams, National Archives, College Park, MD.

　　② "Telegram from American Embassy in Paris to the Secretary of the Department of State, August 11, 1973," RG 59 Central Foreign Policy Files, 1973—1976, Electronic Telegrams, National Archives, College Park, MD.

　　③ "Telegram from the Secretary of the Department of State to the United States Mission to the United Nations in Geneva, July 31, 1973," RG 59 Central Foreign Policy Files, 1973—1976, Electronic Telegrams, National Archives, College Park, MD.

　　④ "Telegram from American Embassy in Bonn to the Secretary of the Department of State, March 24, July," RG 59 Central Foreign Policy Files, 1973—1976, Electronic Telegrams, National Archives, College Park, MD.

员的失望相较，意大利外交官员同美国大使会谈时严词拒绝再次捐款：一是意大利政府原则上反对"专项基金"；二是对其他国家对捐赠作出的回应非常失望；三是基金高额的行政费用和项目质量的低下。在他们看来，这些经费如果用于意大利国内禁毒执法，特别是阻断毒品进入美国可能更好。① 7 月 25 日，意大利政府官员向美国大使表示暂不考虑做进一步捐赠。②

尽管美国政府非常积极地游说国际社会进行捐赠，而且马滕斯接任代理执行主任以来也积极地敦促各国政府向基金捐赠，然而，这些努力并没有从根本上改变基金捐赠来源的不均衡性。在 1974 年之前国际社会向基金捐赠的 1 000 万美元中，美国的捐赠额占约 80%，在 1973 财政年度的 550 万美元的捐赠中，美国的捐赠更占约 90%。美国政府感到失望，更严重的是，它需要面对来自负责拨款的国会的压力。加之，能源危机给工业化国家带来诸多的财政难题，也令越来越多的国家对基金的捐赠难以为继。面对这样的困境，美国政府也开始调整策略。与以往不同的是，美国政府从主动提前捐赠到希望能够在麻醉品委员会召开前或期间得知承诺的各国捐赠总额后，美国才将郑重地考虑它下一步的捐赠。③

随着麻醉品委员会第三次特别会议召开在即，马滕斯请求美国宣布新的捐赠，希望美国政府每年至少捐赠 400 万美元。④ 美国国务院一方面同意在麻醉品委员会会议上宣布额外的捐赠，另一方面国务院担心因为石油危机对工业化国家的影响会导致各国重新评估向基金的捐赠，而弥补这一

---

① "Telegram from American Embassy in Rome to the Secretary of the Department of State, April 20, 1973," RG 59 Central Foreign Policy Files, 1973—1976, Electronic Telegrams, National Archives, College Park, MD.

② "Telegram from American Embassy in Rome to the Secretary of the Department of State, July 25, 1973," RG 59 Central Foreign Policy Files, 1973—1976, Electronic Telegrams, National Archives, College Park, MD.

③ "Telegram from the United States Mission to the United Nations in Geneva to the Secretary of the Department of State, January 15, 1974," RG 59 Central Foreign Policy Files, 1973—1976, Electronic Telegrams, National Archives, College Park, MD.

④ "Telegram from the United States Mission to the United Nations in Geneva to the Secretary of the Department of State, January 8, 1974," RG 59 Central Foreign Policy Files, 1973—1976, Electronic Telegrams, National Archives, College Park, MD.

损失可能的办法是向阿拉伯国家寻求支持。但国务院向驻日内瓦代表团强调，在同马滕斯协商向石油生产国寻求支持之时，不能指出这是源自美国的意愿，而只能声明是代表基金的意图。①

鉴于美国政府态度的转变，1973 年 11 月 21 日，马滕斯访问华盛顿，同国务院负责国际组织事务的助理国务卿戴维·波珀（David Popper）等人进行会晤。波珀表示，美国政府在基金方面的兴趣并没有减弱，但认为美国捐赠的资金占捐赠总额的 80% 确实不合理，希望美国所占的比例能够减少到 25%。然而，马滕斯强调，基金正在努力同各国政府进行协商捐赠配额，同时希望美国能够每年捐赠 400 万美元，能够暂时接受把捐赠额定在 60%。②

但美国政府不愿意在其他国家不捐赠的情况下再进行捐赠，对此，马滕斯颇感失望。因为如果"所有人都在等其他人，基金就会陷入恶性循环"。他对基金的未来极感悲观，认为基金肯定会被"白白地浪费掉"，以及会被作为"柠檬色"而被擦去。然而他的抱怨并没有令美国政府改变主意。1974 年 1 月 22 日，美国政府代表团重申，只要马滕斯能够在麻醉品委员会会议召开前或召开之时得到承诺的可观的捐赠总额，美国政府会在会议上郑重考虑更进一步捐赠的承诺。一旦得到捐赠的承诺保证，美国代表团就会通知华盛顿考虑捐赠。③

2 月 18 日至 3 月 1 日，麻醉品委员会第三次特别会议在日内瓦举行。到会议召开之时，除美国政府外，其他各国政府的捐赠共约 125 万美元。已经决定捐赠的国家包括：法国 10 万美元，南斯拉夫 0.6 万美元，加拿大 20 万美元，合计 30.6 万美元，另外部分国家已经承诺捐赠但需要国会批准的包括：加拿大 40 万美元，瑞典 4.7 万美元，联邦德国 19 万美元，

① "Telegram from the Secretary of the Department of State to the United States Mission to the United Nations in Geneva, January 14, 1974," RG 59 Central Foreign Policy Files, 1973—1976, Electronic Telegrams, National Archives, College Park, MD.

② "Memorandum of Conversation, November 21, 1973," RG 59 Central Foreign Policy Files, 1970—1973, Box 3033, National Archives, College Park, MD.

③ "Telegram from the United States Mission to the United Nations in Geneva to the Secretary of the Department of State, January 23, 1974," RG 59 Central Foreign Policy Files, 1973—1976, Electronic Telegrams, National Archives, College Park, MD.

日本 20 万美元，英国 12 万美元，合计 95.7 万美元。① 谢尔登·万斯 (Sheldon B. Vance) 作为美国代表团团长出席会议，并在会上宣布再捐赠 200 万美元，其中 80 万美元专门用于罂粟草研究，由联合国麻醉品实验室统一协调和执行。② 这实际上同马滕斯希望美国捐赠 400 万美元的目标还有很大差距。

2 月 26 日，马滕斯向麻醉品委员会汇报了联合国毒品滥用管制基金的运作情况，列示了基金管理和协调所存在的问题，通告了项目的计划安排，以及因财政局限而导致的贡献力不足。最后，他再次呼吁各国政府积极能动地向基金捐赠。他提醒道，基金的政策和财政资源密切联系在一起。对于马滕斯的报告，麻醉品委员会的 18 个委员国、3 个观察国和 7 个国际组织的代表纷纷发表看法。

法国的代表建议应优先资助因毒品成瘾带来的医学和社会问题，进而关注成瘾者的治疗，包括研究抗成瘾药物。他批评了联合国机构在成瘾问题研究上的不合作。瑞典和加拿大的代表敦促由基金资助的麻醉品司的行政费用应纳入联合国的正常预算。瑞典代表进一步建议同联合国其他机构进行深度的合作，包括同粮农组织和联合国开发计划署的合作，同时提醒，基金考虑的部分项目是国家开发项目的一部分，应被纳入联合国开发计划署的国家项目之中。英国代表则批评了基金机构设置麻醉品司主任和基金代理执行主任为同一人的不合理性，这实际上造成了导师和被指导的学生为一人，他建议根据每个职位的不同需求（如联合国毒品滥用管制基金主任需要精通资金募集）来安排不同类型的人，并希望联合国秘书长能够安排。澳大利亚的代表也希望秘书长能够对此作出回应。至于基金的管理，英国代表重新强调麻醉品委员会在监控项目运作中要不断发挥作用，同时建议组织一个基金募集专家推进项目。印度代表提议需要任命远东地区的顾问，科伦坡计划（Colombo Plan）的毒品顾问兼任这份工作会

---

① "Telegram from he United States Mission to the United Nations in Geneva to the Secretary of the Department of State, February 26, 1974," RG 59 Central Foreign Policy Files, 1973—1976, Electronic Telegrams, National Archives, College Park, MD.

② "Airgram A - 4096 From the Department of State to Multiple Posts, May 21, 1974," U. S. Department of State, *FRUS*, 1969—1976, Vol. E-3, Doc. 158.

弱化毒品项目的紧迫性。土耳其代表也注意到基金完善了联合国打击毒品滥用的组织体系，倡议灵巧而创造性地使用有限的资源。加拿大代表强调需要评估基金项目，认为需要更多时间来全面评估项目工作的情况。而受资助国泰国和阿富汗则对项目表示认可和感谢。①

对于各国代表的发言，美国驻联合国的代表认为，总体而言，这些发言是以建设性批评为基调的。大多数的代表同意基金到现在所取得的进步，但希望能够更积极地寻求捐赠，积极地计划和推行项目及取得成效。②

尽管在资金的募集方面存在诸多不尽如人意之处，但必须看到基金自设立以来，积极资助国际禁毒项目取得了诸多进展。其中，至关重要的项目是作物替代项目，颁布或修正基本的禁毒法，培训受资助国执法官员，资助麻醉品实验室和培训分析化学家，进行化学、教育、医学和社会领域的研究。③ 到 1974 年年底已经完成了 74 个项目，而 1973 年仅有 33 个项目。④ 超过 40 个国家曾经向基金捐赠。

因此，在 1975 年 2 月麻醉品委员会第 26 次会议召开之时，基金被委员会视为是能够更好协调和统一所有组织和机构的管制毒品滥用长远目标的"卓越工具"，它在获得联合国成员国支持方面发挥着必不可少的作用。委员会对于基金的进展总体上表示满意，要求这种势头得到维持，从而保证项目能够得到拓展和推进共同目标。⑤

---

① "Telegram from the United States Mission to the United Nations in Geneva to the Secretary of the Department of State, March 4, 1974," RG 59 Central Foreign Policy Files, 1973—1976, Electronic Telegrams, National Archives, College Park, MD.

② "Telegram from the United States Mission to the United Nations in Geneva to the Secretary of the Department of State, March 4, 1974," RG 59 Central Foreign Policy Files, 1973—1976, Electronic Telegrams, National Archives, College Park, MD.

③ "Twenty – sixth Session of the Commission on Narcotic Drugs," *Bulletin on Narcotics*, Vol. 27, No. 3 (1975), pp. 29 – 40.

④ "Draft Report on the Work of the Twenty – sixth Session," E/CN. 7/L. 385/Add. 5, 24 February 1975, p. 1.

⑤ "Twenty – sixth Session of the Commission on Narcotic Drugs," *Bulletin on Narcotics*, Vol. 27, No. 3 (1975), pp. 29 – 40.

三 美国与基金组织的人事调整

不仅在基金的创立和运作过程中，美国的影响随处可见，即便是在基金组织机构设置和人事安排上，它也积极地施加影响。这既包括因美国政府对于舒尔曼以秘书长私人代表的身份负责基金的实施颇为不满，进而推动把基金领导者的"秘书长私人代表负责制"变更为"执行主任负责制"，还包括它全面干预安排曾经担任国务卿麻醉品事务特别助理哈维·韦尔曼（Harvey R. Wellman）进入联合国毒品滥用管制基金，担任副执行主任（Deputy Executive Director），直接插手基金的管理与运作。同时，它还积极地影响毒品滥用管制基金主任的任命。

基金特别助理阿内森（Arneson）的离任，为美国政府提供了安排"自己人"进入基金管理层的良机。国务院开始积极提名和推荐韦尔曼作为候选人来补缺，但同时提出，他的职位要高于特别助理，担任副执行主任。1974年4月，美国常驻联合国代表斯卡利同联合国副秘书长乔治·戴维森（George Davidson）谈到这一问题时，戴维森表示他将尊重马滕斯的意见。随后，为了能够让马滕斯同意美国政府建议的人选，美国政府展开了系列施压和游说活动。

5月2日，万斯在联合国总部就该问题同马滕斯进行了一次长时间的交流，万斯强调新任命的官员"必须有个副执行主任的头衔及职位，这样才能有效地工作"。马滕斯对此表示同意，但他"认为基金助理的职位不应高出麻醉品司的助理，当然也不应同执行主任同一级别。他提醒道，D—1的级别应比较合适。万斯随后确认了马滕斯可以接受的职位。尽管戴维森同意提名韦尔曼，马滕斯也同意提名及给予副主任的头衔。然而，晚至6月中旬，美国驻日内瓦的代表团仍没有收到来自马滕斯批准任命和推荐韦尔曼的消息。美国国务院认为，代理执行主任马滕斯批准和积极向联合国人事部门推荐是唯一可以要求迅速推进任命程序的关键因素之一。6月19日，国务卿基辛格致电美国驻日内瓦代表，要求他们同马滕斯协调，敦促其尽早批准和推荐。①

考虑到马滕斯将在 6 月 27 日至 7 月 21 日离开日内瓦，6 月 21 日，美国驻日内瓦代表致电国务院表示，尽管马滕斯对于任命一名副执行主任并无异议，建议国务院应鼓励联合国负责招募新人的主管韦伯（Webb）尽早给马滕斯发出电报，正式建议其提名韦尔曼为候选人。为确保无忧，马滕斯的批准也会尽快收到，他们也会跟进此事。②

韦尔曼推荐和任命的拖沓也并非事出无因，因为信息的不对称甚至导致了对韦尔曼头衔的不同理解。尽管戴维森和马滕斯都同意韦尔曼的任命及给予副执行主任的头衔，然而，国务院获悉联合国正在考虑给予韦尔曼特别助理的职位。国务院认为任命韦尔曼为副主任职位对加强基金组织是必要的，通过改革基金的职能从而令其更为高效。该组织发展到现在与阿内森担任特别助理时大为不同，它需要一位有经验的副主任以帮助执行主任。同时，国务院强调，作为现在毒品流行的主要受害国，以及作为基金时至今日总金额 80% 的捐赠国，美国政府在确保联合国毒品滥用管制基金拥有强大的工作人员以达成其目标上拥有特别的利益。所以，国务院对于戴维森和马滕斯关于韦尔曼任命约定的执行情况非常重视。鉴于此，国务卿基辛格致电美国常驻联合国大使："我们希望代表团能够接触联合国合适的官员就此事进行游说，以确保问题得到满意的解决，积极推动韦尔曼作为联合国毒品滥用管制基金副执行主任的职位"。希望约定能够加速完成以批准他在 9 月初履新。③

7 月 18 日，美国驻联合国安理会大使威廉·班尼特（William Tapley Bennett, Jr）和美国常驻联合国代表积极敦促戴维森加速推进韦尔曼的任

---

① "Telegram from the Secretary of the Department of State to the United States Mission to the United Nations in Geneva Priority, June 19, 1974," RG 59 Central Foreign Policy Files, 1973—1976, Electronic Telegrams, National Archives, College Park, MD.

② "Telegram from the United States Mission to the United Nations in Geneva to the Secretary of the Department of State, June 21, 1974," RG 59 Central Foreign Policy Files, 1973—1976, Electronic Telegrams, National Archives, College Park, MD.

③ "Telegram from the Secretary of the Department of State to the United States Mission to the United Nations in New York, July 19, 1974," RG 59 Central Foreign Policy Files, 1973—1976, Electronic Telegrams, National Archives, College Park, MD.

命事宜。戴维森表示在该周早些时候他已经指令联合国的人事办公室立即着手办理把韦尔曼任命为 D—1 级职位的工作，但他的指令因某些原因一直被曲解，包括在发布职位空缺时也搞错了。他再次确认韦尔曼的头衔将是联合国毒品滥用管制基金"副执行主任"，但他不会再担任麻醉品司的助理主任。①

与此同时，荷兰驻德国大使雅各布斯·德贝吾（Jacobus De Beus）预计 1974 年从荷兰政府退休。德贝吾是联合国秘书长库尔特·瓦尔德海姆（Kurt Waldheim）的老朋友，新近在慕尼黑同戴维森晤时讨论了他对联合国毒品滥用管制基金的职位有兴趣。随后，戴维森在海牙同荷兰外交部部长讨论了这一问题，荷兰外交部部长表示支持德贝吾。戴维森并没有立即对德贝吾作出评价，而是表示会研究此事。对此事，班尼特也颇为关心，因他担心此事会对韦尔曼的任命产生影响。对班尼特的担忧，戴维森明确表示，韦尔曼的任命不会因此而被拖延。同时，戴维森指出，德贝吾难题将会涉及马滕斯，照他看来，马滕斯可能会离开联合国而不是放弃联合国毒品滥用管制基金的职位，以及归还麻醉品司主任的职位。显而易见，如果德贝吾进来，马滕斯就会出局。②

同期，联合国秘书长瓦尔德海姆征询了美国政府关于任命德贝吾担任联合国毒品滥用管制基金主任的可能性。国务院认为基金主任"在联合国重大的毒品管制努力中扮演关键性角色"。因此任命新的执行主任必须考虑到以下两点：一是要有足够的水平能够从政府的高层谋求到给予基金的捐赠；二是新的主任应是位富有想象力、积极主动和高效的管理者。为了保证新的主任能够满足以上两点要求，7 月 23 日，基辛格致电美国驻海牙、波恩、联合国纽约总部及日内瓦的大使馆，要求对德贝吾的能力作

---

① "Telegram from the United States Mission to the United Nations in New York to the Secretary of the Department of State, July 20, 1974," RG 59 Central Foreign Policy Files, 1973—1976, Electronic Telegrams, National Archives, College Park, MD.

② "Telegram from the United States Mission to the United Nations in New York to the Secretary of the Department of State, July 20, 1974," RG 59 Central Foreign Policy Files, 1973—1976, Electronic Telegrams, National Archives, College Park, MD.

出评价。①

8 月 1 日，美国驻德国大使馆回复道，德贝吾是位非常能干的外交家，同时对于欧洲和世界政治有深度的理解，尽管难以断定他的管理是否高效，但就其领导的荷兰驻波恩的大使馆来看，运作是良好的。他们还强调，德贝吾的太太是位美国人。②

8 月 2 日，美国常驻联合国大使斯卡利致电国务院指出，对于德贝吾，他们并没有明确的答案，但斯卡利指出，联合国秘书长瓦尔德海姆收到了来自荷兰外交部的信件，信件咨询联合国是否要求德贝吾在联合国任职，瓦尔德海姆表示，就其接触而言，马滕斯主要是个技术专家，而不能解决担当基金主任的事务。因此，斯卡利认为，如果任命了德贝吾，马滕斯会离任，但清楚的是，如果没有遭到来自美国的强烈反对，秘书长会与德贝吾共进退。对此，斯卡利要求国务院给出指令。③

8 月 6 日，国务卿基辛格在致斯卡利的电文中指出，国务院一直在敦促联合国毒品滥用管制基金能够加强对人力资源、项目以及项目的评估，以为寻求到更多的资金并能够打造一个更为高效的进行国际管制毒品滥用的工具。但现在断言已经采取的行动或即将采取的行动是否已经足以能够达成其目的还为时尚早。然而，如果秘书长认为任命德贝吾将有助于联合国毒品滥用管制基金，国务院希望秘书长能够特别考虑到两点：一是德贝吾的任命不会有损联合国毒品滥用管制基金主任行动的迅速和高效；二是德贝吾任命的时间。其中主要涉及在土耳其通过废除罂粟种植禁令之后，国际组织包括联合国毒品滥用管制基金正在工作，以确保土耳其能够建立有效的管制体系，从而能够应对其重新恢复鸦片生产带来的问题。因联合

---

① "Telegram from the Secretary of the Department of State to American Embassy in Hague and Embassy in Bonn, July 23, 1974," RG 59 Central Foreign Policy Files, 1973—1976, Electronic Telegrams, National Archives, College Park, MD.

② "Telegram from American Embassy in Bonn to the Secretary of the Department of State, August 11, 1974," RG 59 Central Foreign Policy Files, 1973—1976, Electronic Telegrams, National Archives, College Park, MD.

③ "Telegram from the United States Mission to the United Nations in New York to the Secretary of the Department of State, August 2, 1974," RG 59 Central Foreign Policy Files, 1973—1976, Electronic Telegrams, National Archives, College Park, MD.

国毒品滥用管制基金正在向土耳其派出代表团来帮助控制这一问题，美国政府把这一努力视为最为优先的行动，因此希望任命能够公布，如果做出的话，将会是同步的，不会妨碍代表团有效工作。①

8月7日，美国驻日内瓦联合国机构的代表致电国务卿基辛格，基于马滕斯现在的表现，他们向秘书长建议应找人取代联合国毒品滥用管制基金的执行主任。实际上，如果希望接下来的数个月时间里能有足够的起色，包括在基金的筹措和项目的开发及执行，新的执行主任应尽早担负起基金的领导之职。未来马滕斯也可能不希望继续担任麻醉品司的主任，对美国而言也不会有负面的影响。尽管他们也承认没有直接的信息能够判断德贝吾是否符合国务院提出的两点要求。但他们注意到韦尔曼将作为副执行主任来支持管理和政策制定，德贝吾也可同秘书长沟通而被后者接纳，这也是积极的因素。②

在美国政府的积极推动之下，韦尔曼被任命为基金的副执行主任。11月5日，国务院致电美国驻日内瓦、联合国纽约总部、安卡拉、贝鲁特、伊斯兰堡、喀布尔、新德里、加德满都、曼谷、仰光、万象、科伦坡等国际机构和国家的大使馆，通告"韦尔曼（美国公民）已经被任命为联合国毒品滥用管制基金的副执行主任，并于11月1日生效"。他将在基金的总部日内瓦工作。③

而经过一系列的商讨之后，美国最终对提名荷兰人德贝吾担任基金的执行主任表示支持。9月29日，联合国秘书长瓦尔德海姆宣布了这一任命，并于10月1日起正式生效，接替1973年4月担任基金代理执行主任

---

① "Telegram from the United States Mission to the United Nations in New York to the Secretary of the Department of State, August 6, 1974," RG 59 Central Foreign Policy Files, 1973—1976, Electronic Telegrams, National Archives, College Park, MD.

② "Telegram from the United States Mission to the United Nations in Geneva to the Secretary of the Department of State, August 7, 1974," RG 59 Central Foreign Policy Files, 1973—1976, Electronic Telegrams, National Archives, College Park, MD.

③ "Telegram from the Secretary of the Department of State to the United States Mission to the United Nations in Geneva, November 5, 1974," RG 59 Central Foreign Policy Files, 1973—1976, Electronic Telegrams, National Archives, College Park, MD.

的马滕斯。① 自此，联合国毒品滥用管制基金第一次有了固定的执行主任。而同马滕斯既是麻醉品局主任又兼任基金的代理执行主任不同，麻醉品司主任另外任命不同的人担任。②

基金在德贝吾的领导下，开展了一系列的工作，包括帮助土耳其根除鸦片进入非法市场，资助缅甸和泰国的鸦片替代种植项目，帮助阿富汗政府培训禁毒执法官员等，③ 基金募集的资金从 1976 年的 390 万美元增加到 1977 年的 800 万美元，而美国捐赠的比例从原来的 80% 降到 50%，捐赠的国家数从 40 个增加到 75 个，而且基金还考虑把主要资助东南亚的项目向资助拉美项目拓展。然而，这些成绩并没有消除来自美国国会的抱怨，特别是来自众议院麻醉品滥用和管制特别委员会主席莱斯特·沃尔夫（Lester L. Wolff）的批评，这些因素可能是导致德贝吾最终去职的更重要原因。④

1977 年 10 月 27 日，美国国务院国际组织事务局乔治·达利（George Dalley），美国驻联合国麻醉品委员会代表玛西娅·法尔科（Mathea Fal-co），联合国秘书长瓦尔德海姆、副秘书长戴维森等人在联合国秘书长办公室举行了会议，法尔科通报了美国国会对于联合国毒品滥用管制基金领导层的强烈批评。这些批评直指管理的缺陷和缺少切实可行的项目。同时

---

① "Telegram from the United States Mission to the United Nations in New York to the Secretary of the Department of State, October 2, 1975," RG 59 Central Foreign Policy Files, 1973—1976, Electronic Telegrams, National Archives, College Park, MD.

② "Telegram from the United States Mission to the United Nations in New York to the Secretary of the Department of State, June 4, 1975," RG 59 Central Foreign Policy Files, 1973—1976, Electronic Telegrams, National Archives, College Park, MD.

③ "Peter B. Bensinger, Administrator of Drug Enforcement Administration to Mr. John Fitch, Staff Attorney, Office of Legislative Affairs, May 28, 1976," RG 170 Records of the Drug Enforcement Administration [DEA], 170 – 89 – 0021, National Archives, College Park, MD.

④ "Letter from J. G. De Beus, Former Executive Director, UNFDAC, to Kurt Waldheim, UN Secretary – General, 21 November 1977," United Nations Fund for Drug A-buse Control (UNFDAC), 29 March 1976 – 21 September 1979, S – 0990 – 0010: United Nations Emergency and Relief Operations, Records of Secretary – General Kurt Waldheim, United Nations.

指出美国不能继续支付 80% 的捐赠。因此，任命更有能力和适合的人选来取代德贝吾是非常重要的。与以往不同，她直接提议两位美国人来担任此职：一是美国驻缅甸大使戴维·奥斯本（David Osborne），二是莱斯特·沃尔夫众议员。但是，她的提议并没有得到热烈的响应。秘书长瓦尔德海姆指出，找到一位合适的人选非常困难，同时指出联合国还没有决定谁来取代德贝吾，但他个人认为德国前驻法国大使西基斯门·冯·布劳恩（Sigismund von Braun）或许可以。达利则指出，尽管冯·布劳恩是位非常有能力的外交家，但担心他没有从事麻醉品工作的经验，他认为比较合适的人选是瑞典的卫生部长布罗尔·瑞克斯德（Bror Rexed）。然而戴维森则认为，在任命德贝吾前实际已经提名推选瑞克斯德，但无论是瑞典政府还是他本人反应都不积极。无奈之下，会议决定请秘书长就此事同美国政府和国会的代表保持密切联系。①

表1   联合国毒品滥用管制基金领导者一览表

姓名	职位	任职年限	国籍	备注
卡尔·舒尔曼	秘书长私人代表	1971—1973	荷兰	
斯登·马滕斯	代理执行主任	1973—1975	瑞典	兼麻醉品司主任 （1972—1975）
雅各布斯·德贝吾	执行主任	1975—1978	荷兰	
布罗尔·瑞克斯德	执行主任	1978—1982	瑞典	
朱塞佩·迪詹纳罗	执行主任	1982—1991	意大利	

但是，来自美国国会的压力并没有因此而减弱。1978 年 1 月 16 日，卡特总统特别助理彼得·伯恩（Peter G. Bourne）致信德贝吾，因为基金之事，美国政府在华盛顿面临"非常艰难的政治局势"，他和美国驻联合

———————————

① "Notes on a Meeting Held in the Secretary – General's Office on Thursday 27 October 1977 at 10 A. M. ," United Nations Fund for Drug Abuse Control (UNFDAC), 29 March 1976 – 21 September 1979, S – 0990 – 0010 – 03: United Nations Emergency and Relief Operations, Records of Secretary – General Kurt Waldheim, United Nations.

国麻醉品委员会代表法尔科有时不得不面临"非常强大的压力"。① 2 月 22 日，德贝吾在复信中不无遗憾地指出，正是这些原因致使他被取代，而且"这样的压力显然起到了决定性的作用"。② 3 月，瑞克斯德被任命为基金执行主任。尽管他在 1979 年就到了退休年龄，然而，他担任这一职位一直到 1982 年，随后意大利人朱塞佩·迪詹纳罗（Giuseppe Di Gennaro，1982—1991）接替他担任执行主任。随着基金 1990 年被并入到新的机构，他也成为基金最后一位执行主任。

四　基金拨款与美国府院之争

自联合国毒品滥用管制基金设立以来，因为资金来源的不均衡，美国国会作为资金拨款机构对此一直颇有微词。甚至以削减拨款向基金的管理层和其他国家施压，希望能够扭转这种状况。尼克松执政后期，特别是在尼克松因"水门事件"而离开白宫之后，美国国会开始越来越多地介入外交事务，行政机构和立法机构在基金捐赠问题上的分歧也越来越突出。

1975 年 9 月，美国国内毒品滥用问题委员会特别行动小组在提交给福特总统的《毒品滥用白皮书》中指出，联合国毒品滥用管制基金已经协助给予整个联合国的禁毒项目以能量。它对于呼吁国际社会注意到毒品问题是个实实在在的世界问题而不单是美国的问题多有助益。而且，在那些需要从多边获得资助来进行禁毒的国家来说，基金本质上就是对美国双

---

① "Letter from Peter G. Bourne, Special Assistant to the President to J. G. De Beus, Director, UNFDAC, January 16, 1978," United Nations Fund for Drug Abuse Control (UNFDAC), 29 March 1976 – 21 September 1979, S – 0990 – 0010: United Nations Emergency and Relief Operations, Records of Secretary – General Kurt Waldheim, United Nations.

② "Letter from J. G. De Beus, Former Executive Director, UNFDAC, to Kurt Waldheim, UN Secretary – General, February 22, 1978," United Nations Fund for Drug Abuse Control (UNFDAC), 29 March 1976 – 21 September 1979, S – 0990 – 0010: United Nations Emergency and Relief Operations, Records of Secretary – General Kurt Waldheim, United Nations.

边禁毒努力的重要补充。特别行动小组指出,截至 1975 年 9 月,美国捐赠额已经占基金总额的 80%,国会对使用美国纳税人的钱来给基金做出如此大份额捐赠的关注是正当的。因此,特别行动小组也同意,需要更加积极和富有想象的资金募集计划,来专门针对其他国家政府的领导者,可能会从这些国家获得更多的捐赠。但是,特别行动小组也明确申明,在希望其他国家做出更多捐赠的同时,因基金优先资助的地区是土耳其,这直接关涉美国的减少毒品供应的努力,就此而言,美国继续支持资金直接关系到美国的国家利益。①

《毒品滥用白皮书》随后提交美国政府各相关机构进行评议,财政部助理部长戴维·麦克唐纳(David R. MacDonald)建议,能够扩大基金财政资源的方法是,通过增加联合国其他国家的捐赠而不是依赖美国政府的捐赠,以确保捐赠的均衡。同时考虑到基金的有限资源,美国驻世界各国的大使应鼓励各国合并鸦片、古柯和大麻种植区域的开发计划和项目,如果这些项目符合国际金融机构的条件,应让这些项目申请国际金融机构的经济或者乡村开发援助项目。这样,将会解放基金的项目或让其更着眼于长远的项目,让基金和美国政府能够着眼于更迫切和更划算的项目。②

国际毒品管制内阁委员会(CCINC)指出,为了鼓励能够募集到更多的资金,他们已经把国会对美国向基金捐赠的不均衡性的关注转达给基金的管理层。但他们强调,基金最重要的捐赠是促使土耳其政府接受基金专家的建议,实施罂粟草计划。联合国基金在土耳其取得的成绩,是美国或其他任何国家的双边合作所达不到的。撇开基金的其他项目不说,单就此而言就证明美国的捐赠是符合国家利益的。当然,他们也认识到,基金的管理层必须提高资金的募集效率,从美国以外的国家募集更多资金,这

① White Paper on Drug Abuse, the Domestic Council Drug Abuse Task Force for the President, September 1975, folder: "Drug Abuse – Domestic Council Task Force Report (1)," Box 12, J. O. Marsh Files, Gerald R. Ford Library.

② Memorandum, David R. MacDonald for Richard D. Parsons, 15 September 1975, folder: "White Paper on Drug Abuse – Agency Comments on Drafts," Box 24, Richard D. Parsons Files, Gerald R. Ford Library.

样，基金才能成为一个切实可行的国际组织。①

国务院则建议，美国政府应继续支持基金，基金本质上是美国毒品管制努力的组成部分，美国应避免采取一些行动削弱其有效性。如果美国削减或限制财政支持，以等待更为成功的资金募集，基金不久就会停止运转——将会对美国造成巨大的伤害。基金成功地令土耳其的禁毒政策转向罂粟草计划，这对美国达成其目标至关重要，这一计划的成功得益于美国长期的慷慨支持。为了消除国会和行政机构之间的分歧，国务院一方面把国会对美国向基金捐赠不均衡性的关注转达给基金的管理层，敦促新上任的基金执行主任德贝吾积极地从其他国家募集财政支持。同时国务院将会继续同基金的管理部门保持密切合作，继续鼓励其他国家捐赠。1976 财政年度，国务院已经要求国会拨款 500 万美元作为美国向基金的捐赠。国务院也已经给副总统提供了关于基金活动的信息，希望其能够同参众两院的拨款小组委员会的委员讨论基金的重要性。②

美国毒品管制局其间也专门对美国政府持续支持和参加基金的利弊进行了分析。其有利的方面主要表现为：第一，基金为美国实现其国际毒品管制的目标提供了一个非常有价值的工具，因此值得美国支持。这主要体现在三个方面：一是它所支持的诸多项目让国际社会意识到毒品滥用是个世界性问题而不单纯是美国的问题，所以它非常有助于美国同其他国家建立或维系双边的合作项目；二是它在推进诸如红花罂粟研究、世界卫生组织流行病学研究和加强国际管制机制等国际合作方面发挥着不可替代的作用；三是它已经在诸如土耳其和阿富汗等无法推进双边合作项目的国家或地区取得了进展。第二，美国必须公开明确继续支持通过国际合作来打击非法毒品贩运的势头。因为缺少美国的支持将会被解释为美国对世界性毒品滥用问题（与美国的问题相对应）缺少兴趣，也会因此而拖累进行中

---

① Report with attachments, Cabinet Committee on International Narcotics Control on the International Narcotics Control Program, 20 September 1976, Folder: "Cabinet Committee on International Narcotics Control," Box 19, Richard D. Parsons Files, Gerald R. Ford Library.

② U. S. Department of State Response to the White Paper on Drug Abuse, 12 December 1975, folder: "White Paper on Drug Abuse – Agency Comments on Final Report," Box 24, Richard D. Parsons Files, Gerald R. Ford Library.

和计划中的项目，削弱基金。当然，毒品管制局注意到基金有其弊端，诸如并非所有的基金项目都让美国直接受益，基金的领导层在获取其他资源方面显得力不从心。但其明确指出，美国政府应该继续支持基金。①

表2　　　　　　　国际社会向联合国毒品滥用管制基金捐款统计　　　单位：美元

国家或地区	金额	国家或地区	金额	国家或地区	金额
阿尔及利亚	4 995	冰岛	4 000	南越	1 000
阿根廷	9 000	伊朗	35 000	圣马里诺	500
澳大利亚	349 016	以色列	2 500	沙特阿拉伯	7 000
奥地利	20 000	意大利	195 495	新加坡	1 000
巴哈马	500	牙买加	2 191	南非	3 054
巴巴多斯	500	日本	600 000	西班牙	20 000
比利时	25 000	肯尼亚	3 000	苏丹	1 000
巴西	3 000	科威特	2 000	苏里南	1 000
喀麦隆	422	利比亚	6 460	瑞典	200 627
加拿大	1 002 746	列支敦士登	2 000	泰国	4 000
智利	1 000	卢森堡	1 000	特立尼达和巴哥多	1 000
塞浦路斯	3 187	马耳他	484	突尼斯	2 564
丹麦	200 000	毛里求斯	500	土耳其	9 781
法国	505 500	摩洛哥	10 275	阿联酋	7 000
联邦德国	499 256	新西兰	92 695	英国	372 922
希腊	6 000	挪威	161 292	美国	1 800 000
圭亚那	487	菲律宾	8 000	乌拉圭	1 000
梵蒂冈	1 000	葡萄牙	4 000	委内瑞拉	2 000
中国香港	39 625	卡塔尔	12 000	南斯拉夫	17 288
合计			22 466 862		

说明：这些捐赠的统计截至 1976 年 9 月 15 日。

资料来源："United Nations Fund for Drug Abuse Control, Status of Cash Contributions Pledged or Received as at 15 September 1976," RG 170 Records of the Drug Enforcement Administration [DEA], 170 – 89 – 0021, National Archives, College Park, MD.

---

①　"Peter B. Bensinger, Adminitrator of Drug Enforcement Administration to Mr. John Fitch, Staff Attorney, Office of Legislative Affairs, May 28, 1976," RG 170 Records of the Drug Enforcement Administration [DEA], 170 – 89 – 0021, National Archives, College Park, MD.

　　然而，参议院拨款委员会对外行动小组委员会（Subcommittee on For-
eign Operations）就 1976 财政年度国际麻醉品管制项目举行听证会时，批
评联合国毒品滥用管制基金长期以来过于依赖美国的捐赠。对此，国务院
也表示同意，然而，国务院必须获得拨款，才能在 1976 年 2 月召开的麻
醉品委员会第四次特别会议上宣布新的捐赠。因此，1976 年 2 月 12 日，
时任美国国务院国际麻醉品事务高级顾问和协调员谢尔登·万斯致信对外
行动小组委员会主席丹尼尔·井上（Daniel P. Inouye），试图游说参议院
继续支持美国政府的捐赠行动，因为"基金的工作对于美国减少非法麻
醉品贩运到美国的全国性目标至关重要，它代表了美国的国家利益，因此
要确保联合国基金能够继续有效运作"。①

　　可以看出，府院之间关于基金捐赠的争论主要集中于美国的拨款是否
物有所值，基金捐赠的严重失衡遭到负责拨款的国会的越来越多的质疑，
事实上这种质疑的前提是美国捐赠所占比例大而其他国家小，而没有把美
国向基金的捐赠放在美国毒品战的总花费上加以考虑。而行政部门则把美
国的捐赠放在其发挥作用方面加以考虑，积极游说国会拨款。最终，经过
多方的协商和沟通，参议院拨款委员会决定 1976 财政年度暂不对针对基
金的拨款做出限制，但难以保证下一年是否会做出限制。② 5 月 9 日，国
务卿基辛格致电美国驻日内瓦代表团，请他们通知德贝吾或韦尔曼，美国
政府预计向基金捐赠 300 万美元，其中 6 万美元将用于帮助麻醉品司来研

---

　　①　"Letter from the Senior Adviser to the Secretary of State and Coordinator for Interna-
tional Narcotics Matters（Vance）to the Chairman of the Senate Subcommittee on Foreign Op-
erations, Committee on Appropriations（Inouye）, Washington, February 12, 1976," U. S.
Department of State, *FRUS*, 1969—1976, Vol. E - 3, Documents on Global Issues,
1973—1976, Doc. 192.

　　②　"Letter from J. G. De Beus, Former Executive Director, UNFDAC, to Betty C.
Gough, Counsellor, Permanent United States Mission to the Office of the United Nations at
Geneva, 7 April 1976," United Nations Fund for Drug Abuse Control（UNFDAC）, 29
March 1976 - 21 September 1979, S - 0990 - 0010; United Nations Emergency and Relief
Operations, Records of Secretary - General Kurt Waldheim, United Nations.

究减少非法麻醉品需求。①

为了推进基金的工作，同时能够了解基金的运作和效用，国会开始进一步介入基金的相关工作。1976 年 11 月，莱斯特·沃尔夫、本杰明·吉尔曼（Benjamin A. Gilman）和詹姆斯·朔伊尔（James Scheure）一行三人访问了设在瑞士日内瓦的联合国毒品管制组织总部，了解基金的实际动向。该代表团评估了联合国的禁毒活动，特别是评估了禁毒基金的工作。随后在同联合国高官举行的会议上，他们着重强调了基金分配的不均衡性，指出仅美国和加拿大两国就占基金捐款总额的 85%，这种不均衡性令基金丧失了它作为联合国的独立武器的可信度。而且他们提出，如果基金的这种不均衡性继续下去，美国国会有可能减少拨款。作为日内瓦之行的结果之一，特别委员会强调美国需要更仔细地监测麻醉品委员会的会议和活动，从世界范围内寻求增加对基金的支持，同时建议，建立一个特别工作组研究美国在联合国毒品管制中所扮演的角色。②

翌年 2 月，借参加麻醉品委员会会议的机会，吉尔曼和朔伊尔再次访问日内瓦，其间，他们拜会各国和国际机构的代表，积极推动国际社会给予委员会工作，特别是给予基金更多支持。③

其中，2 月 11 日，在麻醉品委员会讨论联合国毒品滥用管制基金年报之时，吉尔曼议员发表了演讲，他指出，麻醉品委员会需要在更大范围、更为均衡地为世界麻醉品问题及其解决分配财政负担。他表示，美国国会非常关注麻醉品委员会的工作以及日益严峻的世界非法麻醉品贩运和

① "Telegram from the Secretary of States to the United States Mission to the Office of the United Nations at Geneva, 9 May 1976," RG 170 Records of the Drug Enforcement Administration [DEA], 170－89－0021, National Archives, College Park, MD.

② The Select Committee on Narcotics Abuse and Control, *The International Narcotics Control Community: A Report on the 27th Session of the United Nations Commission on Narcotic Drugs to the Select Committee on Narcotics Abuse and Control*, 95th Congress, 1st Session, Washington, D. C.: U. S. Government Printing Office, 1977, p. 1.

③ The Select Committee on Narcotics Abuse and Control, *The International Narcotics Control Community: A Report on the 27th Session of the United Nations Commission on Narcotic Drugs to the Select Committee on Narcotics Abuse and Control*, 95th Congress, 1st Session, p. 1.

毒品滥用问题，"毒品问题不是任何一国独有的问题——麻醉品问题是世界范围内的问题——它是一种正吞噬所有我们社会生存之本的痼疾。但仍有那么多的人、那么多的国家对此置若罔闻（buried their heads in the sand），未能管束这一至关重要的问题。"在他看来，向基金的总捐款额仅 2 300 万美元不足以代表大多数的国家已经把毒品滥用作为紧急和需要关注的问题。他批评道，世界上一些债权国甚至没有提供一些象征性的捐助，据他统计，麻醉品委员会三分之一的委员国没有捐助过一分钱。他特别强调，希望麻醉品委员会能注意到来自美国国会的意见——但这仅是冰山一角，美国国会内部有一种更深层的和更强烈的感觉，国会甚至有可能因为美国负担的过于不均衡而减少对联合国基金的拨款。① 可以说，吉尔曼的发言一定程度上代表了美国国会的意见。

而美国众议院麻醉品滥用和管制特别委员会在经过调查之后，更是对基金的管理、运作乃至麻醉品委员会的工作提出了诸多批评。第一，没有能够充分地向捐款国就基金工作的进展情况做出说明；第二，没有能够向捐款国就以下情况做出恰当的说明，如果没有基金，就无法在发展中国家开展周详、有效和综合的禁毒项目，也无法应对大规模毒品滥用、毒品生产和贩运的挑战；第三，他们没有动员世界上那些急切需要从西方的捐款国家获得援助的发展中国家，让他们向捐款国家发出信号，这些援助不仅受到欢迎，而且也是他们解决毒品问题的先决条件。②

特别委员会指出，整个国际毒品管制组织需要新的行动和强有力的领导。基金的领导地位不应被降级为外交上的退役者。这对于基金、受人尊敬的捐助国，或者更重要的是对那些急需有效帮助的国家而言都是不公平

---

① "Statement by Hon. Benjamin Gilman Member of Congress, before the United Nations Commission on Narcotic Drugs, February 11, 1977," in The Select Committee on Narcotics Abuse and Control, *The International Narcotics Control Community: A Report on the 27th Session of the United Nations Commission on Narcotic Drugs to the Select Committee on Narcotics Abuse and Control*, 95th Congress, 1st Session, pp. 19 - 21.

② The Select Committee on Narcotics Abuse and Control, *The International Narcotics Control Community: A Report on the 27th Session of the United Nations Commission on Narcotic Drugs to the Select Committee on Narcotics Abuse and Control*, 95th Congress, 1st Session, p. 7.

的。这一组织需要领导层动员发达世界的资源来有效而综合地打击毒品滥用。对美国来说，有必要领导把极其合适的人放在能够担当世界毒品管制努力主要职责的位置上，这些人不仅要有能力，而且要有精力提供全职的强有力且富有想象力的国际毒品管制机构的领导工作。联合国毒品滥用管制基金和麻醉品委员会最明显的问题涉及不断增加的国际参与和资助以及捐赠的均衡性。同时，基金没有能够吸引广泛资金资助将产生这样一种印象，即联合国毒品滥用管制基金是美国的产物。①

诚然，特别委员会最为不满意的还是国际社会在财政捐助和道义支持上的不均衡性。作为国际禁毒行动的重要组成部分，如果要维系它的重要地位，必须有更多的国家认识到麻醉品滥用显现出来的普遍威胁。报告呼吁，联合国麻醉品管制努力的未来处于危机之中，现在是行动起来的时候了。②

但对于这些批评意见，联合国毒品滥用管制基金并不敢苟同。1977年 5 月 5 日，基金执行主任德贝吾致信吉尔曼议员指出，在基金项目活动的最初阶段，主要的考虑是同各受资助国家的卫生部或司法部合作解决毒品问题，因为最初的设想是毒品滥用主要是卫生或执法问题。然而，在项目执行过程中，基金越来越意识到工作的重要方面应放在努力减少毒源国，例如土耳其、阿富汗、巴基斯坦、缅甸和泰国的毒品供应上，特别是鸦片和其衍生物上。基金同土耳其政府合作建立和维系土耳其的罂粟种植系统，能够让农民继续生产罂粟，但不会提取出任何鸦片，其结果是，现在土耳其在近两年已经不再是非法鸦片市场的供应国。这一项目共投资约400 万美元，其中约 300 万美元是来自美国政府的捐助，但这些资助还不到美国 1972 年为土耳其根除罂粟种植而支付的 3500 万美元的十分之一。

---

① The Select Committee on Narcotics Abuse and Control, *The International Narcotics Control Community: A Report on the 27th Session of the United Nations Commission on Narcotic Drugs to the Select Committee on Narcotics Abuse and Control*, 95th Congress, 1st Session, p. 7.

② The Select Committee on Narcotics Abuse and Control, *The International Narcotics Control Community: A Report on the 27th Session of the United Nations Commission on Narcotic Drugs to the Select Committee on Narcotics Abuse and Control*, 95th Congress, 1st Session, pp. 9 – 10.

德贝吾也注意到，如果没有为贫穷的种植农提供可供选择的、更好的维系生计的方式，就不能简单地强迫其停止种植罂粟。所以，基金在南亚实施的作物替代项目——同样将在拉美实施古柯替代——更多的是以发展援助为特征，使用发展援助基金来支持"农作物替代和社区开发项目"是合理的。德贝吾强调，"现在的情况是基金和基金资助大多数的项目主要依赖于美国的支持，如果美国撤出其支持，将意味着所有进行中和将来可能开展的项目全部会失败（collapse）"。①

　　吉尔曼等人注意到，1971—1977 年，美国、挪威、加拿大和日本四个国家向基金的捐赠达近 3 000 万美元，约占捐赠总额的 87%，而其中美国捐赠 2 200 万美元。② 这种不均衡性必须加以改变，其意图是希望借此迫使其他国家做出更多的捐赠。1979 年，沃尔夫再次向国会提出把美国向基金的捐赠限制在基金预算的 25% 以内。③ 8 月，美国国会通过了这一修正案，并决定从 1980 年起施行。

　　国会的施压不仅导致德贝吾去职，而且令新上任的基金执行主任瑞克斯德颇为担忧。1979 年 8 月 15 日，他致信联合国秘书长陈明了他的想法。④ 9 月 21 日，瓦尔德海姆在复信中指出，希望能够同美国官方就双边

---

① "J. G. de Bens, Executive Director, UNFDAC, to Benjamin A. Gilman, May 5, 1977," in The Select Committee on Narcotics Abuse and Control, *The International Narcotics Control Community: A Report on the 27th Session of the United Nations Commission on Narcotic Drugs to the Select Committee on Narcotics Abuse and Control*, 95th Congress, 1st Session, pp. 13 – 14, 16.

② "Statement by Hon. Benjamin Gilman Member of Congress, September 15, 1978, Congress Record, 95th Congress, 2nd Session, September 15, 1978," United Nations Fund for Drug Abuse Control (UNFDAC), 29 March 1976 – 21 September 1979, S – 0990 – 0010: United Nations Emergency and Relief Operations, Records of Secretary – General Kurt Waldheim, United Nations.

③ Meeting minutes, Principals' Meeting March 13, 1979, 15 March 1979, papers of David F. Musto.

④ "Letter from BrorRexed, Exectuive Director, UNFDAC to Kurt Waldheim, UN Secretary – General, 15 August 1979," United Nations Fund for Drug Abuse Control (UNFDAC), 29 March 1976 – 21 September 1979, S – 0990 – 0010: United Nations Emergency and Relief Operations, Records of Secretary – General Kurt Waldheim, United Nations.

捐赠做出解释，同时要阐明执行主任正在寻求其他国家的支持和拓宽捐赠渠道，增加联合国毒品滥用管制基金的资金。① 但是，美国国会的行动已成定局，在短期内不可能做出调整，美国政府向基金的捐赠额度受到了一定的限制。但随着越来越多的国家向基金做出捐赠，捐赠总额在逐年增加，与此同时，基金管理和项目实施的经验日益丰富，其成效也逐步显现。在继续支持东南亚、土耳其和西南亚项目的同时，开始支持南美洲安第斯地区的古柯根除。这些项目的成功也得到了美国政府的支持，美国国会也逐步认可了基金的实施成效。②

到1990年，联合国大会决定将原负责禁毒工作的三个机构——麻醉品委员会下属的麻醉品司、国际麻醉品管制局秘书处和联合国毒品滥用管制基金合并为一个统一的机构，翌年1月正式成立"联合国国际毒品管制署"（UNIDCP）。1997年11月，联合国国际毒品管制署与国际犯罪预防中心（Center for International Crime Prevention）合并，组建新的"联合国毒品管制和犯罪预防办公室"（UNODC），成为新的全球打击非法毒品和国际犯罪的领导机构。2002年更名为联合国毒品和犯罪办公室（UN-ODC）。联合国毒品滥用管制基金开始以新的身份发挥其作用。

结　语

联合国毒品滥用管制基金的最初动议并不是来自美国政府，而且美国政府对于这一提议起初并不看好，但是，美国政府积极推进的通过双边合作根除全球麻醉品非法生产、减少麻醉品供应的努力，不仅投资巨大而且收效同预期也相去甚远，这在美国资助土耳其根除罂粟种植问题上表现得尤为明显。有鉴于此，一方面美国积极倡导以北约现代社会挑战委员会、

---

① "Letter from Kurt Waldheim, UN Secretary - General to BrorRexed, Exectuive Director, UNFDAC, 21 September 1979," United Nations Fund for Drug Abuse Control (UNFDAC), 29 March 1976 - 21 September 1979, S - 0990 - 0010: United Nations Emergency and Relief Operations, Records of Secretary - General Kurt Waldheim, United Nations.

② "Thirty - First Session of the United Nations Commission on Narcotic Drugs, May 23, 1985," *Congressional Record*, 99th Congress, 1st Session, E 2404.

联合国等国际组织为平台的多边合作，同时逐步意识到通过建立专项基金的方式，或许可以借助国际社会分担禁毒给美国政府带来的财政压力，实则也暗合了"尼克松主义"的要求，还可以建立新的多边合作平台，减轻土耳其和其他麻醉品生产国的逆反心理。正是这种可能的复合效果促使了尼克松政府开始积极支持建立新的禁毒基金。

遗憾的是，美国政府对于禁毒资金募集的难度估计不足，以为通过本国的示范作用，在国际社会振臂一呼，禁毒基金就可以滚滚而来，特别是20 世纪 70 年代中期的能源危机更是令基金的募集工作雪上加霜。正是这些因素造成基金设立的最初数年间，来自美国政府的捐赠常常占基金总额的五分之四，甚至有时更多。为了改善基金来源的不均衡，美国政府一方面积极游说国际社会进行捐赠，另一方面不断向基金的管理层施压，甚至频繁更换基金的领导层，包括直接委派美国自己的官员参与其间。而自尼克松政府后期以来，美国国会越来越多地介入外交事务，给行政机构造成了诸多的外在压力，迫使行政机构不断地向基金管理层施压，敦促国际社会采取实际行动支持全球禁毒合作。

尽管基金管理和项目实施过程确实存在一些问题，但其取得的成效实不容轻视。美国政府也承认，基金不仅协助给予整个联合国的禁毒项目以能量，而且让国际社会注意到毒品问题是个实实在在的世界问题而不单是美国的问题。对美国来说，更为关键的是，土耳其作为一个重要的非法海洛因来源国，通过基金资助的罂粟草项目的实施，最终根除了土耳其鸦片进入非法市场。而且，随着基金项目的拓展，不仅金三角、阿富汗、巴基斯坦，甚至拉美地区的麻醉品根除也逐步地被纳入到了基金资助范围。从这个意义上来讲，美国应该说是基金设立的最大受益国之一。戴维·比利·泰勒甚至指出，基金成为推行美国立法的"又一工具"。①

同时我们必须看到，基金的设立和项目的实施是国际禁毒体系的重要组成部分，它们事实上为国际禁毒公约的推行提供了部分实实在在的物质保障，特别是对于麻醉品生产国来说，它们不仅是发展中国家，而且多是世界上最为贫穷落后的国家和地区，它们本身没有能力解决毒品问题，在

---

① David R. Bewley Taylor, *The United States and International Drug Control*, 1909—1997, New York：Pinter, 2001, p. 167.

很大程度上种植罂粟或古柯或大麻又是他们生活的主要经济来源，因此，通过禁毒基金来帮助他们完成生活方式和经济生产方式转型至关重要。时至今日，这种需求依然必不可少，甚至更为迫切，问题解决的好坏不仅关系到种植农的生活，而且关系到地区的安定及至全球的和平与安全。

（张勇安，上海大学历史系教授）

内分泌干扰物
——国际组织日渐关注的健康问题

[德] 爱睿思著　陈璐译

摘　要　内分泌干扰物被认为是一种通过类荷尔蒙导致生命体包括人类内分泌系统紊乱的合成物质。本文分析了国际卫生组织将内分泌干扰物纳入工作程序的过程及其遭遇的困难。早期的一些致畸案例涉及用药丑闻，因此往往将致畸风险构建为医疗或药物风险。同时，化学物质，特别是塑料，对健康潜在的威胁被视为环境或职业卫生的一部分。自 20 世纪 70 年代起，一些国际卫生组织，特别是经济合作与发展组织和世界卫生组织根据剂量反应模式建立了化学物质卫生风险评估程序。20 世纪 90 年代，这些机构开始调查一些环境中发现的物质可能因母体接触而对儿童和青少年产生长期影响的证据。研究越来越复杂化，一些被质疑的物质可以说变幻莫测而又无处不在，同时研究范式也需要从毒理性研究转向生物医学干预研究。然而，尽管因此前涉及化学物质的健康安全的分类而令研究起步阶段进展缓慢，但研究委员会的跨机构的工作机制则为研究提供了便利，其中新的分类已经建立起来。这种基础设施包括元研究的传统逐步证实存在内分泌紊乱不断扩大的实际风险。

关键词　内分泌干扰物　经济合作与发展组织　世界卫生组织　代谢紊乱　风险的不确定性

在一个日益复杂而又充满风险的世界里，对于非专业人士而言，由于这些风险不可见、间接存在和难以评估，因而，人们需要专家就风险的程度、性质以及应对风险的可行方法给出可靠的建议。20 世纪，风险评估成为政治和公共生活中的核心组成部分。[①] 在一个处处是专家的复杂世界，专家们常常使用不同方法和不同的评估标准得出不同的结论，人们需要基于对现存的专业知识进行权威分析才能得出可靠建议。国际组织，理应超越民族国家的特殊利益，被寄望于充当专家们的专家。更具体地来说，这一角色被描述成在专家和利益相关者之间为研究划定范围和勾勒问题，并为交流提供一个论坛，创建双方理解问题的机制，甚至尽可能在双方之间建立共识，并为采取恰当的纠偏行动和预防措施提供指导。[②] 总而言之，这是一项艰巨的任务。面对不完整甚至常常自相矛盾的知识，国际组织需要在过于谨慎和谨慎不足间寻求平衡。他们还需要在不同利益集团之间以及科学和政治的不同诉求间巧妙运作，一方面寻求科学的精确，使用谨慎的语言并为怀疑提供足够的解读，而在另一方面，寻求清楚明白的陈述，以便使政策建议足够清晰易懂。

人们对健康的期待非常强烈并且开始得很早。对于是否构成卫生威胁的国际判断以及如何应对是国际卫生合作的起源，并且早就为国际卫生组织所接受。[③] 1946 年，世界卫生组织（WHO）特别将"促进卫生领域研究；……在卫生领域提供信息、咨询和协助以及"在卫生相关事件上协助人们获取信息等列入其组织原则。[④] 由于 20 世纪 80 年代以来参与国际

---

① Ulrich Beck, *Risikogesellschaft*, Berlin: Suhrkamp, 1986.

② Michael N. Barnett and Martha Finnemore, "The Politics, Power, and Pathologies of International Organizations," *International Organization*, Vol. 53, No. 4 (1999), pp. 699 – 732; Per – Olof Busch, "The OECD Environment Directorate: The Art of Persuasion and its Limitations," Working Paper 20, *The Global Governance Project*, 2006, http://www.glogov.org/images/doc/wp20.pdf; Ernst Haas, *When Knowledge is Power, Three Models of Change in International Organizations*, Berkeley: University of California Press, 1990.

③ Neville M. Goodman, *International Health Organizations and Their Work*, Edinburgh / London: Churchill Livingstone, 1952, 2nd extended edition 1971, pp. 46 – 71; Iris Borowy, *Coming to Terms with World Health*, Berlin: Peter Lang, 2009.

④ Constitution of the World Health Organization, art. 2, 22 July 1946, http://apps.who.int/gb/bd/PDF/bd47/EN/constitution – en.pdf, consulted 23 Jan 2014.

卫生事业的公共和私人组织不断增多，加之卫生问题的跨学科性及其与广义的社会决定因素之间的互动关系，其他一些机构也发布了卫生相关问题的意见。复杂的卫生问题并不存在清晰简单的因果关系，同时涉及几个机构的责任，这向国际卫生组织提出了严峻的挑战。这篇文章说明的就是其中一个特别复杂的问题。

内分泌干扰物（EDCs）被认为是一种通过类荷尔蒙导致生命体包括人类内分泌系统紊乱的合成物质。内分泌系统控制生物有机体的中枢系统（central process），包括生长、新陈代谢和繁殖等。在胚胎发育期间，荷尔蒙就为从出生到成熟的生长过程制定了"程序"，因此它们在妊娠期间的影响可能在多年以后才能被察觉。这是一个由多种因素互相影响的复杂系统，脱离了简单的因果关系，属于科学家之间不经常提及的专业领域，更不用说互相合作了。20 世纪 90 年代以来，可能对人类健康产生影响的内分泌干扰物的数量清单不断增多，这已经成为一个引发争议的话题。这一清单包括了大量的物质，它们在内分泌干扰物出现之前就已经引发关注。

对于国际卫生的研究者而言，内分泌干扰物提供了一个引人注目的研究个案，因为它们提供了实时观测，从第一次监测潜在的威胁到不断演变的讨论，数据量不断增加，其间不同的利益相关者如何就此进行交涉，与此同步，还要对从不存在风险到风险非常严重范畴内的风险进行可能的评估。这一发展过程分为两个不同的阶段：第一个阶段为条件设置，这些条件既方便又阻碍了理解内分泌干扰物，第二阶段即内分泌干扰物的概念和范畴的争论阶段。第二个阶段远远没有结束。本文旨在做一初步尝试，以厘清不同的行为体和它们的概念界定，以及这些概念如何形塑了国际卫生组织对内分泌干扰物挑战的回应。

一　从 20 世纪 70 年代至 90 年代：内分泌干扰物出现前的国际卫生组织的卫生工作

目前最引人注目的两个关于内分泌干扰物的例子均出现在这一表述出现之前。

沙利度胺（Thalidomide）最早被德国格兰泰（*Chemie Grünenthal*）制

药公司在 1957 年用作镇静剂出售，随后又以约 60 种名字推广到许多国家的市场上，用以治疗多种疾病，包括失眠症（insomnia）、晨吐（morning sickness）、抑郁（depression）、早泄（premature ejaculation）、肺结核（tuberculosis）、经前期综合征（premenstrual symptoms）、更年期综合征（menopause）、压力性头痛（stress headaches）、酗酒（alcoholism）、焦虑（anxiety）和情绪不稳（emotional instability）。多年以后，医生开始注意到在妊娠期服用这种药物的妇女分娩出的婴儿出现先天性畸形的人数持续增加。1961 年 12 月，澳大利亚医生威廉·麦克布莱德（William McBride）在《柳叶刀》（Lancet）上发表了一篇文章，以及汉堡医学教授维杜金德·伦茨（Widukind Lenz）在德国公布了关于二者相关性的研究，是年末，沙利度胺退出了绝大部分国家的市场。据信世界上有超过 10 000 名儿童因这种药物影响导致先天性畸形或四肢残缺。对格兰泰公司的大规模诉讼也在 1970 年以公司为受害者捐赠援助基金作为条件撤诉而告终。[1]

受影响的人数之多和导致畸形之严重使沙利度胺成为导致畸形的一个著名案例，但是由于出生后即可发现残疾，其影响仅限于因果关系的直接影响。与之相较，另一种合成雌激素物质己烯雌酚（DES）与自然雌激素非常相似，且更难以证实。尽管早期被指在动物实验上出现致癌和致畸，并在最初进入美国市场时遭到抵制，该药物最终在 20 世纪 40 年代被允许出售，尔后，数以百万计的妇女在治疗更年期综合征和预防妊娠期流产时被开列乙烯雌酚。此外，乙烯雌酚也用于家畜快速增重，更多的人因食用含有乙烯雌酚的动物肉类而摄入少量乙烯雌酚。1971 年，医生开始注意到妇女阴道癌集中出现，而这些妇女的母亲在妊娠期间曾服用乙烯雌酚。截至 2008 年，"五百万儿童中有两百万曾在母体中接触过乙烯雌酚，其中近 95% 有生殖系统疾病，包括月经不调、不孕不育，并有患各种生殖系

---

① Jerry Avorn, "Learning about the Safety of Drugs – A Half – Century of Evolution," *New England Journal of Medicine*, Vol. 365 (2011), pp. 2151 – 2153; Carsten Timmermann, "Die Nachtseite des Wirtschaftswunders," *FAZ*, 25 Nov 2001, http: //www. k – faktor. com/contergan/artikel8. htm, consulted 27 Jan 2014.

统癌症的高度危险。"①

这两个例子确定了未来探讨内分泌干扰物的两个原则：对成人无害的物质可能会影响胎儿成长发育，这种影响可能只有到十多年以后才能显现出来，甚至延迟到胎儿生长为成年人，并且这种影响不遵循传统的毒理学剂量反应机制。

两件丑闻都被视为医疗和药物事件，世界卫生组织是唯一做出反应的国际卫生组织。沙利度胺灾难促发了世界卫生组织建立了国际药物监测项目。第一次预备会议始于 1962 年，从 1968 年到 1971 年，10 个成员国开展了一项试点项目，随后，该项目成为永久性项目。该项目发展迅速并且发布了政策指导、一般出版物和特殊药物安全评论，以对各国报告做出回应。1968 年，试点项目从 10 个国家得到了 5 645 份药物反应报告。2008 年，该项目称收到了来自约 100 个国家的 400 万份案例报告。② 这为国际卫生组织就注意到卫生威胁提供信息和指导构建了一个成功的样板案例。

这些挑战被建构成严格的医源性风险，如视为监测医疗药物的功能。长期以来，鲜有人把环境和职业风险同与爆炸式发展的化学工业联系起来。全球化学制品产量从 1950 年的 150 万吨跃居至 1976 年的 5 000 万吨，1989 年更高达 1 亿吨。2006 年，该数字增长到 2.46 亿吨并且仍在持续增长。③ 很大一部分化学制品被用来生产塑料，塑料的延展性和低廉的价格使其具有无穷无尽的用途，从包装材料到医用胶囊再到汽车零件。塑料增加了扩大利润的可能性，因为塑料"保证了成本尽可能低廉"。④ 化学制品也用于杀虫剂、化妆品、包装、黏合剂、服装、电子产品、食品添加剂

---

① Nancy Langston, "The Retreat from Precaution：Regulating Diethylstilbestrol (DES), Endocrine Disruptors and Environmental Health," *Environmental History*, Vol. 13, No. (2008), pp. 41 – 65, quotation 51.

② Jan Venulet1 and Margaretha Helling – Borda, "WHO's International Drug Monitoring – The Formative Years, 1968—1975," *Drug Safety*, Vol. 33, No. 7 (2010), pp. e1 – e23.

③ http：//www. chemgapedia. de/vsengine/media/vsc/de/ch/16/schulmaterial/mac/alltag/grafik/weltproduktion_ kunststoffe. jpg, consulted 20 Jan 2014.

④ Susan Freinkel, *Plastic：A Toxic Love Story*, Boston：Houghton Mifflin, 2011, p. 7.

及无数其他用途而成为日常生活的重要一环。很快人们便意识到化学制品在生产和使用过程中，在食物、衣物、住房中的无处不在，以及使用后的废物可能引发的健康危机一直以来遭到忽视。因此几十年后，作为职业和环境健康问题，那些被视为是内分泌干扰物的物质首先受到关注。

其中，最臭名昭著的也是相关研究最多的例子之一当属多氯联苯（PCBs）。多氯联苯在20世纪20年代后期开始投入商业生产，从那时起，多氯联苯就被用于可塑剂、涂层材料、墨水、黏合剂、阻燃剂、杀虫增强剂和涂料。[①] 20世纪二三十年代，制造工厂的工人反复发作严重的、有时甚至是致命的氯痤疮（chloracne）。多氯联苯也是1968年日本食物中毒事件的元凶，当时九州（Kyushu）1 300名居民因误食被多氯联苯液污染的米糠油（rice－bran oil）而致病，50人丧生。[②] 与此同时，蕾切尔·卡森（Rachel Carson）所著的《寂静的春天》（Silent Spring）在1962年出版，揭露了农业中大规模使用杀虫剂对鸟类的影响，证实了滴滴涕（DDT）这样的化学制品是一个环境问题而非健康问题。[③]

国际卫生组织较早开始参与化学制品安全问题的讨论并且相关项目迅速增多。国际劳工组织（ILO）在20世纪二三十年代将有毒物质危机当作职业健康问题进行常规处理。[④] 1945年以后国际劳工组织、联合国粮农组织（FAO）和世界卫生组织，分别或是联合起来应对化学制品对健康的影响。早期主要关注杀虫剂。受世界卫生大会（World Health Assembly）1951年决议的影响，世界卫生组织于1953年发布了第一份报告。这份报告总结道，如果使用恰当，现存的杀虫剂没有明显迹象会引发紧急的健康威胁，尽管新兴物质的长期影响或后果还有待观察。3年后，这一发

---

① IPCS, Concise International Chemical Assessment Document 55, *Polychlorinated Biphenyls: Human Health Aspects*, Geneva: WHO, 2003, 4.

② The History of PCBs, http://www.foxriverwatch.com/monsanto2a _ pcb _ pcbs.html; IPCS, *Polychlorinated biphenyls and terphenyls*. Environmental Health Criteria 2, Geneva: WHO, 1976; Eric Francis, "Conspiracy of Silence," September/October 1994 issue of *Sierra*, http://www.sierraclub.org/sierra/200103/conspiracy.asp.

③ Rachel Carson, *Silent Spring*, Boston: Houghton Mifflin, 1962.

④ A. Grut, "The Work of the International Labour Organization in Occupational Health," *British Journal of Industrial Medicine*, Vol. 8, No. 4 (1951), pp. 199－205.

现很大程度上被国际劳工组织—联合国粮农组织—世界卫生组织联合研究组证实。他们的报告显示其对杀虫剂的看法极为模棱两可：尽管认识到杀虫剂在特定情况下存在一些风险，并且最好杜绝牛奶或水里有任何残留的杀虫剂，但完全做到这一点几乎是不可能的，因为杀虫剂的使用不可或缺，如用于生产和储存粮食，或防止媒介传播疾病尤其是疟疾。① 这一观点代表了 20 世纪 60 年代联合国粮农组织、世界卫生组织、国际劳工组织和世界卫生组织联合专家委员会对杀虫剂的立场。② 最终，1963 年召开了一次联合国粮农组织、世界卫生组织会议，会议报告说明了 37 种杀虫剂并就其中 15 种给出了建议每日可接受的摄入量（此前的报告拒绝这样做）。随后的会议进一步扩展该清单并明确这些建议是就何种水果、蔬菜和谷物提出的。③

无心插柳，这一标准不但影响了国内卫生管理，而且影响了国际贸易问题。如果国际标准与国家标准相似，国际化学制品安全评估能够有助于协调国家卫生和贸易利益，但是如果国际标准与国家标准相去甚远则会对二者造成严重的损害。这一联系促使经济合作与发展组织（OECD）介入，该组织旨在通过无差别市场促进经济发展和繁荣。1966 年经济合作与发展组织举办了主题为"杀虫剂在环境中的意外事件"的研讨会，并邀请世界卫生组织派遣代表参加。④ 会议以一项为期 3 年的计划开始。⑤

---

① WHO, *Toxic Hazards of Pesticides to Man*, Technical Report Series 114, Geneva: WHO, 1956.

② WHO, *Principles Governing*, *Consumer Safety in Relation to Pesticide Residues*, Technical Report Series 240, Geneva, WHO: 1962; Kingsley Kay, "Organization of Occupational Health Services for Personnel Exposed to Toxic Pesticides," *Annals Occupational Hygiene*, Vol. 7, No. 3 (1964), pp. 285 – 297.

③ WHO, *Pesticide Residues in Food*, WHO Technical Report Series No. 370 / FAO Agricultural Studies No. 73, FAO/WHO 1967; WHO, *Pesticide Residues*, WHO Technical Report Series No. 391 / FAO Meeting Report P: 1967/M/11, Geneva: WHO, 1968. 此后的报告参见 http://www.who.int/foodsafety/chem/jmpr/publications/reports/en/index.html, consulted 25 Jan. 2014。

④ De Groot van Embden to Candau, 19 April 1966, H II/80/2 (A), WHO Archive.

⑤ Timmons to Candau, 29 Oct. 1970, H II/80/2 (A), WHO Archive.

会议最终报告明确了这一问题需要更为制度化的长期关注，1971年，经济合作与发展组织创建了一个"环境中的化学制品意外事件"（Unintended Occurrence of Chemicals in the Environment）长期工作组。该项目旨在统一测试方法和规则以降低相关成本。主要的推动者是美国政府，美国政府想要阻止欧洲国家利用卫生问题作为贸易壁垒打击美国新兴而多样的化工产业。①

而当1972年在斯德哥尔摩召开的联合国人类环境会议提升了国际社会对环境问题的关注，包括化学制品可能对健康产生的影响时，情况变得更为复杂。作为会议的成果，联合国环境署（UNEP）作为另外的行动者而成立，世界卫生组织发起"环境卫生标准"（EHC）项目，与其他任务不同，这些旨在评估暴露于被污染的环境与人类健康之间关系的信息，找出相关知识的缺失，为设置接触限制及毒理学、流行病学方法提供指导，以使研究结果在国际范围内具有可比性。第一份《环境卫生标准报告》在1976年出版发行，与其继任者一样，它得到了世界卫生组织和联合国环境署的联合支持。② 健康问题集中于癌症以及对肝脏和肾脏的潜在危害。在研究方法上采用严格的毒理学研究方法，遵循产生有毒物质的计量原则，假设暴露在某种物质的无害值以下，因此，国际卫生组织的任务是为可能的安全值以及相关研究如何进行提供权威信息。

1974年，世界卫生组织就新兴环境污染物对健康的危害建立了一个研究小组。整理毒理学数据库、临床和实验工作等信息，大大扩展了相关化学制品的考虑范围，包括塑料和塑化剂、阻燃剂、金属、光敏剂和杀虫剂。作为一项新的职能，除了其他毒理学测试外，它提出了统一致畸风险的毒理学测试技术草案。③ 1977年世界卫生大会决议进一步拓宽了视野。考虑到无处不在的"化学制品使用的增长"，要求对该问题进行研究并制

---

① Peter Carroll and Aynsley Kellow, *The OECD: A Study of Organizational Adaptation*, Cheltenham: Edward Elgar Publishing Inc., 2011, pp. 220 – 226.

② WHO/UNEP, Mercury, EHC 1, Geneva. WHO, 1976; WHO Task Group on Environmental Criteria for Carbon Tetrachloride, Published Under the Joint Sponsorship of UNEP, ILO, WHO, Geneva, WHO: 1999, p. ix.

③ Socrates Litsios, *The Third Ten Years of the World Health Organization*, 1968—1977, Geneva: WHO, 2008, pp. 264 – 266.

定可能的长期战略，战略应当考虑"暴露在空气、水、食物、消费品、工作地点，特别是同时暴露于其他化学制品、传染病源和物理因素的人，不仅是当代，而且包括后代，所遭受的急性和慢性，特别是慢性或者混合性毒理作用"。① 自此，世界卫生组织在方法上取得明显进步，从单一物质导向的短期影响转向考虑到长期的、多物质的影响，包括对未来几代人和不同方面的影响，这对内分泌干扰物的论述至关重要。

然而，这只是世界卫生组织摇摆不定和部分矛盾立场的一个侧面。化学制品构成环境卫生的一部分，并且在一般的世界卫生组织背景中，环境卫生过于强调来自自然和有机源的风险，如因水受到细菌污染或疾病传染者导致的传染。这一观点将工业化和化学制品看作解决方法而非问题。引人注目的是，1969 年后期，总干事马戈林诺·格梅斯·坎道（Marcolino Gomes Candau）对即将召开的斯德哥尔摩人类环境会议明显持怀疑态度，担心对杀虫剂的态度将会阻碍世界卫生组织的抗击疟疾的工作。② 1972 年世界卫生组织公报发表了一项研究，证明了高度氯化的杀虫剂，特别像 DDT，影响费拉拉（Ferrara）地区居民的脂肪水平，没有提到对健康可能造成的影响。③ 晚至 1988 年，世界卫生组织代表就在委员会出版物中提到继任总干事格罗·哈莱姆·布伦特兰（Gro Harlem Brundtland）夫人的名字并采访了她，想知道该报告是否不太关注人为的环境问题，"虽然在现实中三分之二的人在与恶劣的自然条件斗争，如不安全的水、病毒传播媒介、不利的气候条件等等"。④ 这种把化学制品对健康的危害视为特权富人的宠物投诉，并潜在地阻碍了满足穷人的卫生需求的观点将继续是世

① WHA30. 47 Evaluation of the Effects of Chemicals on Health, 19 *May* 1977, Handb. Res. , Vol. II (2nd ed.), 1. 11. 3, http：//apps. who. int/iris/bitstream/10665/93210/1/WHA30. 47_ eng. pdf, consulted 25 Jan. 2014.

② Note for the File, Conference on the Human Environment – 1972, 5 Dec. 1969, H/II/86/3, WHO Archive.

③ L. Prati, R. Pavenello and F. Ghezzo, "Storage of Chlorinated Pesticides in Human Organs and Tissues in Ferrara Province, Italy," *Bulletin of the World Health Organization*, Vol. 46, No. 3 (1972), pp. 363–369.

④ Forum Interview with Gro Harlem Brundtland, "Planet Earth – Suicide or Survival?" *World Health Forum* Vol. 9 (1988), p. 180.

界卫生组织的大包袱，这或可以解释为什么世界卫生组织的不同部门在评估化学制品的健康危害时，会站在截然不同的立场上。根据他们整体领域的工作，世界卫生组织的工作人员可以将他们的任务解读为突出化学制品的健康风险以保护人们免遭由此导致的潜在的健康负担，或者将其解读为降低化学制品可能导致的健康危机以防止人们失去对现存健康负担的关键保护。

这种模棱两可的立场也表现在 1976 年发布的第二份环境卫生标准报告中，报告评估了来自原创的科学出版物和国家概述中关于环境中多氯联苯和多氯三联苯（polychlorinated terphenyls）的暴露程度及其对人体和环境影响的可用数据。这篇报告清晰概述了人体接触化学制品的程度，估计自 1930 年起多氯联苯世界总产量约为 100 万吨，其中约有一半在垃圾场和填埋场慢慢挥发。这些多氯联苯通过胃肠道、肺脏和皮肤被哺乳动物很好地吸收，大部分储存在脂肪组织中并且穿透胎盘屏障。测试表明，大多数人接触多氯联苯浓度最高为 1 毫克/千克体重，尽管实际接触多氯联苯的浓度可能会高出很多，特别是在工作场所。但报告的作者们并没有对这些调查结果足够警惕。人类似乎是对多氯联苯最为敏感的物种，日本的污染事件表明 0.5 克（即 500 毫克）超过 120 天为产生反应的最小剂量。①这些数据表明，无论环境中的多氯联苯含量有多高，都几乎不会危害健康，并且报告也没有提出任何政策建议。

这样的态度与世界卫生组织工作组在同一时间以及经济合作与发展组织在三年前采取的预防性做法背道而驰。通过援引多国野生动物体内存在多氯联苯的确凿证据，经济合作与发展组织呼吁对多氯联苯进行国际管制，目标是降至最少并且最终杜绝向自然环境中排放多氯联苯。②这项建议与当时美国的政策不谋而合，美国通过 1976 年《有毒物质控制法案》（Toxic Substances Control Act of 1976）（控制 DDT 四年以后）严格限制多

---

① IPCS, *Polychlorinated Biphenyls and Terphenyls*, EHC 2, Geneva: WHO, 1976.

② C（73）1（Final）, cited in Draft Decision Recommendation of the Council on Further Measures for the Protection of the Environment by Control of Polychlorinated Byphenyls ENV（86）22, 19 Nov. 1986, OECD Archive, p. 7.

氯联苯，并且最终在 1979 年禁止多氯联苯的生产。欧洲国家纷纷效仿。①
1976 年发布的世界卫生组织技术报告（WHO Technical Report）则更进一
步。这项元研究（meta – study）考虑了可能的健康风险波及的极大范围，
评估了测试突变性、致癌性、致畸性和生态破坏性的多种方法。考虑到这
些影响的弥散性特征以及人体试验的难度，警示性标志仅是统计性的并且
存在内在问题，因为它们要求广泛而可靠的生理负荷和缺陷记录，同时要
考虑到各个生活领域的新兴合成物质。结论给出了大胆的建议：新兴药物
如果有副作用，在充分评估其副作用前，不得批准引进。② 这项要求具有
深远意义，它是由国际卫生组织提出并明确赞同的预防性原则，可以说是
空前绝后的。同年霍夫曼 – 罗氏（Hoffman – La Roche）所属的伊克梅萨
（Icmesa）化工厂向意大利赛维索空气中释放大量剧毒气体四氯乙烷（tet-
rachlorodibenzodioxin），数百人受到伤害。③ 化学制品更被视为潜在的严重
健康威胁。

　　此后不久，化学行业联合提出了他们的观点。欧洲化学行业生态学和
毒理学中心（European Chemical Industry Ecology and Toxicology Centre）成
立于 1978 年，由巴斯夫（BASF）、拜耳（Bayer）、壳牌（Shell）、埃克
森美孚（ExxonMobil）、霍尼韦尔（Honeywell）、宝洁（Procter & Gam-
ble）、默克（Merck）和其他知名化工公司资助。在他们 2014 年的网站
上，将该中心的任务描述为：开发和促进关于化学制品对人类和环境风险
评估的最优质的科学，并提出中心是"成员的公司专家与政府和学术界
科学家交流与合作的科学论坛，以评估现有数据，确认知识缺口和推荐研
究，以及发布关于化学制品、生物材料和制药材料的生态毒理学和毒理学
的至关重要的评论"。④

　　该中心的工作、报告和工作坊等方法，无不模仿学术界的方式，通过

---

　　① Colbern/Dumanoski/Myers, *Stolen Future*, 91, Francis, Conspiracy.

　　② WHO, *Health Hazards from New Environmental Pollutants: Report of a WHO Scien-
tific Group* (WHO Technical Report Series, No. 586), Geneva: WHO, 1976.

　　③ P. A. Bertazzi et al., "The Seveso Studies on Early and Long – term Effects of
Dioxin Exposure: a Review," *Environmental Health Perspectives*, Vol. 106 (Supp. 2)
(1998), pp. 625 – 633.

　　④ http://www.ecetoc.org/overview, consulted 17 Jan. 2014.

摆出国际和跨学科交流科学知识的论坛的姿态，该中心声称自己是适于国际卫生组织发展的地方。1994 年，该中心更名为欧洲化学制品生态毒理学和毒理学中心（ECETOC），从名称上割断自己与化工行业的联系，使其看起来更像一个致力于提供权威信息和建议的国际卫生组织。① 显然，该中心的组织者已经定下来对抗来自国际卫生组织的关于化学制品负面信息的最好方法就是像国际卫生组织那样行动，并且希望人们无法分辨出二者的差别。

与此同时，国际卫生组织加强了制度化的合作。1980 年，国际化学制品安全项目（IPCS）已向世界卫生组织—联合国环境署联合出版物临时提交了一份非正式框架，将国际劳工组织（ILO）纳入参与者中并严格制度化。其任务是组织和评定同行审查程序，以评估化学制品和化学合成物对人体健康的风险，并与成员国一道评估实验室测试方法及生态学和流行病学研究的方法。② 此后几年，国际化学制品安全项目成为风险评估的权威机构，发布了一系列元研究，旨在提供一份长长的并不断更新的化学制品的最新知识，评估它们致癌、损害内脏器官及皮肤并刺激呼吸道的可能性。③ 同时，"经济合作与发展组织化学制品项目"（OECD Chemicals Programme）更名为"环境、卫生和安全"（EHS）项目，该项目与世界卫生组织及其合作机构联合国环境署和国际劳工组织在涉及卫生领域的工作方面关系更加密切。④ 他们的专业知识在 1992 年里约热内卢联合国环境和发展大会上得到了认可。具有丰富行动计划的 21 号议程用清楚的措辞说明了问题：现存约 10 万种化学制品，其中 1500 种占全球产量的约95%。风险评估的关键性数据缺失，"即使是那些以大批量生产为特征的

---

① Timeline，http：//www. ecetoc. org/history，consulted 17 Jan. 2014.

② *WHO Task Group on Environmental Health Criteria for Carbon Tetrachloride*，p. ii；WHO：*Action for Environmental Health*，p. 16.

③ 相关研究参见国际化学制品安全项目关于铍的研究（1990 年）、α - 和 β - 六氯环已烷（Alpha - and beta - hexachlorocyclohexanes）的研究（1992 年）、关于六氯代环戊二烯（Hexachlorocyclopentadiene）的研究（1991 年）。

④ The OECD Environment，Health and Safety Programme：Achievements，Strengths and Opportunities，ENV/JM（2011）17，12 May 2012，http：//search. oecd. org/official-documents/displaydocumentpdf/？ cote = ENV/JM（2011）17&doclanguage = en.

大量化学制品"。① 因此，21 号议程极力强调进行更多研究的迫切需求，呼吁国际化学制品安全项目、经济合作与发展组织、粮农组织和欧洲共同体（European Community，EC）给予关注。②

至此，到 1992 年，一些国际卫生组织已经相当警惕化学制品的潜在健康风险。他们设置了跨机构联合委员会这种复杂的基础设施。这种制度性合作的背景无疑有助于应对内分泌干扰物带来的新挑战。然而严格的概念分离横亘在简化的跨部门间沟通上：剂量——反应毒理学原理建立起来用于职业和环境卫生领域，同时生物系统知识已经用于医源性健康风险，但是这两个领域几乎没有交集。这些情况构成了理解内分泌干扰新概念产生的背景。

二　从 20 世纪 90 年代至今：国际卫生组织对内分泌干扰物的卫生行动

在 20 世纪 80 年代，令人不安现象的证据在看似无关的背景下混乱的范围内出现，从实验室不受控制倍增的肿瘤细胞到污水处理厂附近被抓住的不明性别的鱼，再到男婴出生时生殖器官畸形的病例明显增多。③ 1991 年 7 月，动物学家西奥·科尔博（Theo Colborn）在威斯康辛聚集了一组跨学科科学家，包括野生动物学家、内分泌学家、免疫学家和毒理学家，讨论大湖地区（Great Lakes area）一些令人不安的变化。经过长时间的讨论，他们发现一系列不同现象间共同的主题，创造了"内分泌干扰"一词来指代涉及荷尔蒙控制的生理过程出现的不同的紊乱现象。④ 这是首次基于对健康威胁类型的推测而对一组多样化的物质进行的分类。随后，科尔博作为联合作者的一篇文章在 1993 年发表，从而奠定了这一新概念的基础：

---

① Agenda 21，§ 11，http：//habitat. igc. org/agenda21/a21—19. htm.

② Agenda 21，§ 15，http：//habitat. igc. org/agenda21/a21—19. htm.

③ Theo Colborn，Dianne Dumanoski and John Peterson Myers，*Our Stolen Future*，New York：Dutton，1996，pp. 122 – 135.

④ Susan Freinkel，*Plastic：A Toxic Love Story*，pp. 92 – 93.

令人信服的证据表明，在雨水、井水、湖水、海水以及淡水，海路和陆路食品加工产品中发现的各种污染物中，其中一些可以扰乱野生动物和实验室动物的内分泌系统。……内分泌紊乱现象当前没有纳入人类、家畜和野生动物健康风险评估当中。考虑到当前所知的扰乱内分泌系统的化学制品，其影响（1）可以以完全不同的方式体现，并产生永久性后果，尽管胚胎、胎儿和新生儿仅是受到成年人暴露接触这些化学制品的影响；（2）根据接触化学制品的具体发展阶段不同，可以改变生长发育的方向和后代的潜力；（3）影响通常会被延迟，可能不会充分或明显地表现出来，直到后代发育成熟甚至到中年，即使接触化学制品主要发生在胚胎早期、胎儿或新生儿时期。①

联系之前的乙烯雌酚的案例，文章列出了一系列可能由内分泌干扰物引起的健康紊乱，包括早产、出生体重轻、头围小、婴幼儿隐睾、儿童认知、肌肉运动、视觉和行为缺陷，以及成人易发乳腺癌和前列腺癌和精子数量少。1996 年，《我们被偷走的未来》（*Our Stolen Future*）一书，科尔博也是作者之一，把"内分泌干扰"的概念介绍给了非专业人士。书中使用"内分泌干扰物"或"内分泌干扰"的表达最近几年才出现，实际之前从未存在过。② 这是一个新的健康问题的诞生，初为人父母对于散播的风险特别是对婴幼儿的担忧不断扩散，显而易见，他们需要更多的信息。科学家们咄咄逼人地转向了这个问题。1995 年，使用"内分泌干扰物"作为关键词在美国国立医学图书馆医学文献资料库（PubMed）搜索，仅能够查到 4 篇文章。2011 年，增加到 551 篇。③

---

① Theo Colborn, Frederick S. vom Saal and Ana Soto, "Developmental Effects of Endocrine - disrupting Chemicals in Wildlife and Humans," *Environmental Health Perspectives*, Vol. 101, No. 5 (1993), pp. 378 - 384.

② https：//books. google. com/ngrams/graph？ content = endocrine + disruptor% 2C + endocrine + disrupting&year_ start = 1800&year_ end = 2000&corpus = 15&smoothing = 3&share = &direct_ url = t1% 3B% 2Cendocrine% 20disruptor% 3B% 2Cc0% 3B. t1% 3B% 2Cendocrine% 20disrupting% 3B% 2Cc0, consulted 15 Jan. 2014.

③ http：//www. ncbi. nlm. nih. gov/pubmed/？ term = endocrine + disruptors, consulted 20 Jan. 2014.

关于新型威胁的消息足以使工业国家政府感到不安，从而给予关注。1996 年经济合作与发展组织的一份调查显示几乎所有的成员国都已准备或正在准备与该问题相关的报告或评论。关于野生动物的数据和毒理学研究令人震惊，反馈给经济与合作组织的调查问卷显示，全部的 22 个成员国都考虑将内分泌干扰物列入监管和可取的行动，半数成员国将该问题视为主要关注问题。约半数受访国家政府认为已充分了解何为"内分泌干扰物"，而另一半则没有。被认为是有（潜在）危险的化学制品包括特定合成物，也包括具有内分泌干扰物嫌疑的一组化学制品，揭示了挑战的潜在规模：植物雌激素（phytoestrogens）、多氯联苯和代谢物（metabolites）、邻苯二甲酸盐（phthalates）、三丁基锡（TBT）、氯代烃（chlorinated hydrocarbons）、氯化二噁英（chlorinated dioxins）、烷基（alkylphenols）、二氯二苯三氯乙烷（Dichloro – Diphenyl – Tricgloroethane，DDT），以及代谢物、有机金属、杀虫剂、制药原料、食品添加剂、双酚 A（bisphenol A）、溴系阻燃剂（brominated flame retardants）、光学增白剂（optical brighteners）、洗涤剂的衍生物（detergent derivatives）和甾类激素（steroid hormones）。[①] 如果曾经有哪些地方需要国际卫生组织的指导，这必然是其中之一。挑战来自三个层面：评估人类和动物健康在统计学上是否有显著的不明原因的变化；（如果变化确实存在），判断这些变化是否与定义为内分泌干扰物的物质相关；（如果这些变化确实与内分泌干扰物相关），决定这些影响是否严重到值得采取具体政策。

国际卫生组织从不同视角，以建议、协调和评估研究对此类问题作出回应。早期主要集中在对野生动物的研究上，因为可以获取更多的数据。1996 年，经济合作和发展组织成立了内分泌干扰物测试和评估特别行动（Special Activity on Endocrine Disrupter Testing and Assessment），从内分泌干扰物给水生动物可能带来的影响对商业捕捞造成的后果探讨了内分泌干

---

① Summary Report of the 1996 OECD Questionnaire on Endocrine Disrupting Substances, undated, unnumbered, OECDA, pp. 1 – 4.

扰物对经济的影响。① 而世界卫生组织更快一步。1993 年世界卫生组织就多氯联苯修订的"环境卫生标准"长达 682 页，回顾了超过 1 000 篇原创性文章和 1976 年起的几次科学会议，作为一个新功能，标准包含了一个非技术性的章节，专题名为"内分泌系统的影响"。在本章中也有专门针对动物影响的观察结果，最后的结论还讨论了对实验动物、人类和环境的影响。该报告证实多氯联苯在世界各地的环境中广为扩散，具有持久性并能在食物链中聚集。长时间内，人类主要在食用受到污染的食物时接触多氯联苯，特别是在母乳喂养过程中，但也会通过呼吸或皮肤渗透吸收多氯联苯。但即使已经证实的研究也会不断因新情况的出现而受到制约：多氯联苯常在与致癌性的多氯二苯并呋喃（PCDFs）混合时被发现，这明显会加重多氯联苯的毒性，但同时也使多氯联苯致癌的因果关系更难以被察觉。因此，不是所有的核心问题都能被回答出来，但是能够提出这些问题本身就是值得肯定的。值得注意的是，这份文件的结论意识到了人类在受到化学制品侵害时是多么无助：

> 显然，从已有的多氯联苯和多氯三联苯（PCT）的数据来看，在理想的状态下，这些化合物不应当以任何剂量出现在食物中。然而，同样清楚的是，通过把食物源接触多氯联苯和多氯三联苯降到"零"或接近"零"的水平，这意味着一大批重要食物都将被取缔（列入禁止消费的范围），其中就包括鱼类，但更重要的是母乳。②

内分泌干扰物令人郁闷但同时又不能避免的风险的逻辑与 40 年前的杀虫剂如出一辙。也就是说，提出的建议都是温和的：更多的研究，研究更加规范化，这些物质只能在高温焚化炉中进行处置，并且只能监测海洋

---

① Endocrine Disrupter Testing and Assessment, http：//www. oecd. org/env/chemical-safetyandbiosafety/testingofchemicals/endocrinedisruptertestingandassessment. htm, retrieved 5 Dec 2012.

② § 1. 1. 1., IPCS, *Polychlorinated Biphenyls and Terphenyls*, 2nd ed. Environmental Health Criteria 140, Geneva：WHO, 1993. http：//www. inchem. org/documents/ehc/ehc/ehc140. htm, retrieved 10 Sept 2013；see also http：//apps. who. int/iris/handle/10665/38678.

动物。①

　　不久以后，该话题成为一个基础非常广泛的会议的主题。1996 年下半年，世界卫生组织欧洲中心、欧盟委员会（European Commission）和欧洲环境署（European Environmental Agency）、经济发展和合作组织以及多个国家行政部门在英国小镇韦布里奇（Weybridge）联合举办了一场"内分泌干扰对人类健康和野生动物的影响"研讨会（Workshop on *the Impact of Endocrine Disruptors on Human Health and Wildlife*），会上，不同领域的专家分享他们的知识。与会者在讨论野生动物时都比较谨慎，他们看到"欧盟中的一些案例……产生的影响可以清楚地归因于内分泌干扰物，但更关注人类健康"。他们一致认为，有足够多的证据证明在一些地区睾丸癌和精子数量低的发病率正在上升，并且"现有的能够明确看出人体变化与化学制品接触之间的直接关系的曝光信息通常不足"。② 需要更多的研究证实特定的化学制品，在怎样的程度上、以什么样的方式可能会影响动物和人类健康。作为向前迈进的重要一步，这次研讨会提出了将内分泌干扰定义为"一种对完整有机体或其后代产生不良健康影响，导致内分泌功能变化的外源物质（exogenous substance）"。③ 这是一种把影响仅限于野生动物同时把其对人类影响存疑的现象给出更准确定义的早期尝试。

　　由于对国际组织而言，这一新类型的健康问题是好坏掺半之事，因此，谨慎的态度是可以理解的。一方面，它为化学合成物可能引发一系列健康问题的发病率攀升的生理过程提供理论支持，否则将难以解释这个问题。但是理论精确度使得做出合理的科学结论极度复杂，因为它要求的解

---

① IPCS, *Polychlorinated Biphenyls and Terphenyls*, 2nd ed. Environmental Health Criteria 140, Geneva, WHO, 1993. http://www.inchem.org/documents/ehc/ehc/ehc140.htm, retrieved 4 Dec. 2012.

② European Workshop on the Impact of Endocrine Disruptors on Human Health and Wildlife, *Conclusions and Recommendations*, 2 – 4 Dec. 1996. http://ec.europa.eu/environment/chemicals/endocrine/documents/reports _ conclusions _ en.htm #, retrieved 10 Sep. 2013.

③ European Workshop on the Impact of Endocrine Disruptors on Human Health and Wildlife, *Conclusions and Recommendations*, 2 – 4 Dec. 1996.

释机制违背了当前假设化学制品的健康风险是确定的原则。在过去几十年中，化学制品对健康的影响已经经过毒理学原则的评估：一种特定物质的毒性取决于接触剂量（"剂量——反应"），其特殊性要求在病原体和结果间有明确的因果关系。但是内分泌干扰物的研究违反了这两个原则。接触化学制品产生内分泌干扰的概念认为，受到质疑的这些物质产生的影响并非首先（或者完全没有）取决于剂量，而是像内源激素（endogenous hormones）那样，取决于接触的时机和状况，或者取决于与其他物质及组织特异性（tissue – specific effects）诸如受体选择性的复杂相互作用。因此，接触试验的结果取决于环境，可能有很大的不同。

尽管这种机制在一些药物，如乙烯雌酚上可以得到很好验证，许多毒理学家因其属于环境接触依然不愿接受。并且人体试验因道德原因不予考虑，建立起权威的专业知识十分困难。起初，大部分研究数据来源于生物学家而非医学家，并且鱼类和软体动物上的畸形在多大程度上与人类相关尚不明确。可靠的流行病学数据，特别是对已接触人群的长期搜集往往难以实现，与多年来已经把人们包围的多种化学制品中的某个具体案例的暴露水平相关联更是难上加难。实验室的动物实验提出一个合适的模型问题，而体外实验展现的内分泌活动却不能确定它对整个有机体有益还是有害。因此，找到有力的人类流行病学数据并创建可接受的外部和临床试验方法是困难和费时的，但是这为内分泌干扰物对人类的影响建立可靠信息却是至关重要的。

韦布里奇会议后的几个星期，在由联合国开发署（UNDP）和美国环保署（USEPA）支持的会议上，来自这两个机构和一些国家及业界的参会人员，证明了将此事置于全球卫生背景下的困难。研讨会主要确定了韦布里奇会议的结论，但是来自南方低收入国家的参会者指出，尽管对接触化学品可能导致健康风险已经有了一些认识，但他们的政府"认为该问题太不明确，不应该将卫生资源从其他更紧迫的公共卫生问题上转移"。①可以理解，从一个南半球国家的角度，一些斯堪的纳维亚半岛国家发现的每 10 万人中增加的 2 ~ 4 个睾丸癌病例并不值得将他们的资金从那些

---

① International Workshop on Endocrine Disruptors，22 – 24 Jan. 1997，http：//www. epa. gov/edrlupvx/Pubs/smithrep. html.

每年造成数百万人死亡的疾病上转移。然而，从全球和长远的角度来看则不同：如果来自不同大陆偏远地方的野生物种都在受到数量激增的化学制品的既定程度的影响，这种风险就无处不在了。并且如果人类的内分泌系统的确受到同样化学制品的影响，癌症病例的增加可能只是冰山一角。

新挑战的出现引起了机构间一定程度的竞争。1997 年 5 月世界卫生大会的一项决议呼吁世界卫生总干事在化学制品对人类健康问题上"采取必要措施加强世界卫生组织在风险评估中的领导作用"，并促进和协调关于"潜在的化学品暴露与激素有关的健康影响"的研究。① 但是在现实中，任何影响深远的工作都必须进行合作。没有一个单独的机构具备所有领域的专业知识和研究机构，因此不同的信息应当汇集在一起：经济合作与发展组织擅长化学测试，联合国开发署长于环境信息，包括野生动物信息，世界卫生组织显然是人类健康相关问题的核心机构。

在接下去的几年中，本身就是一个多机构合作的国际化学制品安全项目与经济合作与发展组织合作建立了一个国际知名专家组成的指导小组，他们接受了在该领域建立全球知识平台的任务。最终的结果是 2002 年在世界卫生组织的主持下发布了国际化学物质安全项目报告，总结了过去几年的数据采集和研究成果。他们提出的问题和怀疑又一次多于过去多年的研究成果。例如，报告引用了内分泌干扰物和神经系统的发育与行为之间的相关性的文章，但是它没有注意到相似的现象也会因化学制品引起的神经毒性而非内分泌作用的结果。② 因此，此类问题有待进一步考证，该报告非常谨慎地指出，到目前为止，几乎没有证据指出这是一个严重的公共卫生问题。从单独的统计数据中很难得出结论，因为这些数据往往过于零散，而且实验设计多种多样，让不同时间和不同地区之间可以比较，并且常常重要的数据，也就是那些在实验中的关键时期接触化学制品的数据，基本上是不存在的。此外，内源性荷尔蒙的浓度和效力通常比外源性化学

---

① IPCS, *Global Assessment of the State – of – the – Science of Endocrine Disruptors*, Geneva：WHO, 2002, p. vii.

② IPCS, *Global Assessment of the State – of – the – Science of Endocrine Disruptors*, p. 3.

制品高，增加了解释的复杂性。一些国家已经观察到了人类精子质量，但是这与内分泌干扰物的关系并不明确，而且这项元研究不稳定。同样，观察到的男性性器官变形、性早熟、受损的神经发育和免疫功能与几种癌症的增加关系也尚不清楚。北欧的睾丸癌发病率在 21 世纪初开始增加，然而这发生在化学制品工业增产之前，因此，单独靠内分泌干扰物不能解释这一现象，甚至完全不能。① 所以，几个领域里有足够的证据证明应当提高对人类健康变化的关注，但是没有足够的证据证明这与内分泌干扰物有关。然而，作为一个重要的结果，这份报告给内分泌干扰物下了一个更为精确的定义："一种改变内分泌（荷尔蒙）系统运作从而对有机整体或其后代产生不良影响的外源物质（或混合物）"。② 这成了内分泌干扰物的标准定义，为支持者和怀疑者同时接受。

由于流行病学、实验室和临床试验仍在继续，尽管有时会出现截然相反的结果，后续的报告在对内分泌干扰影响的确定程度上摇摆不定。2003年，关于多氯联苯的新知识将这一问题改造为一个成熟的内分泌话题。尽管字里行间仍然指出由于大量可能存在的混杂因素导致缺乏明确的结果，报告列出了观察到的人类单独接触多氯联苯或者与其他物质一起接触后可能导致的紊乱，包括削弱精子活性、减缓胎儿成长和发育、儿童神经功能严重受损，例如削弱反应能力、记忆力和智商（尽管一些不足之处会在童年时代后期消失），增加消化系统癌症发病率以及儿童疾病易传染率。③ 9 年以后，在一份世界卫生组织的报告《内分泌干扰物和儿童健康》中，他们的结论陈述了更多倾向性。他们证实一些生殖系统紊乱和其他内分泌紊乱达到了泛滥的程度，足以对睾丸发育不全综合征（TDS）这一新术语发出警告，这一病症可描述为隐睾、尿道下裂、睾丸癌和精子无能，这些异常反应可以关联到接触内分泌干扰物的动物实验。但证据仍不足以得出

---

① IPCS, *Global Assessment of the State - of - the - Science of Endocrine Disruptors*, p. 3.

② IPCS, *Global Assessment of the State - of - the - Science of Endocrine Disruptors*, p. 1.

③ IPCS, CICAD 55, *Polychlorinated Biphenyls: Human Health Aspects*, Geneva: WHO, 2003, pp. 4 - 5.

可靠的结论。不仅如此，作为一个令人特别不安的方面，该报告反复提及在儿童生长发育中可能出现的智力损害。① 另一个在 2011 年欧盟的报告中提出的新观点则指出内分泌干扰物对全球范围内的糖尿病和肥胖率上升的可能性影响，尽管，一如既往，确切的结论被认为需要更多的研究。②

1978 年成立的化学工业界国际卫生组织更名为欧洲化学制品生态毒理学和毒理学中心（ECETOC），成立了"环境雌激素任务组"（Environmental Oestrogens Task Force），但是长期以来都没有参与讨论，除了 2000 年发表的一篇文章，文章提出了"试验和屏蔽层机制"，将自然内分泌干扰物纳入整个话题中并将注意力从流行病学的数据上转移开来。③ 该中心在 2009 年欧盟出台了在化学制品准入标准中引入内分泌干扰风险考量这项规定后越来越活跃。④ 作为回应，欧洲化学制品生态毒理学和毒理学中心举办了两次研讨会并发布了几份报告，承认了内分泌干扰行为的特殊模式，但是，矛盾的是，它们保留了接触极限的想法。坚持其建议的"基于科学"性，要求根据由内分泌干扰物导致的损害性质做出更细化的分类，并根据阈值的效力对物质的风险高低做出区分。⑤ 欧洲化学制品生态毒理学和毒理学中心的成员 2013 年 10 月在网上发布了《毒理学信件》（*Toxicology Letters*），采取了更激进的路线。作为一个典型的例子，格哈德·诺希内克（Gerhard Nohynek）（欧莱雅的长期雇员）等人试图通过对内分泌干扰物的整个概念提出质疑将个人护理产品排除。在他们的论述

---

① WHO, *Endocrine Disruptors and Child Health*, Geneva: WHO, 2012.

② Andreas Kortenkamp et al., *State of the Art Assessment of Endocrine Disruptors*, 2011, http://ec. europa. eu/environment/chemicals/endocrine/pdf/sota_ edc_ final_ report. pdf, consulted 10 Jan. 2014.

③ T. H. Hutchinson et al., "Ecological Risk Assessment of Endocrine Disrupters," *Environmental Health Perspectives*, Vol. 108, No. 11 (2000), pp. 1007 – 1014.

④ Regulation (EC) No. 1107/2009 of the European Parliament and of the Council of 21 October 2009, *Official Journal of the European Union*, 24 Nov. 2009, L 309/1 – 309/50, http://eur – lex. europa. eu/LexUriServ/LexUriServ. do? uri = OJ: L: 2009: 309: 0001: 0050: EN: PDF, consulted 29 Jan. 2014.

⑤ Remi Bars et al., "Risk Assessment of Endocrine Active Chemicals: Identifying Chemicals of Regulatory Concern," *Regulatory Toxicology and Pharmacology*, Vol. 64, No. 1 (2012), pp. 143 – 154.

中，他们否认了内分泌干扰物的概念以及流行病学原则：效力更高的物质应当具有更高的风险，如激素避孕药（hormone contraceptives）或三叶草（clover）；非单一的剂量关系违背了几个世纪的药理和毒理学的经验；检查发现物质引发的内分泌活动无足轻重，除非证实会对健康造成损害；一些主要报道中的紊乱，如精子数量减少、隐睾症和尿道下裂的发病率上升，内分泌干扰物和睾丸癌发病率增加有关，以及几种物质的协同效应都没有科学证据可以证明。事实上，这篇文章断然否定任何联系可以表明人造的内分泌干扰构成"对人类健康可识别的、可衡量的风险"，不太诚实地补充指出，"医用乙烯雌酚的不利影响早在内分泌干扰物被创造出来之前就已经知晓"。[①] 诺希内克等人嘲弄地评论道，"人类接触到少得可以忽略不计的化学制品，这些具有几乎可以无视的荷尔蒙效力的化学制品对人类生育能力会产生影响，这一假设严重违背科学根据与常识"。他指出，"这一毫无根据的理论出现是因为在这一领域工作的科学家的既得利益、政治正确性（political correctness）、反对一切人造物的偏见，以及男性科学家对男婴生殖器官变形新闻的过度敏感"。[②] 尽管作者把这一假设明显缺乏证据与吸烟和癌症之间已经证实的关系做对比，这种通过否定或者无视证据以及嘲笑学术界的科学家的行为进而创造怀疑的策略令人恐惧地联想起几十年前烟草行业使用的方法。[③]

这种对内分泌干扰物概念的强烈否认可能会受到越来越多的对其有利的证据刺激。2013 年，联合国环境规划署和世界卫生组织委托专家发布了对 2002 年报告中关于这一主题知识的状态更新。虽然仍持谨慎态度，但是它更为坚定，也更加紧迫地提出这一问题。[④] 尽管我们知道或怀疑约有 800 种化学制品与荷尔蒙受体有关，只有一小部分经过测试，人类接触，特别是与化学合成物接触，确信比预测的还要多。报告为内分泌干扰

① Gerhard Nohynek et al. , "Endocrine Disruption: Fact or Urban Legend?" *Toxicology Letters*, Vol. 223 (2013), pp. 295 – 305, 301.

② Gerhard Nohynek et al. , "Endocrine Disruption: Fact or Urban Legend?" p. 299.

③ Naomi Oreskes and Michael Conway, *Merchants of Doubt*, New York: Bloomsbury, 2010.

④ WHO/UNEP, *State of the Science of Endocrine Disrupting Chemicals* – 2012, WHO/UNEP 2013, pp. vii – viii.

物与男童不发育的睾丸、乳腺癌、前列腺癌之间的关系提供了确凿的证据，也为内分泌干扰物与注意力缺陷多动障碍（ADHD）、认知和行为缺失、骨密度降低之间的关系提供了不那么确凿的证据，但关于其与不良妊娠结果、卵巢癌和睾丸癌、减少成年与青春期早期男子精子数量、早熟、糖尿病和肥胖的关系则仍然缺乏证据。① 该报告还用明确的措辞强调了内分泌干扰物代表着"毒性的特殊形式"，体现为非线性的剂量反应曲线并依赖于各种环境因素。报告反驳了早期将内分泌干扰物视为富人的宠物健康问题这一观点，将此问题与实现千年发展目标中的保护弱势群体的国际使命联系起来，强调这一问题的全球性意义。尽管传统环境卫生风险，如营养不良和传染病暴发仍需要得到关注，但还是"应当防止（内分泌干扰物）成为未来的传统环境威胁"。② 该报告强调这一问题的普遍性和紧迫性，直截了当地指出：

> 内分泌干扰不再仅限于雌激素、雄激素和甲状腺的途径。化学制品也会干扰新陈代谢、脂肪储存、骨骼发育和免疫系统，这表明内分泌系统会并且一定会受到内分泌干扰物的影响……
>
> 可以肯定的是，在妊娠期间接触化学制品将会对人类和野生动物本身及其后数代，而非仅仅接触者本身产生影响。③

2014 年，欧盟委员会批准了一项德国—丹麦重大研究发现，这一研究为内分泌干扰物扰乱人类精子功能提供了确凿证据，欧盟开始对其内分泌干扰物政策进行审议。④ 无独有偶，2014 年世界卫生组织欧洲分部的一份报告将内分泌干扰物导致不同健康问题作为事实公布，尽管其确定性程

---

① WHO/UNEP, *State of the Science of Endocrine Disrupting Chemicals* – 2012, pp. viii – x.

② WHO/UNEP, *State of the Science of Endocrine Disrupting Chemicals* – 2012, p. iii.

③ WHO/UNEP, *State of the Science of Endocrine Disrupting Chemicals* – 2012, pp. XV and 15.

④ SH/HR Max Planck Society, "Endocrine Disruptors Impair Human Sperm Function," http://www.mpg.de/8201201/chemicals – fertility, 6 Aug. 2014.

度与欧盟不同。基于 2012 年的报告，世界卫生组织坚定了确定性的立场，并且扩充了受到怀疑的健康的影响内容，引用更多证据证明内分泌干扰物可能"引发慢性疾病"（与荷尔蒙相关的癌症、肥胖、糖尿病和心血管疾病），这些都是日渐受到关注的全球性疾病。① 在 20 年间，国际卫生组织对于内分泌干扰物的概念从几乎不存在转变为一个严重的、具有潜在重大威胁的全球卫生问题。

结 论

对于国际卫生组织而言，要确定其对待内分泌干扰物的坚定立场，需要对生理活性物质的分类和构建进行重大调整。20 世纪 70 年代见证了对化学制品的观点的转变，它从现代和健康生活不可或缺的组成部分到日常生活和对健康具有潜在威胁的重要物质。这一转变在概念上很容易，因为它可以基于帕拉塞尔苏斯（Paracelsus）的毒理学原则——剂量决定毒性，因此只要能够确定和执行安全阈值，任何物质的使用都可以控制在安全范围内。由此，国际卫生组织的主要责任就是确定作为化学安全标准的安全阈值。与此同时，对于药物安全使用了一种不同的范式，它要考虑到药物导致有机体突变与致畸的长期的潜在影响。至此，国际卫生组织（以及国家组织）的安全考量集中在全面的药物测试。医疗药物被视为是医学和药学明确界定的领域之一，显然也是世界卫生组织的能力范围之内的事情。与此相较，化学制品在工业生产、农业、国际贸易、环境和卫生中都十分重要，涉及不同机构的责任，这些机构在这个领域都处于活跃状态。

因此，当环境、野生动物和人类的变化看似不相关的证据被报道出来时，不同组织制定不同议程，开始关注到该现象的不同方面并且要求搞清楚新出现的信息，这需要机构间基于认可的相互依存关系开展不同寻常的深度合作。这一过程存在的风险就如同一群盲人通过每人触摸不同的身体部位，尝试为大象建立一个具体的形象。

---

① WHO Europe, *Identification of Risks from Exposure to Endocrine – Disrupting Chemicals at the Country Levels*, WHO：Copenhagen, 2014, p. 17.

　　但此前已经存在的机构间的合作传统和基础设施大大方便了此类合作的开展。在制度上，存在一系列的项目可以用于内分泌干扰物研究的各个组成部分：经济合作与发展组织化学测试项目，世界卫生组织的"环境卫生标准"项目、机构间合作的国际化学制品安全项目，都可以用于评估化学制品风险。因此，能够将从联合国环境规划署和粮农组织搜集的环境知识、经济合作与发展组织积累的实验技能、国际劳工组织收集的职业卫生数据的经验以及世界卫生组织的卫生反应能力结合在一起，对于从多方位构建这一现象具有巨大优势。事实上，可以推测出，如果没有这样一个完善的联合委员会网络，在国际层面上确立目前状况的相关知识将会被大大放慢。

　　但是对所有的机构来说，创造这样一个新范式需要重建对化学制品的看法，包括那些已经完成多年的工作，需要将关注点从毒性转移到生物医疗干预。由于这些物质几乎无处不在，它们出现得非常快，令这一过程困难重重。从这一视角来看，化学制品的不断普及使其潜在危险性要么在很大程度上不会必然出现，要么就是非常惊人。无论如何，要将风险从甚嚣尘上的讨论中识别出来显得极为复杂。它也为行业使用公共国际卫生组织目前采取的工作结构和论证开拓了机遇。由此，通过运用经选择过的流行病学和实验数据并坚持此前的毒理学范式，同时借助欧洲化学制品生态毒理学和毒理学中心，行业试图强化他们的行动，以诋毁逐渐发展的关于内分泌干扰物的知识。这一问题被许多化学行业持有的相关专业知识进一步复杂化了，这反过来又降低了对可能存在的健康风险的研究兴趣。因此，研究往往会展现"大部分的学术专家与工业企业之间的严重分裂，前者的报告关注环境中从微弱到皮摩尔级别范围的内分泌干扰物的不利影响，后者关注在任何浓度下不能如此行事"。[①]

　　国际卫生组织面临的挑战在于如何回应风险不确定性的情况。预防原则的理念进入世界卫生组织话语之中，实际上很多年之前，这些词汇在里约热内卢已用于此目的。在医疗领域，它极其强调药物安全。对于化学制品，一个充斥着由新合成材料生产的产品的现实世界使这种方法变得不切

①　André Marques – Pinto and Davide Carvalho, "Human Infertility: are Endocrine Disruptors to Blame?" *Endocrine Connections*, Vol. 2 (2013), pp. R15 – R29, R17.

实际，尽管有人偶尔唱反调。因此，忠于预防性原则，显而易见，又退回到了这一背景。尽管在 1976 年世界卫生组织报告已经要求化学制品在解禁前一般需由制造商证实其无害性，但是在 20 年后，一些大型国际组织承担了评估特殊化学制品潜在危险性的责任，而并不是要求化学工业提供无害证据。这一策略似乎是不可避免的。人造材料已经变得非常普遍，以致无法用严格解读的预防性原则来对待。但是国际卫生组织的态度在一定程度上也是一个失败因素。从市场上撤回产品需要独立科学家提供风险的确凿证据，而没有采取让业界必须自证产品无害性的总体政策。国际卫生组织似乎对这些严格的国家政策制定过程影响不大。然而，国际卫生组织可能会被认为并非在回避现有可疑的风险，而是致力于澄清关于风险的谨慎措辞是由于缺乏证据而并非是因它们缺位造成的。

由此，内分泌干扰已经是全球范围的流行病，其程度尚难以评估。从某种程度上说，这一情况与 1851 年的第一次卫生大会和 20 世纪初的情况没有什么不同。可怕的疾病，霍乱、鼠疫和黄热病可能比由不断扩大的潜在的内分泌干扰物导致的相关疾病更容易定义，但是一个相似的情况是在面对科学不确定性时国际机构都希望提供建议。① 在这两个阶段中，国际卫生问题的谈判集中于两个关键的领域：

1. 关于健康问题因果论的科学准确性；

2. 面对不同程度的不确定性在预防和风险之间寻求适当的平衡。

过去和现在一样，科学分歧都受到针锋相对的学科方法的影响。就像霍乱爆发可以用瘴气理论或是用接触感染评估，二者需要不同的预防策略，化学制品和睾丸癌发病率增加之间的关系也可以从毒理学或者生物系统框架进行评估，二者会导致完全不同的结论。在国际卫生组织行动的两个阶段，误判风险问题都会导致严重的后果：过分的谨慎可能造成巨大的经济损失（通过重要经济部门生产与贸易的中断），轻视威胁则会造成死亡（通过流行性传染病或者缓慢发展的疾病）。因此，当下为了战胜疾病

---

① Norman Howard – Jones, *The Scientific Background of the International Sanitary Conferences* 1851—1938, Geneva: WHO, 1975; Valeska Huber, "The Unification of the Globe by Disease? The International Sanitary Conferences on Cholera, 1851 – 1894," *The Historical Journal*, Vol. 49, No. 2 (2006), pp. 453 – 476.

的潜在传染，国际合作至关重要，因为明确严重的健康威胁并同时维持贸易需要就科学知识以及合理的预防战略和规章达成一致意见。

在内分泌干扰物作为公共卫生事件的演进过程中，无论个人还是集体，目前对国际卫生组织的角色进行深度评价可能还为时过早。初步来看，最初他们并没有因为迅速出现的问题感到惊讶而制定议程。它们自身当时根本无法进行必要的大规模流行病学、临床和实验数据搜集。他们主要的职能在于接收、分析和评估不断更新的知识并将其整理转变为评估知识状况的出版物，并尝试提出建议。考虑到这些情况，他们充分利用现有的机构、专家、机构之间的关系，以及一些证据所显示的机构之间的竞争做出快速反应。最初的数据评估十分谨慎，显然他们更担心因为证据不足发出警告后受到指责而不是担心因为面对足以证明健康风险的证据信心满满受到批评。

世界卫生组织的强有力的政策在一定程度上一直受到南北差异的削弱，因此化学制品并不是其整体工作计划的首要问题。然而，这种二分法似乎一直在削弱，因为包括诸如肥胖或糖尿病这样越来越多的疾病所产生的健康影响清单不断加长，它们不仅受到低收入国家也受到高收入国家的关注。内分泌干扰物越来越被视为全球关注的问题。在 2014 年，1 115 位参与者共同缔造了联合国可持续发展的群体智慧平台，通过全世界的科学家制定了一份包含 96 项希望政策制定者采取行动的问题清单。"因环境和食物链中有毒化学制品聚集导致的人类基因突变的大规模增加"被列于第 11 位。① 如果这个势头继续（现在仍不确定），调查结果可能会显示出化学工业和日常生活将面临更多的威胁，正如我们知道的那样。如果发生这种情况，国际卫生组织在制定标准，为广义上的利益相关者思考这一问题提供建议和论坛方面的信誉就会变得极其关键。

[爱睿思（Iris Borowy），上海大学历史系上海市千人计划特聘教授；陈璐，上海大学历史系硕士研究生]

---

① United Nations, *Prototype Global Sustainable Development Report*, Online Unedited Edition, New York.

档案文献

北约现代社会挑战委员会史料拾遗

乔晶花　　翻译整理

[编者按]　　1969 年 4 月，在华盛顿召开的北大西洋公约组织
（NATO）成立 20 周年纪念大会上，美国总统理查德·尼克松（Richard
Nixon）提议北约组建一个新的机构——现代社会挑战委员会（Committee
on The Challenges of Modern Society，CCMS）。11 月 6 日，该提议得到北大
西洋理事会批准。现代社会挑战委员会旨在致力于军事和政治事务之外的
社会事务，被视为北大西洋公约组织的"第三维"。

无疑，冷战缓和时代的到来，为北约现代社会挑战委员会的建立提供
了契机。而环境污染等非传统安全领域问题的凸显则是该提议最终得以通
过的根本原因。北约现代社会挑战委员会筹建过程中，委员会就可能关注
的问题进行了讨论，认为现代环境问题是普遍存在的全球性问题。北大西
洋国家应该持续关注环境问题，并在这一领域与非成员国进行合作与交
流。空气污染即是当前面临的环境问题之一。为推动空气污染试点研究的
确立，美国起草了一份关于环境污染问题的陈述报告。为使成员国在北约
现代社会挑战委员会第一次会议上就空气污染问题进行深入讨论，推动空
气污染试点研究的确立，美国和土耳其还提前起草了一份关于空气污染的
陈述报告。然而，要设立北约现代社会挑战委员会并开展非传统安全领域
的合作，北约成员国还需解决一个问题——成员国国内普遍缺乏现成的组
织体系来处理环境问题。

基于这些讨论与努力，北约现代社会挑战委员会第一次会议于 1969
年 12 月 8 日在比利时布鲁塞尔举行。北约秘书长曼利奥·布罗西奥

（Manlio Brosio）和美国代表团团长、尼克松总统的城市事务顾问丹尼尔·莫伊尼汉（Daniel P. Moynihan）分别致辞，阐述了北约现代社会挑战委员会的成立背景、主要职能及其工作原则等。此后，北约成员国围绕美国和土耳其起草的空气污染问题报告，就北约现代社会挑战委员会的研究主题展开讨论。根据讨论结果，北约现代社会挑战委员会建议理事会开展空气污染、道路安全、灾害救援、开放水域污染、内陆水污染等七项试点研究。

空气污染主题确立后，美国作为试点国家于 1969—1974 年间开展了空气污染试点研究。其中，1970 年 3 月在土耳其安卡拉举办的空气污染治理专家会议即是该试点研究中的一次重要会议，对安卡拉的空气污染状况进行评估，并针对性地提出治理措施。与此同时，美国与苏联于 1972—1974 年间在空气污染等环境领域签署了 11 项环保合作协议。

继美国之后，德国、比利时、荷兰、丹麦、葡萄牙等国家相继在北约现代社会挑战委员会开展空气污染试点研究。2006 年北约现代社会挑战委员会并入北约的和平与安全科学项目（Science for Peace and Security Programme，SPS）后，仍在空气污染治理、反恐等非传统安全领域开展合作，关注现代安全挑战问题。

鉴于北约现代社会挑战委员会作为处理现代社会问题的合作平台而发挥的作用，以及围绕这一个案或可分析美国外交决策机制的复杂性和多变性，从新的视角展现冷战时期国际社会在非传统安全领域的交互博弈过程，或可"以史为鉴"，寻求推进国际社会在非传统安全领域深度合作的可能性，编者从美国国家档案馆藏 Record Group（RG）170 Records of the Drug Enforcement Administration（1949—1970）、RG 59 Central Foreign Policy Files（1949—1976）、美国国家解密档案参考系统（Declassified Documents Reference System，DDRS）等档案文献中摘取部分史料，整理刊出，以供研究参考。

北约现代社会挑战委员会前言

遵照北大西洋公约第二条，各国同意，他们将通过推进稳定和福利，进一步发展和平友好的国家关系。依据 1969 年 4 月 11 日的华盛顿公报第

14 段的声明，理事会同意设立现代社会挑战委员会。

Ⅰ. 组织

1. 该委员会应是理事会的常设委员会，在需要时举行会议。委员会会议应由秘书长或其代表主持。

2. 该委员会应是开放式的，由各国政府决定其代表的性质。

3. 科学事务部应服务于该委员会，秘书处的其他部门也应提供适当协助。

Ⅱ. 职权范围

1. 委员会应尝试一切可行方法，研究盟国间如何就创造一个更好的环境而加强意见和经验交流。委员会应考虑一些具体的环境问题，激励成员国采取行动。

2. 研究环境问题时，委员会须考虑到该联盟的宗旨。委员会无须采取执行措施，自身也不参与研究。

3. 委员会应收集信息，对成员国在国内或国际领域共同感兴趣的活动进行评估。

4. 委员会应为以下目的而向理事会提出意见或建议：

（A）改善各国就环境问题而进行的信息交流的现行状况；

（B）引起政府关注其他国际组织就处理特定环境问题而提出的建议并采取措施；

（C）建议政府就某些国家或国际行为体尚未建议着手的问题采取行动；

（D）对于某些尚未充分执行或协调的问题，委员会应该分析成员国以单国参与、多国合作、国际组织或北约某个合适的委员会等方式参与该问题的重要性。

5. 对于国际组织所开展的行动，委员会应审查北约成员国间就此进行协商的必要性和可行性。

6. 在履行这些职能时，委员会应注意避免不必要地重复其他国际组织正在进行的工作。

7. 该委员会应在以下方面向理事会提出建议：

（A）成员国和非成员国的合作关系；

（B）在联盟之外使用委员会的调查结果；

（C）任何有关其行动的宣传。

Ⅲ. 现代社会挑战委员会讨论主题的选择

1. 委员会应向理事会提交研究的主题;

2. 主题通常与成员国的共同利益有关;

3. 应该是北约国家能够做出有益贡献的主题。

Ⅳ. 工作方法

1. 一般而言，委员会通过邀请成员国提出议题并表明他们愿意单独或联合其他成员国进行试点的项目而开展工作。

2. 成员国表明开展试点研究的意愿后，应提交一份简短的概要说明，阐述其开展这项研究的原因。

3. 遵照上述标准，委员会认为其所提问题恰当并需要审查，并得到理事会通过后，试点成员国（单个国家或多国）应及时在各国首脑间传阅其试点研究及初步提议，以便委员会随后开展讨论和行动。为促进其工作的开展，委员会的文件在必要时可以是非保密性的。

4. 委员会应向理事会汇报研究结果并定期对基于理事会意见和建议而采取的行动进行回顾。

5. 委员会应向其春季的部长级会议提交委员会所开展活动及其行动的年度报告。

北约现代社会挑战委员会筹备讨论会主席报告: 北约现代社会挑战委员会可能关注的主题

本着北约在这一领域的首创精神，筹备委员会就北约现代社会挑战委员会可能会开展的研究主题交换了意见。在讨论中，某些建议引起广泛的兴趣和共鸣。委员会同意我将这些意见传达给理事会。

首先，一直以来，现代社会面临的挑战就是在先进科学技术瞬息万变，改善人类生活质量的同时，维护自由。由于这些进步，人类时刻都生活在新环境中，因此面临的威胁和希望也比以往任何时候都多。人类面临的挑战也日益增多，其中最紧迫的就是保护个人和社会免受技术变革带来的影响。这种影响往往会使人类原本的追求大打折扣，甚至完全事与愿违。另一个挑战是重塑人类梦寐以求的新环境，使梦想变成现实。这个梦想不仅是追求自由与和平，也寻求正义与平等，从维持基本生活条件的永恒斗争中解脱出来。

根据现代社会的经验可知，这些目标并不是孤立的，而是以各种方式在各个方面相互联系。国家的稳定和福祉从根本上取决于他们是否能够成功应对这些挑战。而成功应对这些挑战很大程度上又依赖于各国共担这些目标并为实现目标而共同努力。北大西洋国家曾在安全和政治协商领域进行过这种合作，而当前的情况急需进一步的努力。联盟必须进行协商，交流信息，并在适当情况下为改善现代社会的社会和科学环境而共同努力。

为促进成员国认识到这些问题的极端重要性，理解北约在该领域作为合作论坛的作用，我们应该确保公众能及时了解联盟在这方面开展的活动。

现代环境问题是普遍的。北大西洋国家应该持续关注这些问题，并在这一领域与非成员国进行合作与交流。

总之，现代社会挑战委员会是将技术发展不当运用而带来的有害影响最小化，实现技术的更有效利用和复杂体系的更人性化形式，以扩大福利和个人自由，并巩固世界和平的基础。

美国为北约现代社会挑战委员会准备的污染问题陈述报告

1969 年 9 月

传统意义上，"污染"与水污染相关，而现在已经成为一个具有更广泛含义的通用术语，指人类环境中的任何要素退化到人们可接受的程度之下。污染源自多种原因，并对经济和社会造成诸多不利影响。这些不利影响，有些可以用物质损失来衡量，而公共卫生方面的影响则不易评估。另有一些影响，如对自然风光及审美价值的恶化则是无形的，除了折算其得以恢复的成本，其损失是无法评估的。

为便于分析"污染"这一复杂的主题，我们根据污染受体或媒介的不同而从三方面着手：水、空气和土地。

水污染。土地侵蚀产生的沉积物是地表水污染的最主要污染物，主要来源于农田、道路建设、城市发展、采矿和工业垃圾，以及河床自身的冲刷。在美国，每年约有 40 亿吨的土壤物质被水冲刷带走，致使水质严重下降，并造成河道、运河、湖泊及水库严重淤积。

历史上，废料也往往被排放到主要水体中，不仅对公众健康造成威胁，而且有机废物分解的细菌会消耗大量的溶解氧，从而使氧含量低于鱼类生存所需的标准。此外，罐头厂、纺织、纸浆和造纸、肉类包装和炼糖行业等也向水体中排放耗氧废物。

工业化学品也经常排入河流、湖泊及海洋，使水不适合渔业、游泳，甚至不适合其他工厂回收利用。当然，并非所有的化学污染都源于故意排放。每年，美国农场、草坪、花园和牧场大约施用 4000 万吨化肥，其中大量化肥渗入表层水。饲养场、家用洗涤剂溶解农药、酸性矿水、冬季用盐水处理公路的污水都会增加水道中化学物质的浓度。水的富营养化或化学品的富集也成为一个日益严重的问题，正如众所周之的伊利湖的"消亡"。

这里也简单提及其他两个相对近期开始出现的问题。海洋深层利用上也存在潜在危险，即放射性废弃物的处理。这些废弃物衰减至安全水平需要几十年的时间，处理容器的最终分解可能会给未来几代人产生未知的危险。所谓的热污染更是当务之急。这缘自于水的冷却，如空调和电动发动机，紧随其后的是加热的水排放到河流中。气温仅上升数度对鱼类和其他水生生物就是致命的，或会损害他们的繁殖模式或改变其迁徙路线。随着温度上升，水的溶氧能力下降，从而降低可供细菌分解有机废物的氧气。

空气污染。人们对空气污染的认识和理解远不及对水污染的了解。空气污染的主要污染物及其主要来源已确定，评估也已有结论。人们认为光化学和协同反应（synergistic reactions）加剧了空气污染对人体健康的危害状况。关于光化学和协同反应本质的研究仍在开展。但直至最近，致力于减少或预防空气污染物排放的行业赞助行为仍主要是出于经济压力，从而寻找有价值但正被浪费的材料。

据卫生教育和福利部评估，美国空气污染的主要化学成分及每年的排放总量如下：一氧化碳 7 200 万吨、硫氧化物 2 600 万吨、氮氧化物 1 300 万吨、各种碳氢化合物 1 900 万吨。到目前为止，最大的污染源——机动车辆仍是排放一氧化碳、氮氧化物和碳氢化合物的主要源头。燃烧煤炭和石油以发电或供暖是二氧化硫排放的主要源头。此外，耕种、高速公路和城市建设、工业垃圾、各种加工厂等，每年向大气中排放约 3 000 万吨粉尘。

空气污染造成的社会和经济影响还远未被充分认识。人们普遍认为，光化学烟雾的浓度与呼吸道疾病加剧密切相关，对其他方面也有削弱作用。二氧化硫和一些碳氢化合物可对植物、观赏性树木和林木造成伤害和死亡。能见度低容易造成交通事故、机场被迫关闭，影响人们户外活动。污垢和腐蚀造成的经济损失是无法估计的。此外，气候变化具有全球影响，可能对正常的行星热交换造成干扰。因此，全国甚至全球范围内都需要有所行动，更好地去认识空气污染不利影响的性质及其程度，并建立一个全球监测系统，准确地反映大气的变化。

土地污染。地面固体废弃物的剧增一定程度上是技术发展的副产品。美国每年产生约 20 亿吨动物粪便、15 亿吨采矿和矿物加工废弃物。更严重的是，城市垃圾日益加剧，现在已经达到了惊人的 1.85 亿吨。按当前处理成本计算尚需 35 亿美元，预计到 1980 年将增至 60 亿美元。许多城市的垃圾填埋地也日益不足。另一方面，这些地面固体废弃物，无论是城市垃圾、露天矿表土，还是曾经存在的啤酒罐都有损市容，极不雅观。而且这些废料往往成为水污染和空气污染的来源。

对北约行动的建议。滴滴涕（DDT）（杀虫剂）的全球分布、水下放射性废弃物泄漏的威胁、内燃机带来的相关污染问题都表明污染是全球性问题。欧洲大多数跨国河流都被排入各种废弃物。

公众对污染问题本质、危害、造成的经济损失成本、未来趋势及其预防和控制的替代方法等的认识，是环境治理取得有效进展的先决条件。以下是北约可能组织、促进、发起的行动，以补充其他国际组织的项目。

发现、定义并阐释国际上的主要污染问题。

建立多边监测网络，预测主要污染问题的趋势。

针对发现的主要问题，汇集可用的预防、处置知识和控制管理技术，也包括回收、使用具有潜在价值的废料。

回顾当前评估污染造成的经济和社会损害的研究，确定主要研究需求，并开发一个长期研究项目以填补我们知识上最为重要的空白。

探寻水和空气的统一质量标准的可行性，进而建立一个适合不同经济程度的质量标准体系。

回顾现有旨在预防或控制污染的立法，评估其有效性、可接受性和成本，并制定统一的立法建议，以利于落实标准，建立并实施控制。

开展一整套减少和预防污染的长期项目，包括研究、开发及施行，并寻求资金来源，确定机构付诸实施。

北约现代社会挑战委员会开展合作的组织事宜

尼克松总统提议在北约设立现代社会挑战委员会几个月后，许多成员国政府发现本国国内缺乏现成的运作方式来处理环境问题，更不用说国际方面会面临的困难。各国政府试图寻找本国环保工作的侧重点时，发现国内没有此类政府组织，因为传统上这些工作一直由某一机构承担或分配。

北约现代社会挑战委员会甚至在正式建立之前就已考虑处理环境问题的最好方法。因此，许多政府已经为该领域的协调工作做出安排，设立新机构或在现有机构之间增强合作。北约现代社会挑战委员会将环境问题摆在各国政府高层面前，其主要目的之一即是吸引高层政界关注威胁现代社会的环境问题以寻求应对措施。

下面简单介绍一些国家针对北约现代社会挑战委员会和环境问题而进行的努力。

比利时：北约现代社会挑战委员会中比利时的全职协调员将由大使琼·勒罗伊（Jean Leroy）承担。尽管其工作重心在外交部，但是勒罗伊将动员政府内外的专家参与北约现代社会挑战委员会的工作。12 月 8—10 日的北约现代社会挑战委员会会议上，勒罗伊及国家科学委员会秘书长兼皇家自然科学研究所主任将代表比利时出席。届时，比利时将参与一个海洋学的试点研究。

加拿大：加拿大参与北约现代社会挑战委员会是由内阁会议决定的。11 月 5—6 日的外交部副部长会议上，加拿大代表宣布，北约现代社会挑战委员会的考虑已促使政府改善机制以处理环境问题。

丹麦：丹麦首相已任命一个四人委员会以向政府献计献策，使政府处理城市和环境事务。内阁对组织上的困难至少已进行过两次讨论，政府仍在寻求合适的解决方案。

德意志联邦共和国：联邦德国已建立起一个联邦委员环境办公室，协调政府内部的工作和政府之外各种组织之间的工作，如工会和私营企业等。德国总理威利·勃兰特（Willy Brandt）称，一位资深的院士会深入参与，预计这会促进学界其他学者的参与。外交部方面，北约现代社会挑战委员会会议上将任命一位退休大使。尽管德国政府内部仍面临组织北约现代社会挑战委员会工作的问题，但他们已有了一个高起点的开端。

荷兰：一个部际工作小组已经会面，试图缓和部委之间的对抗。其中几个部委试图掌有环境领域的领先地位。到目前为止，还没有做出决定。无论如何，由于这些问题，环境问题已经博得高层的极大关注。

法国：法国使用先前已建立的政府间委员会来处理环境问题。

意大利：其政府正在成立一个国家协调机构，群策群力，汇集政府机构、大学和私营部门的观点和贡献。

英国：英国正在创建政府间机制，协调所有与环境相关的部委和机构间的工作。

曼里奥·布罗西奥在北约现代社会挑战委员会第一次会议上的致辞

1969 年 12 月 8 日

历史学家可能会用狄更斯的话来描述我们所处的这个社会："这是最坏的时代，也是最好的时代。"

实际上，随着科学知识和技术研发以惊人的速度发展，生活在这个富足社会的我们已经认识到自己有充分的能力去创造新财富。人类已经能够到达月球，这是自 20 世纪 40 年代原子分裂以来最重要成就之一。

然而，在我们这个物质丰富的社会，人们不仅面临以往任何时代都会遇到的新危机和冲突，而且也面临当前科技进步带来的新风险和生态平衡发生的变化。我们正目睹着环境的日益恶化。这样的例子比比皆是。

污染是工业文明最显而易见的副产品。各种废弃物，如化肥和杀虫剂等对土壤造成污染，烟雾和尘埃对空气造成污染，农业和工业废水对内陆水体造成污染。去年夏天莱茵河的污染造成上百万的鱼群体死亡，可能已造成更为棘手严重的危害——德国和荷兰某些地区饮用水短缺。同样值得注意的是，海岸地带由于船舶油污排放引起海洋污染；人们对托里峡谷灾难仍记忆犹新。近年来，人们日益认识到，由于人为原因一些稀有物种濒临灭绝，如加利福尼亚的鹈鹕；以丰富的水产而著称的挪威，其峡湾中的鲑鱼正逐渐消失。

环境问题还存在于另一层面。城市拥堵问题及其所带来的各种弊病；社会动荡、疾病、犯罪和暴力。事实上，城市治理面临巨大困局，其对环境问题的影响也最重要。

环境问题很多，我在这里不一一赘述，但现代社会确实面临许多挑战：在快速变化的环境中维护我们的基本自由，保护人类免受这种突变所带来的不可预见的后果，并为人类塑造一个新的环境（既包括自然环境也包括社会环境），使其从长期的维持基本生活条件的挣扎中解脱出来。

人类取得科技和社会进步原本是为了改善其生活方式，现在却对当前和未来的时代提出了挑战，这是我们这个时代的悖论。那么，我们如何应对这一挑战呢？很明显，改善人类环境需要国际合作。如果不与其他国家共同努力，单独一个国家无法真正确保其海滨不会一次次地被污染。除非彻底与世隔绝，否则单独一个国家如何使其城市不受国际航空运输的噪音影响？

这就是许多国际组织已经或将要致力于解决这一问题的原因所在。然而我们应该记住，由于所涉及的问题性质过于庞杂，单独的一个组织难以垄断这一领域。所有可利用的力量都应该为这一目的而集中起来，从而避免不必要的重复。因此，北约开展活动会与那些关注类似问题的国际组织进行协调。北约希望鼓励支持和运用这些组织所开展的工作，并已为这一目的而进行了联系，尤其是经济合作与发展组织（OECD）。

但是，有些人可能会问或曾经问过——北约作为一个防御组织，为什么开始涉足现代社会的这些挑战？

首先，对于这个问题有一个非常普遍的回答：这能够在北大西洋条约第二条中发现。根据第二条，成员国会致力于促进稳定和福祉的条件，进一步发展和平与友好的国际关系。北约致力于改善环境的合作当然属于第二条规定的范畴。

此外，该联盟是一个灵活的机构，会根据其成员国的需求而做出调整。这些国家 20 年来一直通过军事合作和政治团结共同寻求安全与和平。显然，如果我们的生活质量不是在改善而是在恶化，如果我们不能掌握环境而是为环境所主导，如果在自动化的世界里人们接受成为被动的自动化机器的命运，那么这些目标可能会严重受挫。同时，北约 20 年的经验已发展出一种也许是独一无二的能力，即在国际领域进行技术、科学和经济信息的交流和实际运用。那么借鉴这方面的经验，提出可能促进各国当局采取行动的建议就很自然了。

这就是为什么尼克松总统会在今年 4 月份华盛顿举行的北约 20 周年纪念大会讲话中对 15 位外长提出，"建立一个现代社会挑战委员会以探索西方国家如何更有效地改善人民的生活质量"。

根据 1969 年 4 月 11 日华盛顿公约第 14 段中的声明，常驻代表理事会决定建立一个筹备委员会，委托其探索联盟如何为实现这些目标而做出有益的贡献。

11 月，筹备委员会向理事会提交一份报告，希望得到理事会批准。根据该报告，理事会决定于 11 月 5 日建立现代社会挑战委员会，并于今天召集第一次会议。

首先由我来向欢聚在这里的高级官员致辞，我倍感愉悦和荣幸。我相信，这将是一项成功而有益的事业。

理事会和联盟期待该委员会会考虑人类环境中的具体问题，进而刺激成员国开展行动。为此，你们可以向理事会提出意见或建议，尤其是旨在建议政府行动或关注其他国际组织已经提出或实施的特定环境问题。

北约现代社会挑战委员会工作的关键体现在两个理念上：首先是试点研究理念。一个国家，也可能与其他成员国一起，对委员会决定开展的研究实际负责。第二个理念是我们的工作不直接指向研究，而是针对政府政策制定和立法问题。在现有的科学、技术和经济研究基础上，我们应邀考虑可能改善我们的自然和社会环境的活动方式和手段。

该委员会值得考虑的另外一点是遵守公开政策。这意味着北约试点研究是公开的，可以为其他国家或组织所用，整体上与大学或研究机构中开展的任何研究类似。此外，委员会的工作不是内向型的。在适当的时候，委员会可能就其交流信息的方式及途径征求你们的意见，并就某些环境问题在成员国和非成员国中开展合作。

邀请媒体参与此开幕式，这在我们组织十分罕见。北约发出这一邀请，是希望向外界证明其在环保领域的活动在很大程度上会向公众公开。

实际上，联盟希望通过各种大众传媒使委员会的研究发现不仅造福其成员国的人民，也帮助其成员国以外的国家民众。虽然委员会为媒体准备的会议室设施不齐全且有限，但我希望媒体朋友都受到了热烈欢迎。

结束致辞前，请允许我提醒一下现代社会挑战委员会的成员，为期 3 天的会议将就以下问题作出决定：如何组织未来的活动，未来的研究会选择什么主题以及在实践中如何开展各国的试点研究任务。

我相信，对于所有这些问题，你们会给予合作最大的灵活性。北约理事会在其春季部长级会议上会怀着极大的兴趣听取你们有关第一年的活动和所采取的行动的报告。

当然，我在这里无须重复，军事防御和政治活动仍将继续作为联盟的首要功能。然而，现代人类与其环境的协调成为我们社会中一个日益紧迫和必要的任务。在考查如何应对其挑战时，你们会开展及时而必要的行动。

先生们，再次致以我最美好的祝愿，愿委员会的成长有你们相伴。

丹尼尔·莫伊尼汉在北约现代社会挑战委员会第一次会议上的致辞
1969 年 12 月 8 日

感谢秘书长先生以及各位代表。

先生们，在北约成立 20 周年之际，美国总统在其讲话中首次向理事会提出了设立现代社会挑战委员会的建议。你们对此给予了慷慨的关注。先生们，我想代表总统个人对你们这段时间为推进这项重要而复杂的倡议所表现出的超乎寻常的能量和专长表示感激。这表明，如整个联盟一样，你们在这个问题上存在一种共同的紧迫感，也可以说很大的期待感。

我们相信，我们今天相聚这里开创了一个时代。未来回望此刻，我们会将这作为一个真正的转折点，从此现代科技社会开始寻求维持其活力。

我相信，其他盟国（至少美国）会对这样一个问题有极大的兴趣，"为什么是北约"，为什么我们诉诸一个与军事防御和政治协商相关的联盟来处理这样严重、复杂而又如秘书长致辞中所言具有争议性的问题。

我想在发言一开始就开门见山地回答这个问题。这是美国政府的观点，我认为也是历史事实，即北约一直都不仅仅是一个军事组织。北约创立伊始一直坚持的目标就是维护北约民主国家的自由和独立。其起初几年的工作必然主要包括军事防御和政治协商。

如秘书长提及北大西洋公约第二条所示，其实从一开始，人们就认为并且期待联盟关注能促进稳定的环境和福祉，也就是说要防御和巩固的不仅是北大西洋国家的自由和独立，也关注组成这些国家的无数个体的自由、独立和福祉。他们的福祉是这些国家存在的唯一理由。

因此，我国政府认为，如今联盟是时候可以开始扩大其欲维护的自由，这不算是太具挑战性的事业。

今年早些时候，我曾有幸在北约大会上发表讲话，讨论我们对现代社会挑战委员会的计划和希望。现在我冒昧引用一下当时的言论来表达我们的理解。这项事业关注的是西方世界里"自由"这一概念的演变本质。显然，可能有人会持不尽相同的看法，但这也是我们总体观点的一部分。我们希望与你们进行讨论。

"自由"不是一蹴而就形成的。与此相反，"自由"的含义已经经过了两个阶段的早期演变，现在进入第三个阶段。美国认为北约现代社会挑战委员会为第三阶段的"自由"给出了一个具体表述。"自由"经历了一个从简单向复杂形式的演变过程，起初是指保障个体自由，之后逐渐确立了民主国家的政治自由。如今，它已超越难以捉摸但又极具挑战的尝试，在维持集体意志以凝聚个体的同时，提供一种能够释放个体独特潜力的优质生活。

这显然不是件容易做的事，甚至不是一件容易定义的事情。但面对持续的不解、敌意和抵抗而进行演化的时代，民权和政治自由都不能反映今日世界大部分人的态度。

秘书长先生，如果我们的判断是正确的，那么"自由"这一最新维度的演化不同之处在于其格外依赖于时间。您所说的变动的经济平衡是人类以前从未处理过的。这是新问题，不同于以前。现实对于了解摆在我们面前的特定挑战是不可或缺的。"自由"的最新维度是在技术进步的背景中诞生的。更准确地说，其产生源于技术进步。首先，工业革命早期的民间技术及其之后更加系统的科学知识在实际问题中的应用使社会物质生活极大丰富。在这种社会中，个人可以实现他们的各种梦想。个人自由和民主政府是这种社会的先决条件，但是他们的成就会以创新而充实的生活程度来衡量。这确实是非常宏大的愿景。但其困难在于它所存在的时代背景限制使它成为一种如此强大而又格外脆弱的设想。总之，这是因为在人类历史上，几小时前刚刚创造它的技术可能仅仅几小时后就又将其毁灭。在过去，我们曾目睹个人自由受到压制而后可以修正，我们见证过政治自由被践踏而后又可以恢复如初。但是有关宇宙化学性质、人口规模方面的人类生态平衡的变化，则会带来不可逆转的灾难。当然机遇也是前所未有的。这是我们为理事会带来的议题。

英国弗兰克·弗雷泽·达林（Frank Fraser Darling）在演讲中指出，在他看来，没有比让子孙后代自生自灭更为无情的了。对此我们只能说，如果每个人都认为我们现在要处理的这些问题只是为了子孙后代，那么他们根本不理解这项工作直接而紧迫的现实。

我们正在处理技术对社会造成的影响。对这种情况，最适当的回应是开发新的、更好的技术。

我们也在处理现代生活条件的变化。如今社会科学开始被人类广泛应用，而不只是学者的兴趣。这使得面临此类复杂问题的各国政府和国际组织开始诉诸诸如人类如何相互联系的新兴知识机构。实际上，这些知识机构能够作为一个行动指南、决策援助。这在过去从未有过。

我们齐聚北约以探索这些挑战，是因为这个组织具有这种独特而奇异的功能。北约所具有的这种功能在历史上没有先例。人类从未有过类似北约的经验。20 年来，北约不仅涉足科学技术转让、交流及合作，达成政治协商和协议，而且更重要的是这些活动均在政府层面上开展。对于北约事务，我们各国也总是认真对待。这是我想要强调的。我们向北约提出这一倡议，这一环境议题，因为我们认为环境问题本质上是极为严肃的。

接下来的 3 天，我们希望听到各国关于试点国家的提议。秘书长先生，我想简略谈谈其中三个试点项目。这三个项目，美国希望提供帮助，当然也需经过您和理事会的批准。

首先是灾害救援领域。意大利政府对此也有兴趣。这是一个常见问题，受到人类的持续关注，我们会为此提出具体想法。人们习惯性地认为，灾害是不可避免甚至不能缓解的。恰恰相反，我们认为，这种习惯性的认识无异于中世纪人们对饥荒、瘟疫的态度，认为所有灾害都是不可避免的，人们没有有效方式去应对。我们认为，是时候使北约各国更好地了解并应对这种周期性的情况了。如果这种情况不能避免但一定程度上是可预测的。

其次，我们会主动作为道路安全领域的试点国家。有人指出，除了现代战争外，汽车对人类社会产生的影响大于现代社会的其他任何方面，并且已经带来很多变化。其中之一就是由车祸引发的伤亡事故。这并不像鼠疫一样难以避免。这种情况完全受到理性分析和此类可能带来相当迅速而有效的改变的对策的影响。这种问题可能不会对历史产生任何重大影响，但他对个体的生活却具有非凡的影响。它是对我们所处理的个人的关注。

最后，秘书长先生，美国还希望主动作为空气污染领域的试点国家。我相信，这是一个需要广泛关注的问题。来自土耳其政府的同事表达了在此领域与美国合作的兴趣。正如我提及弗兰克·弗雷泽·达林先生关于后代的言论时所强调的，这是十分普遍的问题。你们中有人可能已注意到（我认为我们在走廊里已经谈论过）大气中二氧化碳浓度增加这一现象。我们可以预计，如果以现在我们燃烧化石燃料的速度计算，到 2000 年大气中的二氧化碳会上升 25%。这可能会使地球温度提高 7 华氏度，进而又会造成海平面上升 10 英尺。这不是将要发生在我们子孙的生活中，而是会发生在我们的时代。实际上，这已经发生了。21 世纪记录显示，地球大气温度上升已是事实。总体上我们知道该如何应对这种情况。但问题是拥有先进技术的国家是否会充分利用其政治能量和技术技能来应对这一问题。如果这些国家会采取行动应对的话，那就应该在北约开展（幸运的是，大气中粉尘含量的上升或许抵消了二氧化碳含量上升引起的"温室效应"。事实是，我们不知道即将发生什么。我们能够确定的是过去稳定的地球生态系统正在被人类破坏）。

秘书长先生，如您所言，现代社会挑战委员会关注的不是研究而是行动。对此我们极为赞同，也为此感到高兴。我们会提供途径，希望得到各国响应，并因我们的工作而推动各国开展不同行动。我们认为，更多的时候是行动的要求催生了研究而不是研究的可行性催生行动。在任何情况下，北约都是一个行动组织。北约现代社会挑战委员会也应遵循这一点。

我们希望遵循两个总体行动计划：第一是争取各国像商品交换那样频繁地交流实践经验。我们希望在某种意义上，现代社会挑战委员会可以成为这一领域的观念和科技场所，就像一所大学是人们相互交流观点的地方。

先生们，我们也希望并且期待我们的询问会引发盟国开展各种各样的一致行动。北约准则（NATO Codes）已经提出，即就共同存在、较为常见的一些问题开展最佳实践。例如，以油轮、船只失事和公海石油泄露形式的自然灾害问题。我们希望能够建立这种准则，并随着问题及相关知识的演变而演变。我们也期望有可能至少形成正式政府间协议。这些当然是在北约能力及实践范围内。

事实上，我们能聚在这里就是我的政府关心的中心问题，也是其深表感激的原因所在。我们聚在这里是出于行动的目的。我们不仅仅为北约国家而行动，而是为了世界上与我们一样受此类问题影响的所有国家。同样，他们会与我们的人民一样，从我们的行动所带来的变化中受益匪浅。

秘书长先生，我们再次感谢您的评论。对你们给予的发言机会，我也深表感激。

美国驻北约代表团致国务卿第 009882 号电报
1969 年 12 月 9 日

下文是美国起草的关于空气污染的摘要草案，将在 12 月 8—10 日的北约现代社会挑战委员会会议上进行陈述。美国驻北约代表应立即将其转交给各代表团和主办政府的相关执行机构。这份摘要只是我们的初步建议。我们希望成员国提出意见，为报告的最终形成做出贡献。我们尤其期待土耳其政府的意见，其曾表示有兴趣作为联合试点国家参与试点项目。若土耳其官员在会议之前对我们的文件提出意见，美国派往参加现代社会挑战委员会的代表团将于 12 月 8 日上午会议开始前在布鲁塞尔与之会晤。

一　问题

1. 定性和定量描述

空气污染已成为一个严重的问题。在美国，空气污染已成为公众广泛关注和政府减排行动的主题。其他国家也对此越来越关注。此外，由于一个国家的污染排放会影响其他国家，因此空气污染是一个国际性问题。

以煤、燃油、汽油为代表的化石燃料的燃烧产生各种废气，并造成空气污染。最常见的污染物是硫氧化物、氮氧化物、一氧化碳、颗粒物质和碳氢化合物。

这些污染物危害人体健康。例如，它们可能会导致肺气肿和慢性支气管炎。有些地区，空气污染是诱发老年患者死亡和健康个体身体虚弱的原因之一。在某些地区及国际范围内，污染物还是财产损失和植被破坏的源头。专家认为，瑞典的酸雨可能是由于西欧和中欧工业地区的硫氧化物排放所致，颗粒物无疑对云雾形成和降水模式产生国际性影响。

某些污染物造成的后果可能已经超出自然净化机制的能力，带来严重恶果，如主要城市空气污染严重，能见度低，空气质量严重下降。

虽然二氧化碳通常不被视为大气污染物，但随着其对全球气候影响的可能性不断上升，全球对其关注也与日俱增。几代人的时间里，二氧化碳可能会如"温室"效应引起全球气温大幅上升。其对极地冰川的影响，会进一步引起海平面上升，对世界沿海城市具有灾难性影响。而大气中粉尘颗粒的增加则产生相反的作用，使传送至地球的太阳能减少，温度降低。储能体释放到大气中的总热量也可能导致全球温度升高。

由于对空气污染的实质性关注时间相对较短，对很多机制和作用知之甚少，因此不仅要对目前关注的主流污染物进行更深入的了解，也要研究其他污染物的潜在影响。空气污染甚至可能以某种微妙的方式在世界各地引发心理紧张，尤其是在大城市。

迄今为止，燃料燃烧仍是空气污染的主要来源，但必须承认，一些人为污染物也产生大量废弃排放物。汽车及蒸汽发电厂使用大量燃料，是废弃物排放的最主要来源。加热、工业生产和固体废物处理等也构成了具体污染物的很大一部分。

各种燃料中，煤、残余燃油和汽油占大气污染排放的主要部分，其他石油产品的燃烧也造成大气污染。

硫氧化物和颗粒物是当前美国空气污染控制和固定污染源减排活动的主要对象。据估计，全球每年排放到大气中的硫约有2.2亿吨，其中约三分之一源自空气污染，以二氧化硫的形式排放到大气中。其余主要源自自然过程，以硫化氢形式排放到大气中。不仅如此，发电厂和其他固定污源造成局部高浓度废气则会引发更直接的危害。

二氧化硫的主要来源中，蒸汽发电厂几乎占一半，工业、商业和民用燃烧源约占四分之一。冶炼和石油精炼等工业生产过程也占很大一部分。

汽车是美国空气污染最普遍和最主要的来源，排放大量碳氢化合物、氮氧化物和一氧化碳以及以铅为主要形式的颗粒。一辆没有污染控制设备的典型汽车会排放约 0.15% 的氮氧化物、0.1% 的碳氢化合物和 3.5% 的一氧化碳。

全球每年向大气中排放 2.3 亿吨一氧化碳，其中 80% 源自汽车尾气。每年约 8 800 万吨碳氢化合物也源自汽车尾气。与自然生物过程产生的4.8 亿吨相比，这一数量并不算多。但在人口稠密地区，汽车尾气造成的高浓度碳氢化合物和氮氧化物是诱发光化学烟雾的主要原因。

汽车与其他燃烧源应对每年 5 300 万短吨氮氧化物污染承担同等的责任。光化学烟雾是由氮氧化物和碳氢化合物的混合物通过紫外线辐射反应产生的副产品的混合物，会导致眼部不适、健康受损、植被破坏以及能见度降低。

2. 趋势预测

全球仍以极快的速度对大气造成污染。通俗来说，由于缺乏污染控制机制，大气污染物每年的增长速度大约与能量消耗速度一致，即 5%。

然而，对于大部分污染物，我们缺乏良好的措施，致使治理赶不上污染。从人为污染物增长速度快于自然净化机制这一事实便可解释。同样，至少在美国，人口及伴随的能源消耗日益集中在大城市，这增加了当地的污染增速。

有人预计，如果不加以控制，即使在核能发展的情况下，美国硫氧化物的排放量将在 1968 年至 1980 年间增长约一倍，而到 1990 年会是现在的三倍。北约其他国家的硫氧化物排放增长速度可能稍慢于美国，但其发电量增长方面同美国一样甚至比美国更迅速。其新建发电站也更多依赖于石油、天然气以及铀，而非煤炭。虽然天然气与核能不会向空气中排放硫氧化物，但高度依赖核能发电也可能促进严重的放射性污染和热能污染。

北约其他国家汽车尾气造成的空气污染增长速度高于美国。自 1953年以来，北约其他国家汽车数量每年以高于 10% 的速度增长，而美国仅为 4%。如果双方继续以这种速度增长下去，北约其他国家的汽车数量会在 1980 年前就赶超美国。这并不意味着这些国家的汽车尾气排放总量会高于美国，但若不采取控制措施，某些城市的污染程度会同样严重。这些国家的大气污染物增长速度也会更快。此外，许多北约国家每平方公里的汽车数量多于美国，因此影响可能会更加集中。

3. 目前正在进行的努力

国家层面：世界各国先后制订了不同发展阶段的空气污染控制计划，但由于近年来才开始关注空气污染，因此空气污染对环境的影响评估仍然处于起步阶段。北约现代社会挑战委员会希望其起到的作用是明确界定空气质量的现状，预测空气质量的未来趋势。这种界定不仅合乎逻辑，也是进行长远控制计划所必要的。美国的《清洁空气法》（the Clear Air Act）为清洁空气设定了目标，并在联邦、州和地方层面提供落实这一目标的机制。最近，美国总统已设立了一个内阁级别的环境质量委员会（Environmental Quality Council），由其科学顾问担任执行秘书。该委员会不仅为研究空气污染和其他环境质量问题提供了一种机制，确保其得到政府最高层面的关注，而且也为空气污染和其他环境质量问题间加强互动提供了机制。11 月 18 日，美国总统还宣布成立一个空气污染专责小组（Task Force on Air Pollution）以评估减少空气污染的有效性并对可能需要的进一步行动提出意见。

不仅如此，国会对空气污染和空气质量也有强烈兴趣，各种立法提议已提交至国会。

联邦层面开展的空气污染方案及其与其他相关部门的协调工作均由卫生教育和福利部下辖的国家空气污染控制管理局（NAPCA）直接负责。国家空气污染控制管理局正在率先开发一个关于空气质量的有效的监测和情报系统，并已发起一个处理区域大气数学建模的研究与应用项目。涵盖美国主要大都市的空气质量控制区域（Air Quality Control Regions）项目也已在全国确立。

国家空气污染控制管理局作为联邦机构，已确立空气质量标准。各州卫生机构可依此因地制宜地制定适应当地条件和公共利益的地方空气质量标准。

美国的空气污染控制项目包括致力于提供更好的控制技术的研究和开发工作。因此，限制排放的固定标准会随技术开发而不断修正，以促进各行业和消费者遵守。

任何有效的控制方案无疑必须包括标准和控制技术开发两个因素。二者在评估机制中相辅相成。为落实控制战略使污染降低到预定水平，必须开发复杂的模型并采用与空气污染排放相关的措施。这种模型必须考虑到一系列因素，包括资源的空间分布、排放的周期性、气象参数和大气变化。国家空气污染控制管理局正在率先开发一个空气质量有效监测情报系统，并已发起了一个处理区域大气数学建模的研究与应用项目。

国际层面：当前，欧洲经合组织、欧洲共同体、欧洲经济委员会、欧洲理事会、世界卫生组织和世界气象组织等国际组织也在进行应对空气污染的尝试。这些国际机构开展的活动形式多样，涵盖不同的发展阶段。北约现代社会挑战委员会显然不能重复上述组织已经在进行的项目，而应着眼于有意义的项目，起到补充作用并在以下问题中起到领导作用：第一，对现存空气污染问题的迅速解决；第二，在北约参与国家中制定空气质量保护的长远目标，这本身有助于影响其他国家朝着同一方向共同努力。

二　目标陈述

为对北约成员国面临的空气污染问题进行有意义的攻克，美国提议的目标简述如下：

1. 首要目标是针对空气污染对国家和地区的空气质量存在的潜在影响制定短期预测和长期预测。分析应包括污染物硫氧化物、氮氧化物、一氧化碳、碳氢化合物和颗粒物。

2. 为控制上述污染物，应制定全面的空气质量标准，并在此基础上形成合适的空气质量标准。

3. 根据所需的空气质量标准，并考虑上述污染物对城市和全球环境的预期影响，对符合空气质量标准的控制策略进行评估。

4. 这个"三步分析"也将为研究污染对健康的影响、新控制技术的改进提供借鉴。

三　计划步骤

为达到既定目标并对北约成员国中普遍存在的空气污染问题取得预期效果，需要有组织而及时地开展以下活动：

1. 鼓励各国针对日益重要的污染物制定和采纳空气质量标准。标准应该由那些希望参与试点研究的北约成员国来制定。最终目的是向所有的北约成员国推广并根据其特殊情况而进行调整。

2. 根据国家和地区，对现有已测的空气质量进行评估。加上工业增长、城市化、工业化和机动车持有者数量增长等趋势信息，评估未来的环境影响和可能需要纳入控制范围的污染物。

3. 一旦获得（2）项中的评估，便可运用数学建模预测参与国家的城市空气质量。但困难在于，目前虽拥有此类建模技术，但本项需要开发更为复杂的建模技术，涵盖固定污染源和不固定污染源的污染影响变量。

4. 对控制技术的需求做出预测以符合空气质量标准。

5. 对实用性的控制技术进行介绍，以便北约参与国之用。

四　美国参与试点研究

美国设想其在北约现代社会挑战委员会中主要起协调作用，国家空气污染控制管理局代表美国政府为该研究提供项目管理和技术支持。在美国及其联合试点国家的参与合作下，试点项目应实现以下目标：1. 评估现有的空气质量；2. 制定并预测污染物；3. 预测 1970—1990 年的空气质量；4. 提供可为北约国家所用的美国标准和控制技术资料；5. 提供一个相关论坛，尤其是在空气质量预测建模技术方面。

五　成员国参与试点研究

据设想，希望参与北约现代社会挑战委员会试点研究的北约国家将发挥以下作用：

1. 为预测排放趋势提供排放数据。

2. 协助评估现有空气质量。

3. 参与空气质量预测数学建模的开发和应用。

4. 协作评估现有的标准和控制技术，并合作开发和应用适当的标准和控制技术文件。

六　北约现代社会挑战委员会试点研究的里程碑

为完成此研究计划中的研究任务，应制订一个具体的阶段计划表。在美国的努力下，加上预计会参与的各成员国，两年内应完成以下里程碑事件：

1. 一年目标

（1）制定参与国硫氧化物、颗粒物、一氧化碳、氮氧化物和碳氢化合物的国家排放清单和排放预测。

（2）为参与国制定并提交一个基于国家和地区的空气质量评估。

（3）提议制定硫氧化物和颗粒物的空气质量标准和控制技术文件。

（4）在参与国中开发先进的区域性空气质量预测建模技术。

2. 两年目标

（1）完成建模技术开发。

（2）将建模应用于参与国的特定大型都市中以预测其空气质量，监测其硫氧化物和颗粒物。

（3）根据控制质量标准，评估硫氧化物和颗粒物控制的需求。

（4）加强研究和开发以强化质量标准文件，并寻求更为先进的控制技术，控制不断增长的污染物排放。

（5）从原定目标的实现成效及北约参与国的技术应用等方面评估北约现代社会挑战委员会试点研究，并考虑对试点研究进行延伸，涵盖下文附加目标中的污染物。

3. 附加目标

（1）为制定一氧化碳、碳氢化合物、氮氧化物和氧化剂的空气质量标准提出建议。

（2）将模型应用于参与国的重点大型都市中，以预测由汽车排放引起的一氧化碳、碳氢化合物、氮氧化物和氧化剂的环境空气质量。

（3）评估汽车产生的污染物—氧化碳、碳氢化合物和氮氧化物的控制需求。

（4）加强研究和开发以强化一氧化碳、碳氢化合物和氮氧化物的标准文件，并推广控制技术以减少汽车排放的污染物。

埃利奥特·理查森（Elliot Richardson）

美国国务院副国务卿

土耳其向北约现代社会挑战委员会第一次
会议提交的空气污染问题陈述报告
1969 年 12 月 8 日

一　定性和定量描述

土耳其的安卡拉、伊斯坦布尔及工业中心卡拉比克等城市都面临较为严重的空气污染，但土耳其政府决定暂时优先考虑安卡拉的情况。

安卡拉建在一个群山环绕的平原上，市中心人口稠密。因此，安卡拉城市上空会积聚很厚的废气流，尤其是冬季。

安卡拉的空气污染在近十年或者更准确地讲在近五年已明显成为亟待解决的问题。起初安卡拉只是规划为一个 15 万居民的城市，而如今人口已经达到 150 万，不利于正常的空气流通。寒冷的冬天需要进行持续供暖更加剧了安卡拉的空气流通不畅。直到 15 年前，安卡拉还是通过火炉供暖，集中供暖系统极为罕见。城市低收入人群多通过火炉取暖，只有新建的公寓才提供集中供暖系统。土耳其褐煤资源丰富，然而多数褐煤燃烧产生的热值并不高。为节省褐煤以用于工业需要，土耳其以低档褐煤为燃料用于集中供暖。近年来随着汽车数量的大大增加，交通密集，机动车产生的空气污染也越来越严重。

表1   安卡拉部分地区烟雾与二氧化碳测量数据（1965 年）

时间	地区	烟雾（ug/m3）	二氧化硫（mlg/m3）
1965 年 1 月 29 日—1965 年 2 月 24 日	塞比奇（Cebeci）	236	0.220
	乌鲁斯（Ulus）	218	0.256
	坦杜根（Tandogan）	169	0.211
	克孜拉伊（Kizilay）	306	0.385
	斯夫西耶（Sihhiye）	174	0.255
平均值（ug/m³）		220	0.265
安卡拉的平均气温		3 ℃	
安卡拉拍的平均湿度		84%	
安卡拉的平均风速		3 米/秒	

表2   安卡拉部分地区烟雾与二氧化碳测量数据（1966 年）

时间	地区	烟雾（ug/m³）	二氧化硫（mlg/m³）
1966 年 1 月 31 日—1966 年 2 月 27 日	斯夫西耶（Sihhiye）	234	0.239
	克孜拉伊（Kizilay）	422	0.325
	坦杜根（Tandogan）	221	0.181
	乌鲁斯（Ulus）	267	0.245
平均值（ug/m³）		288	0.247
安卡拉的平均气温		1.8 ℃	
安卡拉拍的平均湿度		83%	
安卡拉的平均风速		1.5 米/秒	

根据卫生部提供的信息，对安卡拉 4 个区域的二氧化硫和烟雾测量显示，二月份的空气污染最为严重（见附件一）。由于 1967 年和 1968 年没有开展系统测量，因此只有 1965—1966 年和 1969 年的数据可用。总之，测量中心必须增加，使用的设备也应加强。

二　正在开展的工作

市政当局已对建筑设施进行监管。一项法案业已备好，借此卫生部和市政部门将负责空气污染的预防。由于地方政府缺乏专项资金，需为其从国家预算中拨款。

由于安卡拉的空气污染与供暖设备燃料有关，故有必要在新建筑中安装完善的供暖系统并训练供暖专业人员。为此，土耳其政府已采取两项措施：第一，在矿产调查和开发研究所（Mineral Surveys and Exploitation Institute）开展关于生产燃烧时产生更少烟尘的新型褐煤的研究。在土耳其科学技术研究委员会的财政支持下，会建立一个试点工厂，生产更加清洁而经济的褐煤。同时，在城市范围内进行集中供暖的可能性研究也正在进行。第二，如果燃料优质但未能充分燃烧，也会造成空气污染。在安卡拉，所有的家庭供暖都是看门人的职责。他们来自乡村，在收入、见识等方面不同于城市。加上工作的临时性，他们不会为此而想办法提高供暖效率或提升自身的专业技能。因此为将这种不利因素最小化，减少燃料燃烧不充分而造成的空气污染，就需组织他们接受培训课程。但是，这远远不能解决问题。

建筑和集中供暖的新标准已经开始启动，同时加强对这些新标准的落实研究。

三　目标陈述

建立空气质量标准是必要的。空气污染正以更快的速度威胁着安卡拉。解决问题的尝试甚至可能跟不上新问题增长的速度。因此，必须在短期内尽快找到最有效的措施。

因此，无论就土耳其而言，还是已经存在或不久将来将出现类似问题的国家而言，开展国际合作必不可少。

北约现代社会挑战委员会第一次会议
上建议开展的七项试点研究
1969 年 12 月 10 日

北约在由技术对社会的影响所产生的问题方面的工作今天迈出了重要的一步。第一次会议结束时，北约现代社会挑战委员会决定向理事会建议开展七项试点研究。

理事会上个月（11 月）决定建立北约现代社会挑战委员会。其工作将在很大程度上以试点研究的方式开展，各国负责对某一特定问题进行基本报告。

将要求理事会采纳的研究是：

1. 道路安全：美国作为试点国家；

2. 救灾：美国作为试点国家，意大利作为联合试点国家；

3. 空气污染：美国作为试点国家，土耳其作为联合试点国家；

4. 开放水域污染：比利时作为试点国家，葡萄牙作为联合试点国家；

5. 内陆水污染：这一主题由加拿大建议，其专家会不久会就是否能够作为联合试点国家做出决定；

6. 现代工业社会中个人和群体的动机问题——强调个人价值的实现：英国将作为试点国家；

7. 科学知识向政府决策部门的传播问题：联邦德国将作为这一项目的试点国家。

表 3　　　　现代社会挑战委员会建议理事会开展的 7 项试点研究①

试点项目	试点国家	联合试点国家
空气污染	美国	土耳其
道路安全	美国	
救灾	美国	意大利
开放水域污染	比利时	葡萄牙
内陆水污染	加拿大	
个人与群体动机	英国	
科学知识向政府决策部门的传播问题	联邦德国	

①　该表格由编者根据此份资料整理而成。

美国驻安卡拉大使馆致国务院第 A – 114 号电

安卡拉空气污染受到测评①

锡南·菲谢克 1970 年 3 月 12 日

　　昨日刚结束的第一次会议上，由五位专家组成的美国代表团参加了此次会议。作为代表团成员之一的凯·琼斯博士（Kay Jones）昨日透露，美国将提供 4 位专家和每年 20 万美元的经费，供北约现代社会挑战委员会的空气污染工作组研究安卡拉的空气污染问题。北约现代社会挑战委员会的工作小组将以安卡拉这一拥有世界最脏空气的城市为例尝试各种技术，以消除空气污染。今日还将向所有感兴趣的国家发布报告。

　　琼斯博士说，以安卡拉为试验地有一定缺陷。首先，在安卡拉市，风极为少见，而这恰是消除空气污染最重要的因素之一。其次，鉴于其空气污染的主要原因是褐煤的低技术燃烧，有两种解决方案可供参考。一是使用天然气或电力取代焦炭或褐煤。但因为成本极高而很难实现。即使经济上可行，要将其分发到所有家户也很难，因为这些家户主要是市周围的棚户区且人数占居住人口四分之三。二是使用无烟燃料。但这种措施益处并不大，因为只能避免燃烧产生烟，而二氧化硫依然存在。琼斯博士认为，城市污染的加剧与人口的增加和人民生活水平的提高成正相关。因此，为使研究具有持续性，工作小组会将安卡拉未来 20 年可能的经济和人口增加考虑进去。

　　为完全了解该问题，为期 12 个月的研究计划已经制订，届时将气象资料输入电脑中，绘制出安卡拉污染状况图。现有的空气采集网络也将得以改善。

　　琼斯博士说，汽车尾气是安卡拉空气污染的另一个主要来源。空气中

---

　　①　1970 年 3 月 9—12 日，北约现代社会挑战委员会空气污染治理专家会议在安卡拉外交部召开。当地英文报纸《每日新闻》（Daily News）记者锡南·菲谢克（Sinan Fisek）对参加此次会议的美国代表团团长助理凯·琼斯博士（Kay Jones）进行了采访，并于 16 日刊发报道。17 日，美国驻安卡拉大使馆就此次会议的成功向国务院致电，并附上此文。

85%的一氧化碳源自汽车尾气。控制汽车尾气在短期内难以实现，因为配备有废气过滤器的新车需要很长时间才能在土耳其得以普及。

琼斯博士认为，尽管安卡拉不是一个工业城市，但安卡拉的污染已经非常严重，其污染程度不亚于欧洲和美国的主要工业城市。如果有城市能与其"相提并论"，非几年前的伦敦莫属。

美国驻安卡拉大使馆致国务院第 A – 114 号电
安卡拉寻求空气污染补救方法——集中供暖①
1970 年 3 月 16 日

安卡拉是土耳其美丽的遗产之一。许多歌曲也歌颂这座城市。而今每个居民都在枉然地望向窗户，试图寻找那个曾拥有灿烂天空的"另一个安卡拉"。3月中旬这段时间，整个安卡拉像是被一条由尘土、煤烟、煤气和硫磺混合而成的毯子覆盖着一样。约翰·路德维格博士（John Ludwig）是一位防治污染方面的专家，他在安卡拉酒店说："有很多仪器来测量城市的空气污染。然而，直到人们口中残存有硫才意识到安卡拉的污染。"试图阻止这一危害的实质性努力始于1968年，当时各种研究、调查、会议和讨论都在探讨空气污染的危害性。同时，安卡拉的空气污染问题已引起国际关注。北约部长委员会（The NATO Ministerial Council）在其华盛顿会议上就此做出决定，并最终设立了北约现代社会挑战委员会。其成员国面临的主要问题之一即是"还城市清洁的空气"。美国作为空气污染试点研究的试点国家，土耳其和联邦德国作为联合试点国家。会议在外交部举办，组织有序。来自美国、法国、英国、德国、荷兰、意大利的专家和一个30人的土耳其代表团参加了此次会议。会议宣布："安卡拉

---

① 1970 年 3 月 9—12 日，北约现代社会挑战委员会空气污染治理专家会议在安卡拉外交部召开。几家重要日报早在 6、7 日就对此次会议的召开进行了报道。土耳其《民族报》（Milliyet）的外交新闻记者尼路费·亚尔钦夫人（Nilufer Yalcin）也通过美国新闻处（USIS）对美国代表团团长约翰·路德维格博士（Dr. John Ludwig）进行了采访。此即尼路费·亚尔钦夫人 16 日文章的翻译。17 日，美国驻安卡拉大使馆就此次会议的成功向国务院致电，并附上此文。

的空气污染已经严重到需要立即采取措施的程度。要维持国家增长率，也需要就此问题准备长期计划"。美国代表团团长路德维格博士说："安卡拉空气污染的主要因素是褐煤燃烧技术差而产生过量烟雾。因此应增加污染测量站，如有必要应制定法律来控制燃料的类型，对相关人员加强如何正确燃煤的培训，确保燃料质量。"

（乔晶花，上海大学历史系博士研究生）

学术书评

"微观史"视角下医疗社会史研究的新尝试
——评《拉尔夫·泰勒的夏天》

初庆东

随着 20 世纪 60 年代英国"新"社会史研究的兴起，医疗史作为社会史的分支逐渐成为历史学家的"新宠"，相关成果不断涌现。① 中国学界从新世纪初开始积极推进医疗社会史研究，取得了可喜的成绩。② 但中国学界对医疗社会史的名实之争与研究范式的争论持续发酵，这就要求中国学界了解国外医疗社会史研究的现状与趋势。③ 耶鲁大学历史学家基思·赖特森（Keith Wrightson）教授的《拉尔夫·泰勒的夏天》，从微观史视角重构英国纽卡斯尔城市在瘟疫中的社会与文化，为中国学界的医疗社会史研究提供了极具借鉴价值的范例。④

一　由"签名"引起的一次学术探险

赖特森教授专攻近代早期英国史，是颇具国际影响的历史学家。1974

---

① 参见赵秀荣：《英美医疗史研究综述》，《史学月刊》2007 年第 6 期。

② 参见余新忠：《中国疾病、医疗史探索的过去、现实与可能》，《历史研究》2003 年第 4 期；王小军：《中国史学界疾病史研究的回顾与反思》，《史学月刊》2011 年第 8 期。

③ 参见李化成：《医学社会史的名实与研究取向》，《历史研究》2014 年第 6 期；余新忠：《当今中国医疗史研究的问题与前景》，《历史研究》2015 年第 2 期。

④ Keith Wrightson, *Ralph Tailor's Summer: A Scrivener, His City, and The Plague*, New Haven and London: Yale University Press, 2011.

年，他从剑桥大学获得博士学位，之后在圣安德鲁斯大学、剑桥大学任教。从 1999 年开始，他到耶鲁大学任教。他曾担任北美英国研究学会主席，先后出版《英国社会》（1982 年）、《近代早期英国的经济生活》（2001 年），合著《一个英国乡村的贫困与虔诚》（1979 年）、《一个工业社会的形成》（1991 年），目前主编《剑桥英国社会史》。2011 年，赖特森出版《拉尔夫·泰勒的夏天》，旋即引起学界的广泛关注。[①]

赖特森之所以决定写《拉尔夫·泰勒的夏天》，是缘于他在阅读档案时，多次碰到拉尔夫·泰勒的签名。赖特森第一次碰到拉尔夫的签名是在一份证词的末尾，那份证词是拉尔夫在 1637 年 2 月交给达勒姆（Durham）主教的教会法庭。从拉尔夫的签名可以看出，他煞费苦心地设计了他的签名，使之与众不同。赖特森原本计划匆匆浏览教会法庭的证词手稿，以便确定是否对他正在从事的研究课题有用，但他被拉尔夫风格迥异的签名引向了一个全新的研究课题。

赖特森开始阅读拉尔夫的证词，从中了解到拉尔夫来自纽卡斯尔，而深深吸引赖特森的是拉尔夫在证词中讲述的故事。拉尔夫提到 1636 年 8 月 8 日有人叫他到托马斯·霍尔莫斯（Thomas Holmes）家，他爬到纽卡斯尔靠近河边的城墙上，对着霍尔莫斯家的窗户，而霍尔莫斯则站在窗前对拉尔夫口授他最后的遗嘱。拉尔夫记录霍尔莫斯的遗嘱内容，之后再读给霍尔莫斯听，以便核实。在场的还有约翰·亨特（John Hunter）和休·瑞德雷（Hugh Ridley），两人均在遗嘱上画押。拉尔夫又提及霍尔莫斯已经"病入膏肓"，并坦承当他记录霍尔莫斯的遗嘱时并不确定立遗嘱人是否"头脑清醒"。在拉尔夫证词的指引下，赖特森找来霍尔莫斯的遗嘱。遗嘱上拉尔夫的签名与证词上的签名一样，而且更加洒脱，比亨特的签名要大三倍，并与瑞德雷歪歪扭扭的签名形成了鲜明对照。这份遗嘱称霍尔莫斯是"约曼"（特指中等阶层，而不是他实际从事的职业）。这份遗嘱是一份口头遗嘱，并无立遗嘱人的签名。[②]

[①]　Rosemary Horrox, "Book Review of *Ralph Tailor's Summer*," *English Historical Review*, No. 538 (2014), pp. 714 – 716.

[②]　Keith Wrightson, *Ralph Tailor's Summer: A Scrivener, His City, and The Plague*, pp. 2 – 3.

赖特森在读完拉尔夫的这份证词之后，继续读下一份手稿，碰巧又看到拉尔夫的姓名。其后，赖特森又有两次读到拉尔夫的姓名，此时赖特森断定拉尔夫是一名书吏（scrivener），是一位职业抄录员。同时，赖特森又惊奇地发现，所有出现拉尔夫姓名的档案都与 1636 年夏天纽卡斯尔爆发的瘟疫有关，这使赖特森确信还有更多相关档案，而拉尔夫的出现则是穿插于这些场景中的一条线索。拉尔夫记载的文字、讲述的故事和与他一起的证人，激起了赖特森的想象力。由此，围绕拉尔夫这位书吏、他的城市与瘟疫的故事已初露端倪。

在研究路径上，赖特森继承了研究特灵地区的研究方法，采用"微观史"路径。① 在赖特森看来，作为标签的"微观史"发端于 20 世纪 70 年代，尽管微观史的实践要早于这个时间。赖特森认为，微观史与其说是一个史学流派，不如说是一种与众不同的史学方法。他总结了微观史的四个特征：一是研究范围缩小，例如一个乡村、一组家庭，甚至一个人。二是注重细节。微观史不仅有助于揭示过去更加生动的生活经验，而且还可以通过拓展史料来发现新的意涵。微观史并不是要阐明已有的认识，而是去考察其他路径不可能获得的东西。通过对一个地点、某个人物或事件的细致研究，有助于揭示"生活经验中看不见的结构"，更直接的表述是"在时间和地点受限的语境中，民众的选择与发展出来的策略"。② 微观史旨在观察与捕捉民众生活的关系网络（networks of relationships）和意义之网（webs of meaning）。三是关注语境（context）。通过掌握制度、社会、经济、政治和意识形态等语境，使我们了解存留证据的重要性，并梳理它的意义。四是微观史的实践者不仅善于反思，而且十分开放。也就是说，微观史学家在分析与建构观点时注意关照读者，他们在撰述历史时对想象力、推测、断定保持敏感，而且他们在介绍证据、解释步骤、抛出问题和引导读者与历史学家和史料对话等方面具有一定的透明度。另外，微观史学家在阐明观点时

---

① Keith Wrightson and David Levine, *Poverty and Piety in an English Village*：*Terling*, 1525 – 1700, 2nd edition, Oxford：Clarendon Press, 1995.

② E. Muir and G. Ruggiero, eds., *Microhistory and the Lost Peoples of Europe*, trans., E. Branch, Baltimore and London：Johns Hopkins University Press, 1991, pp. viii, 8.

往往会自觉地注意措辞，他们通常采用叙述的方式，这是因为证据本身是一个事件、一个实例或一个生命，有时候也因为需要用叙述来重构过程。为了使观点更具说服力，微观史学家往往采用分析性叙述，根据分析过程而层层展开叙述。① 赖特森在《拉尔夫·泰勒的夏天》中遵循微观史的上述特征而展开论述，叙述了一个特定时刻城市社会与个人生活的历史。

二 瘟疫时期书吏拉尔夫的生活世界

《拉尔夫·泰勒的夏天》的主旨是考察 1636 年毁灭性瘟疫期间纽卡斯尔这座城市在重压下的社会反应与城市文化，包括民众的态度和价值观念、民众的物质文化，以及形塑民众世界的社会纽带和制度纽带。本书不同于大多数研究近代早期欧洲瘟疫的著述，其研究视角是"自下而上"的研究历史。本书的焦点不在地方官员和公共卫生官员的反应，也不在瘟疫引发的死亡对人口的影响，或者瘟疫的宗教解释，而是聚焦普通民众在他们的家庭与社区遭到致命威胁时的反应与应对。② 拉尔夫作为普通民众的代表，其在瘟疫期间的生活经验成为赖特森着力研究的主题；拉尔夫作为书吏而撰写的遗嘱、遗产清单、证词等成为该书最为重要的史料。可以说，拉尔夫在全书中起着穿针引线的作用，连接瘟疫发生、民众应对、结果与影响等各时间节点，从而构成了一幅生动而连贯的历史画卷。

1636 年在英国瘟疫史上并不是一个特别重要的年份，因为伦敦的瘟疫经历为英国瘟疫史设定了时间标准。那一年伦敦因为瘟疫造成的死亡人数，与 1563 年、1603 年、1625 年和 1665 年的情况相比则微不足道。③ 但

---

① Keith Wrightson, *Ralph Tailor's Summer*: *A Scrivener*, *His City*, *and The Plague*, pp. xii – xiii.

② Keith Wrightson, *Ralph Tailor's Summer*: *A Scrivener*, *His City*, *and The Plague*, p. xi.

③ R. Finlay, *Population and Metropolis*: *The Demography of London*, 1580 – 1650, Cambridge: Cambridge University Press, 1981, p. 111; P. Slack, *The Impact of Plague in Tudor and Stuart England*, London: Routledge, 1985, p. 151. 国内学界对近代英国瘟疫的研究也聚焦伦敦，参见邹翔：《近代早期伦敦医疗界对鼠疫的应对》，《史学月刊》2010 年第 6 期；《近代早期伦敦鼠疫的社会危害》，《鲁东大学学报》2011 年第 6 期。

对于纽卡斯尔而言，1636 年的瘟疫是"前所未有"的致命威胁。此次瘟疫的传染源来自荷兰，尽管从 1635 年 10 月就传播到纽卡斯尔，但直到 1636 年 5 月 6 日纽卡斯尔的市民才开始意识到瘟疫爆发的严重性。此后，瘟疫似野火般传播。① 此次瘟疫造成的死亡人数在 7 月 23 日到 9 月 10 日到达顶峰，期间每周死亡人数均超过三百人，之后从 9 月中旬开始减少，到 10 月中旬迅速减少。此次瘟疫造成的死亡人数总数为 5 631 人，占纽卡斯尔总人口的 47%。而其他城市，如诺维奇在 1579 年瘟疫爆发时有三分之一的人口死亡，而科尔切斯特（Colchester）在 1665—1666 年瘟疫中死亡人口的比例高达 40%。伦敦在 1563 年瘟疫中死亡人口比例约为 24%，1603 年瘟疫期间更有 23% 的人口死于瘟疫，而 1665 年瘟疫造成的死亡人口接近 18%。② 两相对比可知，1636 年纽卡斯尔的瘟疫造成的死亡人口尽管在总数上低于其他城市，但在死亡人口的比例上则明显高于其他城市。纵使放眼全球，1636 年纽卡斯尔瘟疫造成的死亡率也是灾难性的。

很多染上瘟疫而又无书写遗嘱能力的居民往往请书吏代为书写。拉尔夫就是以代写遗嘱、遗产清册等法律文件为生的人。1636 年 5 月 31 日到 11 月 5 日，纽卡斯尔共存有 57 份染上瘟疫之人的遗嘱，其中 14 份出自拉尔夫之手。在此期间及之后的几个月，拉尔夫撰写 11 份遗产清册，而留存的遗产清册总数为 46 份。由此可知，现存的由瘟疫引出的遗嘱文件中有四分之一是拉尔夫撰写的。与之相比，其他各位书吏撰写的遗嘱文件不超过三份。③ 拉尔夫如此频繁地出现在遗嘱文件中，引起赖特森的注意也在情理之中。在瘟疫肆虐之时，书吏拉尔夫依然经常替人撰写遗嘱，而此时染上瘟疫之人被关在房子里，还没有染上瘟疫的居民则生活在恐惧的阴影下。迫于恐惧，人们要么远离病人，要么逃离染病的城市。但恐惧并

---

① Keith Wrightson, *Ralph Tailor's Summer: A Scrivener, His City, and The Plague*, p. 11.

② Keith Wrightson, *Ralph Tailor's Summer: A Scrivener, His City, and The Plague*, pp. 31, 38.

③ Keith Wrightson, *Ralph Tailor's Summer: A Scrivener, His City, and The Plague*, p. 54.

没有阻止拉尔夫听取并记录染上瘟疫濒临死亡之人的遗嘱。尽管拉尔夫并不是出生在纽卡斯尔，但这里却成了他的生活世界，他没有像富人那样逃离这座城市，而是留在纽卡斯尔，发挥作为书吏的作用，随时听候召唤。

　　根据赖特森对拉尔夫个人生活史的重构，拉尔夫于 1611 年 1 月 13 日出生在达勒姆市玛格丽特教区，距离纽卡斯尔南部 13 英里。拉尔夫在1626 年前后来到纽卡斯尔，在语法学校学习拉丁语。1628 年下半年，拉尔夫开始公证人的学徒生涯，学习撰写法律文书，以达到出任书吏的资格。书吏的职责是"将契约订立双方达成的内容，条理而规范地书写在纸张或羊皮纸上，以此作为证据或记忆"。换言之，书吏通过提供撰写法律文书（包括账单、合同、财产赠予、遗嘱等）的服务而获得报酬。随着近代英国商品经济的发展，交易的数量与日俱增。同时，尽管这一时期人们的识字率得到提高，但仍然有很多人不能书写，而且即使会书写的人也可能缺乏撰写法律文书的知识与技能，因此书吏的作用更加凸显。①1636 年，拉尔夫完成学徒学习，成为纽卡斯尔市的自由人。当纽卡斯尔暴发瘟疫之时，拉尔夫刚刚开始他独立的职业生涯。在接下来的时间里，拉尔夫勤勤恳恳，他留存下来的史料成为他个性的写照。

　　从拉尔夫撰写的遗嘱中可以看出，他希望给人留下深刻印象。他的笔迹优雅漂亮，行间、字体分布匀称。开头是"以上帝的名义"，而结尾不仅写有时间，还有查理一世在位的时间和头衔。赖特森认为拉尔夫这位年轻的书吏希望通过遗嘱形式与书法技巧申明他的职业权威。② 在拉尔夫书吏生涯的开始阶段，他专注于遗嘱的形式而犯了一些内容错误，包括重复语句、误写地点。此时的拉尔夫还有几分慌张。但几个月之后，他渐渐获得经验而变得自信，留给人们的印象是有活力、有效率、可信赖。拉尔夫也是一位恪于职守的证人，他的证词准确而直击要害。即使在遇到紧急情况时，拉尔夫也能保持头脑清醒而做出正确决断。当有人需要拉尔夫撰写遗嘱时，他也总是有求必应。长此以往，拉尔夫得以在书吏职业圈中确立

---

　　① Keith Wrightson, *Ralph Tailor's Summer: A Scrivener, His City, and The Plague*, pp. 66 – 67.

　　② Keith Wrightson, *Ralph Tailor's Summer: A Scrivener, His City, and The Plague*, p. 71.

自己的地位。拉尔夫明了自己的作用，他也因此而自豪，正如他的签名所表明的那样。赖特森指出，拉尔夫的签名不仅表明他的职业抱负，也是他个人化的身份象征。① 当拉尔夫每次签名时，在某种意义上，他不仅见证濒临死亡的客户的心愿，而且也表明他自己还活着，还在为客户服务。

拉尔夫在瘟疫期间继续留在纽卡斯尔，充任书吏，成为维持纽卡斯尔城市共同体的一员。他撰写的遗嘱与遗产清册比其他书吏都要多，这些文件对于"维护和保持，并在必要的时候重构社会纽带，用以团聚家庭和市民社会，具有至关重要的作用"。遗嘱与遗产清册"确认家庭、亲属、朋友和邻里的义务，估量家庭的资产与负债，保证家庭财产的有序继承"。遗嘱与遗产清册的术语"不仅包含物品，也蕴含价值观念和情感纽带"。另外，遗嘱与遗产清册是"立遗嘱者的代理人在关系网络中的最后表述，也是对即将离世的立遗嘱之人的慰藉"。② 纵然拉尔夫撰写遗嘱与遗产清册是为了获得费用，但更为重要的是，他通过担任书吏得以融入纽卡斯尔的自由市民共同体。他在 1636 年 3 月到 12 月为 81 位居民撰写了遗嘱与遗产清册，涉及至少 18 个家庭，遍布纽卡斯尔，有利于增强纽卡斯尔的社会凝聚力。无疑，这为他日后的职业生涯奠定了基础。

三 瘟疫时期的社会与文化

在瘟疫的恐惧笼罩下，尽管城市官员仍然坚守岗位，但一些富裕的家庭早已逃离。这就造成了城市社会上层的缺位，而变成了主要由"中等阶层"的自由民和靠工资为生的穷人构成的社会。③ 1636 年瘟疫对纽卡斯尔造成毁灭性打击，但在城市内部瘟疫造成的影响存有空间差异。衡量瘟疫影响的主要单位是家庭（household），而家庭聚集死亡（clusters of

---

① Keith Wrightson, *Ralph Tailor's Summer: A Scrivener, His City, and The Plague*, p. 74.

② Keith Wrightson, *Ralph Tailor's Summer: A Scrivener, His City, and The Plague*, pp. 97，144

③ "中等阶层"主要包括工匠、商人、律师等，相关研究可参见约翰·斯梅尔：《中产阶级文化的起源》，陈勇译，上海：上海人民出版社，2006 年。

mortality）是瘟疫时期人口死亡一个重要特征。例如，圣尼古拉斯教区死亡登记册记载 1636 年 5 月到 12 月间共有 95 个家族群，涉及 260 人，占同时期该教区死亡人数的 68%；圣安德鲁教区死亡登记册在 7 月到 12 月间共有 102 个家族群，涉及 343 人，所占比例为 65%。另外，圣约翰教区的葬礼登记册表明，1636 年 5 月至 12 月至少有 256 个家庭遭受瘟疫侵袭，每个家庭至少有一位成员去世，而这些家庭在教区的比例接近三分之二，这也说明 1636 年瘟疫的影响范围广泛。同时，1636 年瘟疫的影响也是高度集中的。例如，圣约翰教区在 5 月到 12 月间至少有 92 个家庭超过两名成员去世，总计 233 人，占教区同时期死于瘟疫人数的 55%。① 由此可见，1636 年瘟疫不仅对单个家庭造成毁灭性打击，而且对存有亲属或邻里关联的家庭产生冲击，这就造成信任与救助网络变得稀疏。

学术界对于瘟疫产生的原因尽管聚讼不断，但"上帝审判论"具有很大影响。一些清教牧师大力宣扬瘟疫是上帝惩罚人类"罪恶"的结果。赖特森通过考察纽卡斯尔染上瘟疫之人的遗嘱文件，发现瘟疫意涵的宗教解释并不在时人的头脑中占据中心位置。大多数遗嘱中包含的宗教内容仅仅是遗嘱书立的一种固定格式，只是传统意义上遗嘱主人从心灵上对上帝的遗赠，而并非人们头脑中真实的宗教观念。另外，有三分之一的遗嘱根本没有提及上帝的遗赠。② 保罗·斯莱克（Paul Slack）认为，17 世纪英国对于瘟疫的宗教解释和世俗解释以某种妥协的形式共存，两者并非水火不容。但解释的天平慢慢向世俗解释和实际反应倾斜。③ 纽卡斯尔在瘟疫时期的遗嘱文件对此提供了佐证。

遗嘱的书立除了立遗嘱人和书吏之外，还需要证人在场。然而人们对瘟疫的恐惧，同样表现在对瘟疫病人的恐惧，而这种恐惧可以迫使人们放弃义务和终止约定。但遗嘱文件却多次揭示瘟疫时期社会纽带得以维系，

---

① Keith Wrightson, *Ralph Tailor's Summer: A Scrivener, His City, and The Plague*, pp. 39, 40.

② Keith Wrightson, *Ralph Tailor's Summer: A Scrivener, His City, and The Plague*, pp. 82, 84.

③ P. Slack, *The Impact of Plague in Tudor and Stuart England*, pp. 240 – 241.

以及染上瘟疫之人经常受到他人的关注。① 那些匆匆忙忙请拉尔夫前去撰写遗嘱的人通常是瘟疫病人的亲属，而遗嘱的证人（通常是三到四人）则包括病人的亲属、朋友、同事、邻里。这些参与遗嘱书立的人冒着被感染的风险，他们对遭受瘟疫折磨的病人存有同情与恐惧，他们肩负起他们的义务，一如既往地造访病人。透过遗嘱文件，赖特森重构了瘟疫时期的社会关系，修正了之前人们的成见。实际上，即使在瘟疫时期，邻里关系依然得以维系，互帮互助的义务依然得到履行。

有些家庭在成员染上瘟疫后会雇用护理（keeper）来照看病人，而冒着生命危险担任护理的这些妇女通常是穷人，大多数是单身，甚至一些人的丈夫刚刚被瘟疫夺走了生命。当瘟疫病人去世后，葬礼也会耗费很多资财。通过考察葬礼的费用，我们可以知晓死者的社会地位，以及社会分化的情况。② 而另一个衡量社会分化的标准是死者遗嘱和遗产清册中的财产数目，这也涉及当前学术界方兴未艾的"物质文化"研究。③ 遗嘱文件中包含大量关于遗物及其估价的信息。根据拉尔夫撰写的文件，纽卡斯尔大多数房子有两层，其中有一半的房子还有阁楼或地下室。家庭物品包括火炉、盆罐、桌椅、橱柜、梳妆台、枕头、床单等。④ 物品的差异实际上是地位与财产的差异，也是个人喜好的差异，成为社会地位与社会分化的集中体现。

1636 年瘟疫造成的最后一个影响是遗嘱诉讼的增加。学术界普遍认为，16 世纪下半叶到 17 世纪上半叶是英国诉讼数量最高的年代，呈现"诉讼爆炸"的态势，这与这一时期的经济社会分化、文化宗教变迁等密

---

① Keith Wrightson, *Ralph Tailor's Summer：A Scrivener, His City, and The Plague*, p. 99.

② Keith Wrightson, *Ralph Tailor's Summer：A Scrivener, His City, and The Plague*, p. 109.

③ 关于"物质文化"（material culture）的研究，参见初庆东：《"霍布斯鲍姆之后的历史学"国际会议综述》，《史学理论研究》2014 年第 4 期。

④ Keith Wrightson, *Ralph Tailor's Summer：A Scrivener, His City, and The Plague*, p. 122.

切相关。① 纽卡斯尔的遗嘱诉讼为这一时期的"诉讼爆炸"提供了一个注脚。1637 年，纽卡斯尔的遗嘱纠纷急剧增加，这是 1636 年该城市高死亡率的直接结果。大多数遗嘱纠纷产生在遗嘱执行人携带遗嘱到达勒姆的教会法庭进行"验证"（prove）之时。通过分析原告与被告，我们得知当执行人是寡妇或孩子时，不可避免地受到近亲的挑战与质疑。产生纠纷的原因主要包括遗嘱不完整、立遗嘱者受到干扰、存在多份遗嘱等。在法庭审理遗嘱诉讼时，证人往往会回忆瘟疫的情形，而这正是赖特森所关注的内容，而不是诉讼的结果。赖特森认为，证词是纽卡斯尔城市对瘟疫的集体记忆，是整个城市的声音。当然这种声音来自多个渠道，既包括男性与女性，也包括年幼者与年老者。他们来自书吏、织工、木匠、鞋匠、船员、劳工、仆人，包括相对富裕的人和穷人。② 这些诉讼证词尽管零散，但记录了那些经历瘟疫而存活下来的普通民众对瘟疫的记忆，成为本书倚重的重要史料。

结　语

《拉尔夫·泰勒的夏天》以一个人物（拉尔夫）为线索，透过一个事件（1636 年瘟疫）考察一个城市（纽卡斯尔）的社会与文化。该书遵循微观史学的路径，成功地重构瘟疫时期的个人与城市的历史。作为历史事件的 1636 年瘟疫，曾被后人记述，后又被遗忘，再到如今被发现，如此反复的命运折射出社会变动与历史书写的吊诡。历史书写的宏大叙事往往聚焦具有转折意义的历史事件，例如诺曼征服、内战、1688 年"光荣革命"、美国和法国革命。其他事件则被尘封在历史的角落，等待史学家去重新发现这些事件的意义，正如赖特森重新发现 1636 年瘟疫的意义那样。

赖特森娴熟地运用社会史学家的技艺，像一位侦探，根据遗嘱档案提供的信息层层剥离 1636 年瘟疫的社会意义，涉及社会等级、社会结构

---

① 参见初庆东：《近代早期英国"诉讼爆炸"现象探析》，《史林》2014 年第 5 期。

② Keith Wrightson, *Ralph Tailor's Summer：A Scrivener, His City, and The Plague*, pp. 142 – 143.

（家庭）、社会关系（亲属、邻里）、物质文化等内容。读者追随赖特森的探险之旅，可以发现：1636 年瘟疫的故事并非只有一个故事，而关于瘟疫的档案文本则包含多种声音。① 由此可见，历史是复杂的，它包含多种面向与多种声音；但历史又是客观存在的。史学家通过史料，运用不同的研究方法，发挥想象力，可以再现历史。

然而，美中不足的是，全书章节划分过多，使得论述过于零散；历史叙述过于注重细节，有损可读性；近代早期社会关系（邻里关系）仍值得继续探讨，作者未能分析诉讼对社会关系的影响；作者在分析瘟疫发生的原因时，仅依赖两位清教牧师的记述，给读者以偏概全之感。尽管如此，瑕不掩瑜，《拉尔夫·泰勒的夏天》仍然是一部微观史学的成功之作，不仅有助于丰富读者的历史知识，更能启发读者的历史思维，值得一读。

（初庆东，华中师范大学历史文化学院师资博士后）

---

① Keith Wrightson, *Ralph Tailor's Summer: A Scrivener, His City, and The Plague*, pp. 159 – 160.

黑死病的医学社会史研究

——《与黑死病同在》评介

高　阳

人类对健康和自身发展的追求，使得疾病的研究成为永恒的话题。1348—1351 年席卷欧洲的黑死病，夺去了欧洲约三分之一的人口。因而，对黑死病的研究引起国际学术界的普遍关注，目前通论性著作已硕果累累。但是，大多数研究并没有摆脱政治宗教史范畴和地缘中心的思想，主要关注点在于黑死病与西欧政府及教会的互动，且关于疾病本身的性质研究仍旧存在诸多争论。在 2004 年南丹麦大学中世纪研究中心组织的第 28 届座谈会上，学者们突破了特定流行病研究的时空限制，全面探讨了黑死病的历史发展以及瘟疫的社会文化形态，于 2009 年以会议论文集的形式展示了会议成果——《与黑死病同在》（*Living with The Black Death*），①该书从社会和经济的角度重新解读传统观点，并且使用学科交叉的研究方法和"资料多元化"的研究策略，为学术界研究黑死病提供了更好的技术手段。

---

① Lars Bisgaard and Leif Sondergaard, eds. , *Living with The Black Death*, Odense: University Press of Southern Denmark, 2009. 该书收录了 2004 年欧登塞座谈会上 10 篇关于黑死病各个社会视角的论文。本次座谈会上，塞缪尔·科恩（Samuel Cohn）是本次座谈会上的主要发言人，由于其关于黑死病的文章已经发表，因此未收录入此书。编者拉尔斯·比斯加特（Lars Bisgaard）和莱夫·桑德加特（Leif Sondergaard）指出这十篇收录的文章在质量上等量齐观。

一　主要学术观点介绍

《与黑死病同在》系统论述了医学社会视野下的黑死病。从源头说起，阐述了黑死病的起源地、发病机制、传播模式（尤其是北欧）、消失原因及对人口、经济和文化造成的影响、社会各阶层回应，以及所影响的建筑和艺术在时空上留下的遗迹。

在开篇《瘟疫的出现与消失：仍旧是个谜?》[①] 中，彼得·克里斯坦森（Peter Christensen）论述了瘟疫的起源地之争和瘟疫出现与消失的原因。以 18 世纪为界，之前西方学术界普遍认同黑死病起源于"东方的印度"；在 18 世纪，学界倾向于接受中国起源说；18 世纪过后，"中亚理论"则得到支持。[②] 且在控制瘟疫的过程中，出现了国家检疫（Quarantine）[③] 立法。

---

① Peter Christensen, "Appearance and Disappearance of the Plague: Still a Puzzle?" in Lars Bisgaard and Leif Sondergaard, eds. , *Living with The Black Death*, pp. 11 – 21.

② 20 世纪后期，约翰·诺里斯（John Norris）教授对这三种地理起源说进行了逐一批判，参见 J. Norris, "East or West? The Geographic Origin of the Black Death," *Bulletin of the History of Medicine*, Vol. 51, No. 1 (1977), pp. 1 – 24. 他指出黑死病可能从库尔德斯坦和伊拉克向北传到俄罗斯东南部，再由此传播到欧洲、中东等地。这一观点受到学界尤其是杜斯（Dols）教授的普遍反驳，杜斯教授认为诺里斯过分依赖于病理学的回顾性诊断知识，即依据现代耶尔森氏鼠疫杆菌各个品种的甘油发酵能力的差异，将每个变种划分到独立的地理分布区，而忽视了鼠疫杆菌在历史长河中是否发生过变化。参见 M. W. Dols, "The Second Plague Pandemic and its Recurrences in the Middle East, 1347 – 1894," *Journal of the Economic and Social History of the Orient*, Vol. 22, No. 2 (1979), p. 170, note 17。

③ 历史上 "Quarantine" 一词应该被译为 "检疫"，是指对被怀疑携带传染病的主体进行的限制和隔离，不同于 "Isolation"，即 "隔离"，是指对已得知具有传染病的人进行限制和隔离，以防止他们传染给其他人。在《旧约》中最早出现对麻风病人的隔离；而 "检疫" 一词在 5 世纪指的是证明是否具有传染病的一段时期，一般为 40（意大利数字 Quaranta）天。现代意义的 "检疫" 来源于 1377 年拉古萨的海港检疫法，后来陆地也实行检疫，在城市外围建立检疫所以治愈那些疑似感染者，直至他们确信没有感染瘟疫或者已经死去。参见 Gian Franco Gensini et al. , "The Concept of Quarantine in History: From Plague to SARS," *Journal of Infection*, Vol. 49, No. 4 (2004), p. 258。

针对检疫措施是否有效这一学术争论，作者认为"检疫并非百分之百有效，但这只是当管理不合理的时候"。① 接着乔治·莫森（Ole Georg Moseng）讨论了瘟疫的发病机制，从欧洲黑鼠的出现、蚤类带菌者及其适应的气候、带菌者的传染效率三个方面，列举了多种蚤类和他们生存的可能性，针对现代瘟疫与中世纪瘟疫是否属同一种疾病的争论，得出两种答案："中世纪瘟疫与现代瘟疫就是相同的疾病"；"不是同一种疾病，如果'瘟疫发生在印度'的话"。②

对于瘟疫造成的人口学影响和社会经济影响，曼弗雷德·瓦佐尔德（ManfredVasold）总结道，在 1348—1350 年瘟疫爆发期内，中欧以及德国大部分乡村并未受到多大影响，大部分城市，如慕尼黑（Munich）、奥格斯堡（Augsburg）、纽伦堡（Nuremberg）等并没有瘟疫出现或者大型埋葬的确切证据。并且黑死病对德国造成的人口减少也远未达到1/3之多，这可能是因为：（1）受 14 世纪中期饥荒的影响；（2）犹太人被害引起的人口减少。作者提出这样的逻辑顺序："首先是犹太人被杀，然后是鞭笞者运动，接下来才是黑死病流行"③；（3）废弃区（荒村）出现的人口下降并不代表人口死亡，而可能是人口迁移。④ 除了黑死病所造成人口学意义上的影响外，这场流行病对整个欧洲的经济行为也产生巨大影响。罗伯特·布雷德（Robert Braid）批评了单一性经济行为的分析，对比中世纪

---

①   Peter Christensen, "Appearance and Disappearance of the Plague: Still a Puzzle?" pp. 20 – 21.

②   Ole Georg Moseng, "Climate, Ecology and Plague: The Second and the Third Pandemic Reconsidered," in Lars Bisgaard and Leif Sondergaard, eds. , *Living with The Black Death*, p. 45.

③   在德国，这种假设很可能是成立的。因为受阿尔卑斯山天然屏障的影响，黑死病传播到德国已经很晚了（大约 1349 年春天），而此时犹太人"投毒说"已经从意大利到欧洲普遍传播，所以德国（包括瘟疫后来达到的欧洲国家）对犹太人的迫害早于黑死病的到达的这种假设是有一定依据的。参见 John Kelly, *The Great Mortality: An Intimate History of the Black Death, the Most Devastating Plague of All Time*, New York: Harper Collins, 2005, pp. 255 – 257。

④   See Manfred Vasold, "The Diffusion of the Black Death 1348 – 1350 in Central Europe," in Lars Bisgaard and Leif Sondergaard, eds. , *Living with The Black Death*, pp. 49 – 61.

经济理论和现代经济学原理，反驳了黑死病之后的短暂时间里工资上涨、工人怠工、人口锐减的传统观点，他用历史编纂学的方法阐述了黑死病对劳动力市场的影响，得出黑死病之后实际工资水平并没有大幅度上涨的结论，并提倡我们从精神因素特别是认知心理学（cognitive psychology）的角度，去关注黑死病对经济行为和消费态度造成的文化影响。他指出"经济史学家不仅应该整合人类活动对经济的复杂性影响的研究，也要关注短期的现象，特别是通过分析不同社会、政治、经济背景下的经济模式，来观察经济主体如何对一系列刺激做出反应"。① 同时，黑死病对社会群体的宗教心理产生的一个重要影响即瘟疫期间的圣徒崇拜，这种虔敬形式反过来也是个体行为或群体意识回应瘟疫爆发的一种表现。德国基尔大学历史学者海因里希·多梅尔（Heinrich Dormeier）研究"瘟疫圣徒（Plague Saints）"②，以纽伦堡和吕贝克的圣洛奇教徒崇拜为例，总结出黑死病爆发期间圣徒崇拜产生的经济和社会影响即商业同盟和平信徒的捐赠。

对黑死病的认知也受社会文化背景的影响。莱夫·桑德加特全面总结了中世纪教会权威、科学家（包括占星学者）、作家甚至普通人思想观念中的黑死病，以及面对疾病挑战所做出的各种回应。诗人以神话和隐喻的诗歌描述瘟疫，渲染压抑的效果；科学家和医学者使用占星术与医学手段，将黑死病的爆发归咎于行星会合、地震和火山爆发与腐败的空气，他们提倡饮食合理、生活整洁，灌肠和放血疗法也被推荐使用；普通人则根据谣言建立认知。官方教会认为黑死病是上帝惩罚人类的后果，并"将瘟疫作为一个契机，重复并强化他们对人类的劝导：忏悔罪恶，过虔诚洁

---

① Robert Braid, "Behavioural Economic, the Black Death and the Labor Market," in Lars Bisgaard and Leif Sondergaard, eds., *Living with The Black Death*, p. 159.

② 这四类圣徒分别为：（a）基督和圣母玛利亚；（b）古典瘟疫圣徒圣塞巴斯蒂安（Sebastian）和圣洛奇（Roch）；（c）大量的助理圣徒，如对抗麦角症（ergotism）的圣安东尼、对抗癫痫（epilepsy）的圣瓦伦丁（Valentine）和对抗麻风（leprosy）的圣约伯；（d）当地或者主教区的圣徒、个人守护神或者宗教节日即将来临的圣徒。参见 Heinrich Dormeier, "Saints as Protectors against Plague: Problems of Definition and Economic and Social Implications," in Lars Bisgaard and Leif Sondergaard, eds., *Living with The Black Death*, p. 169。

净的生活"①，圣徒作为上帝与普通民众的调和者出现了，另一特殊宗教团体即"鞭笞者"因迎合了教会的禁欲主张和普通人接触上帝的渴望而受到支持。

二　新研究领域的开拓

《与黑死病同在》涉及一些目前黑死病研究较少关注的领域或问题，具有一定的学术价值和社会现实意义，兹列举其中几点。

第一，政府检疫措施的实际效果。

不少学者认为，黑死病能够被扑灭的原因之一，即在于瘟疫来临之后欧洲许多国家当局采取一系列措施，如检疫、道德立法、制定公共健康法案和社会救济等。而以往研究倾向于只罗列措施，对措施如检疫制度所起到的实际效果很少做分析。

关于检疫的描述众多，"最早的当属威尼斯拉古萨②于 1377 年起草的海洋检疫法……检疫的目的是防止疾病的进入，而非隔离那些已被感染而生病的人"③，后来意大利许多城市效法拉古萨和威尼斯进行检疫，如"正在威胁皮斯特罗附近地区的病人应被阻止与皮斯特罗市民交往……否则罚款 500 便士"④ 等等。事实上检疫措施在有些国家取得成效，在一些国家却根本无效，而我们很少去关注检疫措施是否有效。实际上这一争论对疾病防御的措施具有现实意义，因为若检疫无效，即使投入再大的力量也只是劳民伤财。

安德鲁·B. 阿普尔比（Andrew B. Appleby）是"检疫并不奏效"观点的支持者。他指出，瘟疫的消失是因为病原体和黑鼠的变异、营养标准

---

① Leif Sondergaard, "Imagining Plague: The Black Death in Medieval Mentalities," in Lars Bisgaard and Leif Sondergaard, eds., *Living with The Black Death*, p. 223.

② 今克罗地亚的杜布罗夫罗克。

③ Kenneth F. Kiple, *Plague, Pox and Pestilence: Disease in History*, Phoenix Illustrated, 1997, p. 62.

④ Rosemary Horrox, trans. & ed., *The Black Death*, Manchester and New York: Manchester University Press, 1994, p. 195.

和个人卫生的改善、建筑形式的改变，以及人们对疾病免疫力的提升等①。检疫措施其实并没有在威尼斯和马赛收到效果，在黑死病之后的几个世纪里，这些城市仍旧遭受大规模的瘟疫。针对城镇当局因为鼠疫的传染性做出的检疫措施，阿普尔比认为这些措施并不能阻止进一步的瘟疫爆发。首先，因为瘟疫是通过鼠类及其身上的蚤类传播给人的，检疫措施对通过跳蚤传播的动物寄生病只能产生很少的影响甚至没有影响。② 其次，他举出实例证明检疫确实无效。例如："我记得瘟疫不仅没有从英格兰，而且没有从同时代欧洲所有的国家消失，接下来的1629—1631 年肆虐北欧，1647—1652 年到西班牙东部和南部，1656—1657 年进入意大利南部和热那亚，16 世纪 60 年代侵袭法国、英格兰和荷兰的一系列流行病……所有这些似乎都是徒劳的，威尼斯在建立检疫所之后，直到 1630 年的大流行病期间总共遭受了 25 次瘟疫大流行。"③

然而，阿普尔比的两点理由并非无懈可击。首先，阿普尔比认为黑死病是通过鼠类及其跳蚤传播"，而检疫是隔离疑似有传染病的人，似乎此措施无法阻止动物及其宿主的传播。但是我们仍旧不能确定中世纪的瘟疫与现代瘟疫是不是一回事。乔治·莫森认为"现代瘟疫（Xenopsyllacheopis）④ 通过黑鼠进行传播，中世纪的瘟疫可能是通过人蚤传播，"而印度客蚤的生存温度相对较高，7℃是其底线，其正常繁殖的温度达到 20℃以上，⑤ 北欧的温度低至零下 15℃。除了温度的限制外，约瑟夫·P. 伯恩（Joseph P. Bryne）概括了黑死病不是腺鼠疫的观点："中世纪人描述的疾

---

① Andrew B. Appleby, "The Disappearance of Plague: A Continuing Puzzle," *The Economic History Review*, Vol. 33, No. 2 (1980), pp. 166 – 168.

② Andrew B. Appleby, "The Disappearance of Plague: A Continuing Puzzle," p. 163.

③ Ibid., p. 169.

④ 印度客蚤指寄生在家鼠身上，被认为是引起腺鼠疫的耶氏鼠疫菌的主要宿主。参见［美］约瑟夫·P. 伯恩著：《黑死病》，王晨译，上海：上海社会科学院出版社，2013 年，第 218 页。

⑤ 参见张洪杰、刘泉、董言德：《温湿度及密度对印鼠客蚤规范化养殖综合影响的研究》，《中国媒介生物学及控制杂志》1992 年第 2 期，第 90 – 94 页。

病可能不是腺鼠疫；黑死病传染性和传播速度都比腺鼠疫强很多；很少有证据表明，中世纪欧洲存在足够的或者动物宿主的大量死亡；中世纪疫情在地区间的传播速度超过鼠媒的腺鼠疫；已知腺鼠疫的特征无法解释大瘟疫随着时间和地点的变化而呈现毒性降低的现象"。① 此外，"查勒斯·马丁、巴克特、伊斯克（Eskey）等学者都支持人蚤在某些条件下可以允许瘟疫直接由人传播到人这一观点"。② 所以限制人的流动很有必要，检疫也变得很有意义。其次，针对阿普尔比列举的实例，我们不能仅仅通过瘟疫爆发的次数来量化和衡量检疫的效果。在一些地区，由于各种原因，比如商业利益、经济原因以及管理不善等，检疫不能被有效实施，所以收效甚微。因为检疫会阻碍一部分人的利益，比如"内陆地区的隔离检疫很难进行管理……它要求一种有效的官僚体制（来确保实施）。卫生组织很快又假设了其他的瘟疫（防护）计划，即对病人的隔离，以及对与病人接触的那些人的检疫、医药管理……提供情报监督体系的间谍网、封闭医院的设计和管理、书信沟通和私人旅游的日常外交策略……"③ 事实上，威尼斯在16世纪50年代制定了详细的瘟疫防御计划之后，直到1630年仅仅爆发了三次较大的瘟疫——1555—1557年瘟疫、1575—1577年瘟疫和1630—1631年瘟疫。④ 马赛防疫工作失败的原因部分就是由于经济原因造成检疫措施的缩水。而且阿普尔比自己也提到"我不是说检疫在长

---

① 具体分析参见［美］约瑟夫·P. 伯恩著：《黑死病》，第23－29页。伯恩的观点与丽丝·G. 孔德森（Lise Gerda Kundsen）的论述相吻合，孔德森从黑死病的流行范围、死亡率、季节性方面再次证明黑死病与现代腹股沟腺炎瘟疫已经不是同一种疾病。在死亡率方面，教区登记册考量流行病的地理分布的规模大小，黑死病在北欧引起的死亡率达到1/4以上；在季节上，黑死病发生在每个季节，但主要多发于夏秋季节，而腺鼠疫对温度的要求非常严格；在流行范围上，疾病有人传播到人，一个家庭有一人传染黑死病，其他人也难以幸免；并且检疫与隔离措施对瘟疫的消失起了一定的效果。参见 Lise Gerda Kundsen, "The Course of a Mid－17th Century Plague Epidemic," in Lars Bisgaard and Leif Sondergaard, eds., *Living with the Black Death*, pp. 63－84。

② Ole Georg Moseng, "Climate, Ecology and Plague：The Second and the Third Pandemic Reconsidered," p. 38.

③ Kenneth F. Kiple, *Plague, Pox and Pestilence：Disease in History*, p. 63.

④ Peter Christensen, "Appearance and Disappearance of the Plague：Still a Puzzle?" p. 19.

远来看并不重要。"① 检疫措施能在以后的瘟疫防御中成为一种强制手段，说明它在控制瘟疫的过程中，确实发挥了一定的作用。况且这种全面的限制本身就涉及整个社会的防御，需要强大的人力、物力、财力来支持整个检疫系统的运行。如果管理不善，又怎能保证整个复杂的系统有效运行？

退一步讲，病人和货物的隔绝与检疫都在一定程度上延缓了疫情的传播，"因为 40 天足以让传染链在任何船只上中断，总归聊胜于无。在心理上，有所作为总比冷漠绝望让人容易接受"。② 而且，瘟疫的消失不仅仅是通过一种手段就能消失的，需要通过多层次多地区的联合努力，检疫只是整个防御机制中的一个环节。

第二，黑死病之后实际工资水平是否提高。

从逻辑上讲，一次大型社会流行病的爆发所造成的人口急剧下降，如官员死亡、牧师短缺以及普通从业者的死亡，意味着各个行业领域内劳动力的锐减，这种减少相应地会导致工资上涨。"突然，农业劳动力和城镇工人的需求量大增，而且这些人要求支付更高的工资"。③ 这些以往的观点多从人口理论和现代经济理论的角度分析黑死病之后的工资问题。但也有人认为，黑死病之后工人的实际工资水平没有上涨，如"两年内 1/3 的死亡率是非常高的。不过即便如此，认可这些数据的作者们也认为瘟疫对中世纪的经济没有即时的影响。在短期内并没有发生改变：工资仍维持在最低水平，也就是瘟疫前的水平，物价仍旧居高不下，空白的土地仍旧很快就有了耕作者。仅仅到了 13 世纪 70 年代情况才发生变化，工资上涨……"④ 关于黑死病之后工资上涨的记载很多，但关于实际工资水平是否上涨的问题则少有人研究。这主要是由于资料的缺乏和跨学科实践的困难，关于实际工资的测定需要大量的数据，需要与当时的物价水平进行对

---

① Andrew B. Appleby, "The Disappearance of Plague: A Continuing Puzzle," p. 168.

② 参见 [美] 威廉·H. 麦克尼尔著：《瘟疫与人》，余新忠、毕会成译，北京：中国环境科学出版社，2010 年，第 102 页。

③ Don Nardo, *The Black Death*, Farmingon Hills: Lucent Books, 2011, p. 56.

④ Rosemary Horrox, *The Black Death*, pp. 231 - 232.

比，所以研究起来较困难。但是研究实际工资水平有助于我们正确理解农业工人所处的社会地位、对生活的态度等问题。

在国内，关于黑死病之后农业工人工资水平的研究多放在整个工资制度史的范围内，工资水平只是作为研究其他问题的一个前提。王超华的《13—15 世纪英格兰农业工人工资与领主自营地》，对黑死病前后农业工人的工资变化与领主自营地的关系做了详细探讨。指出黑死病之后，劳动力大量丧失，劳役地租削弱，工资劳动者的地位逐渐上升。"人口的突然减少，使领主只得采取提高工资的手段来保持劳动力供应"。① 柴彬的《英国近代早期的劳工工资问题与国家管制》指出黑死病造成劳工工资问题，"当时在英国的广大农村，大量的土地、房舍、家畜都沦为无主之财；同时，由于劳动力奇缺，各地的庄园主被迫大幅提高工资来招募劳役工人，许多原先没有土地或拥有小块土地的农民以及茅舍农等随之成为依靠工资为生的劳动者。这些劳动者时常以离开为由来要挟雇主为他们涨工资"。② 但是文章多着墨国家管制这一主题，只是将工资上涨作为劳工立法的基础。

而罗伯特·布莱德运用中世纪经济史理论和认知心理学知识，对黑死病之后的社会状况进行了分析，认为黑死病之后工资确实是增长了，但实际工资水平并没有上涨。因为黑死病之后欧洲仍旧处于前产业化时代，我们不能以现代资本主义经济学理论来衡量当时的工资水平。首先，从劳动力的供需关系看，黑死病之后虽然人口减少了，但人口减少意味着对基本生活品的需求减少，消费需求的减少反过来又影响生产规模，生产规模为了适应较低的产品需求，则需要较少的劳动力，劳动力竞争的减弱则抑制工资的上涨。"黑死病既杀死了需求者，也杀死了供给者，但总的来说短期内对某地的物资供给（包括货币）没有影响。而且瘟疫杀死了需要购买某些商品和服务的人，导致对他们的需求和短期价格的下降。"③ 其次，

① 王超华：《13—15 世纪英格兰农业工人工资与领主自营地》，《世界历史》2012 年第 3 期，第 67 页。

② 柴彬：《英国近代早期的劳工工资问题与国家管制》，《历史研究》2007 年第 2 期，第 35 页。

③ 参见［美］约瑟夫·P. 伯恩著：《黑死病》，第 65 页。

如果物价也在同时上涨，则可能与工资增长相抵消。就如我们现在工资水平上涨了一倍，但物价涨了两倍，则相对而言，工资水平并未提高，反而下降。"法国政府更能意识到任何降低工资的尝试必须依赖于限制物价增长的努力，特别是面包、酒、牛肉、鱼、家禽蛋和奶酪"，① 说明工资水平的测定也需考虑物价上涨的速度。最后，实际工资没有增长可能归结于黑死病之后的劳动法规。1349 年瘟疫过后，爱德华三世颁发了《劳工法令》（Ordinance of Laborers），规定合理的工资水平，限制其过分增长。同时政府的法令往往也伴随着限价政策，"卡斯蒂利亚国王在 1351 年也试图控制工资与物价，直到 1369 年仍旧在修改这些法规。"② 这说明物价也在飙升，其增长幅度与物价增长速度仍旧需要我们进一步研究，以测算实际工资是否真正上涨。

第三，对北欧地区的黑死病研究。

北欧国家的黑死病研究较少受到国内外学者关注，主要是因为这些国家留下来的资料较少，"丹麦档案只有一小部分来自中世纪官方文书，可能没有像中世纪西欧其他国家③一样较多地保留（有丰富的年代纪资料）。不管是由于君主专制政治——战争、火灾或者其他事故导致官方文书的失传，还是由于丹麦中世纪权威当局长期以来比其他地方更多地使用口头文书"。④

因此研究主要借助于其编年史、捐赠书信、土地登记册、墓碑等直接资料，以及家庭税簿、官方文书与许可证等间接资料。如詹森·米达尔（Janken Myrdal）根据 1349—1350 年欧洲北部的黑死病年代记表格，总结出挪威、丹麦中部等城市曾受到侵袭，而瑞典受到的影响较小。同时关于捐赠和埋葬的死亡记录，可以揭示出欧洲北部的黑死病主要发生在夏末和

---

① Steven A. Epstein, *An Economic and Social History of Later Medieval Europe*, 1000 – 1500, Cambridge: Cambridge University Press, 2009, p. 186.

② Steven A. Epstein, *An Economic and Social History of Later Medieval Europe*, 1000 – 1500, p. 187.

③ 如意大利、英格兰及西欧等一些年代纪资料丰富的国家。

④ Lars Bisgaard, "DanishPlaguePatterns, 1360 – 1500," in Lars Bisgaard and Leif Sondergaard, eds., *Living with the Black Death*, p. 85.

秋初，并且"比起乡村民众和神职人员，城镇居民和修道士的死亡率更高"。① 拉尔斯·比斯加特依据捐赠契约、病人遗嘱、国王旅游记录研究丹麦 1360—1500 年的瘟疫模式："一些丹麦行会在 1495—1496 年重新确立了他们的行会章程，这也可以作为瘟疫的一个标志。"② 其根据 1360—1449 年每十年甚至每年捐赠契约的数据分布判断丹麦瘟疫所发生的具体年份，而依据教会的讣告和临终弥撒，则反推瘟疫的传播状况。孔德森研究 17 世纪丹麦瘟疫的流行进程，通过土地数量来估计当地人口，再通过人口数量来计算死亡率，以测量瘟疫的传播情况。同时大量的埋葬记录也被作为瘟疫死亡率的证据。③

同时，留存下来的艺术和建筑在时空上相对稳定，也可以作为研究斯堪的纳维亚地区黑死病情况的辅助资料。艾比·尼伯格（Ebbe Nyborg）从考古学角度研究 14 世纪的建筑遗迹，他指出黑死病之后的半个世纪里建筑活动的减少或中止，不仅仅归因于瘟疫及其带来的资源和劳动力缺乏问题，还归咎于某些灾难，如火灾地震、国王征服与劫掠和设计者的不切实际等。而以死亡为主题的绘画文化也并非黑死病的独特产物，它可能会追溯到"13 世纪的神秘主义和与耶稣受难于十字架形象相一致的苦修主义"④，到 14 世纪期间，这种死亡文化发展为一种以"罪感文化（guilt culture）"⑤ 为特征的艺术形式；在斯堪的纳维亚半岛，这种死亡艺术直到 16 世纪才被人所知，这也表明黑死病在时空上产生的深远影响。

---

① Janken Myrdal, "The Black Death in the North: 1349 – 1350," in Lars Bisgaard and Leif Sondergaard, eds., *Living with the Black Death*, p. 70.

② Lars Bisgaard, "Danish Plague Patterns, 1360 – 1500," p. 106.

③ See Lise Gerda Kundsen, "The Course of a Mid – 17th Century Plague Epidemic," pp. 63 – 84。

④ EbbeNyborg, "The Black Death as Reflected in Scandinavian Art and Architecture," in Lars Bisgaard and Leif Sondergaard, eds., *Living with the Black Death*, p. 200.

⑤ 罪感文化是一种深刻的个人苦修需求与冒犯上帝的羞耻感文化，见 Ebbe Nyborg, "The Black Death as Reflected in Scandinavian Art and Architecture," p. 200。转引自 Paul Binski, *Medieval Death: Ritual and Representation*, London: British Museum Press, 1996, pp. 70 – 128。

三 新的研究路径与方法

本书不仅从医学机制和社会文化层面研究了特定时代的黑死病，同时也运用多层次、多维度、多学科的综合分析方法，为我们提供了研究瘟疫的新思路。

第一，"资料多元化"的研究策略。对于年代纪资料并不丰富的斯堪的纳维亚半岛，瘟疫研究更多需借助上面所提到的边缘性资料（如捐赠、遗嘱、碑文、家庭税簿、书信、许可证、诉讼等）。"特定年代的遗嘱可能被解释为当时社会是否受异常流行病侵袭的标志"①，根据官方书信的发布地也可以辨别瘟疫的地理分布，而根据碑文则可以判断受难者的身份及具体死亡日期，对教会捐赠的观察有助于我们研究人们面对流行病的宗教态度和社会心理，另外税簿反映瘟疫期间的人口和政府的经济回应，而许可证与诉讼则映照出瘟疫时期的社会秩序。更有趣的是，"流行病可能与国王和女王去罗马的旅游（分别在1474年和1475年）有关。某种程度上，它意味着国王在国外更安全……"② 但也需谨慎对待这些资料，因为在瘟疫时代，捐赠和遗嘱往往在主人死之前很久就被拟出，这些文书是私人物件，具有很强的个人主观性，遗嘱和捐赠的内容可以被随意理解。而且"有一个更大的问题，即所涉及的遗嘱通常没有确切的日期"。③ 税簿往往容易因人口的流动而失准，艺术和建筑遗迹所揭示的社会化问题是否具有代表性也需要仔细斟酌。

第二，"方法多样化"的研究手段。历史上的瘟疫如果仅靠医学实验的手段，恐难得出特定时代疾病的本质；若仅靠历史学的史料编纂技术，更难通过疾病来分析社会状况。因此需要借助多种方法综合研究疾病的本原和映射的社会经济文化。本书运用集体传记学（prosopography）、统计模型等多种方法，研究黑死病期间的特殊社会群体、死亡率、鼠类种群的规模数量以及流行病之间的相互作用等问题。这里仅以集体传记学为例。

---

① Lars Bisgaard, "Danish Plague Patterns, 1360 – 1500," p. 87.

② Lars Bisgaard, "Danish Plague Patterns, 1360 – 1500," p. 105.

③ Lars Bisgaard, "Danish Plague Patterns, 1360 – 1500," p. 91.

"集体传记学是指通过对历史中一群人的生活的研究，对之共同的背景特征的探索。它采用的方法是：先确定一个要研究的范围，然后提出一组相同的问题，如关于生卒、婚姻与家庭、社会出身和继承的经济地位、居住地、个人财富的数量与来源、职业、宗教信仰、任职经历等。通过对这些范围中个人之各种类型信息的并列与组合，通过对重要变量的考察，所要研究的既包括这些变量内在的关联，也包括它们与其他行为或者行为方式的联系。"① 对于疾病的研究，集体传记学关注的问题超越了对病理机制、死亡率等描述内容的研究，更加关注群体之间相互行为的分析。利用这种方法，可以研究瘟疫过程中出现的特定群体，如圣徒和农民的社会地位与生活状况、牧师的情况等；利用这种方法，可以 "追踪一个人死亡期间的某些信息，来粗略估计更多人的死亡时间"②；利用这种方法，可以根据一小组神职人员的活动，来判断所在地区神职人员群体的社会活动与相互关系。为了进行相对准确的研究，我们运用集体传记学方法的时候应注意所选取的群体是否具有代表性，所使用的文献资料是否丰富翔实。

第三，"多学科交叉"的研究方法。动物考古学（Archaeozoology）主要研究的是：古代存在于各个地区的动物种类；复原当时的自然环境；探索古代人与动物的各种关系以及古代人类的某些行为。③ 在鼠疫的研究中，通过考古学和生物学的手段测量研究地区的鼠类及其宿主的生存条件，确定特定年代的鼠群生长环境，进而帮助我们研究在处理鼠疫的过程中人的社会活动。同样，树木年代学（Dendrochronology）是对树木年轮年代的研究，其原理是树木树干的形成层每年都有生长活动，根据年轮的数目可以推测树木年代，而根据年轮的宽窄则可以推测当时的生态气候。④ 在已经过去很久的流行病研究中，其意义在于确定树木的年代、当时社会环境下的气候生态以及建筑活动等，继而判断流行病是否侵袭过某

---

① L. Stone, "Prosopography," *Daedalus*, Vol. 100, No. 1, Historical Studies Today (Winter, 1971), pp. 46 – 79. 转引自刘兵：《关于科学史研究中的集体传记方法》，《自然辩证法通讯》1996 年第 3 期，第 49 页。

② See Janken Myrdal, "The Black Death in the North: 1349 – 1350," p. 80.

③ 参见袁靖：《研究动物考古学的目标、理论和方法》，《中国历史博物馆馆刊》1995 年 6 月 30 日，第 59 页。

④ 参见王树芝：《树木年代学研究进展》，《考古》2001 年第 7 期，第 47 页。

地、什么时候入侵以及病菌与当时的气候是否相适应等问题。心理学对疾病研究也作用甚大，通过社会心理学可以研究人们对重大疾病的社会心理压力和生产生活态度，而认知心理学辅助我们理解流行病期间的特殊经济行为、其过程和针对环境刺激所做的适应。

结　语

可以发现，《与黑死病同在》一书在内容上既有继承亦有突破，研究方法跨学科、多角度。总体上文集研究呈现以下特点：

第一，"开拓性"的历史地位。21世纪伊始，针对西方黑死病开展的全面研究已经呈现繁荣景象，此次会议一方面是对黑死病研究集大成者观点的继承，例如黑死病的成因研究，乔治·莫森继承了乔治·本尼迪克特（Ole J. Benedictow）所提出鼠类身上的跳蚤是黑死病的成因一说，并讨论了多种蚤类及其生存的可能性；詹森·米达尔和孔德森等人则继承了科恩的传染病理论，即黑死病与19世纪的腺鼠疫已不是同一种疾病了，并且添加了来自斯堪的纳维亚的新材料来支持这种理论。另一方面是空间上的开拓性研究。以往的研究偏重于西欧，认为黑死病发难于南部意大利，到英国影响达到最大，结束于气候寒冷的北欧，但学界对北欧关注甚少。本次座谈会对中北欧瘟疫进行专题讨论，例如瓦佐尔德和米达尔分别对1348—1350年中欧与1349—1350年北欧的黑死病进行了继承性研究，而比斯加特和孔德森则比较了14世纪和19世纪丹麦的瘟疫传播模式与进程，其意义在于在黑死病全面性研究的大背景下，更能体现研究的完整性，也为历史学家继续研究黑死病提供一个出路。

第二，长时段的比较意识。关于1348—1351年的黑死病，学界研究资料已汗牛充栋，而19世纪的现代腺鼠疫已经被医学家和史学家所熟悉，但将大流行病放在历史长时段的背景下进行比较则较少受人关注。乔治·莫森从气候和生态环境方面反思19世纪90年代的瘟疫，与克里斯坦森所研究的中世纪黑死病进行对比。莫森指出："依赖现代瘟疫动态学的基本概念，去区别欧洲中世纪后期和现代早期的流行病，是医学史家必须面临的挑战"。① 研究北欧的学者们相继列出数据，以分析斯堪的纳维亚半岛黑死病的历史变迁，不仅将各个时段瘟疫的本质、传播方式进行比较分析，也关注同一时段内瘟疫的社会视角，如黑死病和后来瘟疫的流行病学、人口学和经济学影响，而建筑物和绘画艺术则是其长时期影响的产物。对黑死病的研究不仅针对疾病的本质及其社会影响，更要将"人"的主观能动性发挥起来，比斯加特列举了中世纪社会各方面对瘟疫的多种思考、解释和回应，注重"人"的历史意识。

由此可见，我们在研究黑死病的时候，应该把疾病置于社会文化的视野下，分析瘟疫对社会、经济生活造成的历史影响以及对现世的借鉴作用。同时，在研究疾病时，也应具有人文关怀意识，立足当下的医学社会，关怀人类终极的身心健康。

（高阳，陕西师范大学历史文化学院硕士研究生）

---

① Ole Georg Moseng, "Climate, Ecology and Plague: The Second and the Third Pandemic Reconsidered," p. 23.

CONTENTS & ABSTRACTS

Special Issue: IHOs and History of Medicine and Health

Research Articles

Abstract What is international health organizations' scope of action? This paper conceptualizes international health organizations as both purposive and strategic. Purposive actors have independent objectives and goals. The purposive character of many international health organizations is the outcome of a clear organizational mission and a bureaucracy that is recruited from a relatively unified professional community. As strategic actors, international organizations do not only have independent goals but also act and utilize rational means to achieve those goals. The paper describes the types of strategic action that are available to international health bureaucracies, including both passive and strategic responses. The paper makes the comparative – historical argument that recent transformations in the global health architecture mean that international health organizations today are both less purposive and less successfully strategic than in the past. Finally, the paper identifies a number of methodological implications of viewing international organizations as purposive and strategic actors.

028　The Idea of a 'Health System' and the Coming of Comparative Health Systems Research, 1891—1969

Martin Gorsky

Abstract　In recent decades 'health systems' has emerged as a powerful organizing idea in international health, as an area of both policy and research. The term signals a holistic conception of the way medicine is financed, provided and regulated in modern states. It depicts this as an interlinked set of relationships, which, once identified and measured, may be modified to achieve greater efficiency, effectiveness and equity. But how did this idea arise? This article develops a genealogy of the concept, beginning in the early twentieth century when the linguistic usage of 'system' moved from the natural sciences to the social world. Essentially descriptive it also carried a favorable political overtone of greater state agency in medical organisation. The next section introduces three writers who pioneered the definition, typologies and indicators of health systems: Odin Anderson, Milton Roemer and Brian Abel – Smith. Their work is set in context of the emerging disciplines of health services research, an interdisciplinary enterprise shaped by sociology, epidemiology, economics, cybernetics and operational research. Next the role of the League of Nations Health Organization and the World Health Organization is described. Finally, the extent to which the 'health systems' concept has been associated with the progressive left is evaluated.

058　French Colonialism and the Battle against the WHO Regional Office for Africa

Jessica Pearson – Patel

Abstract　This paper explores the conflict between the French colonial administration in sub – Saharan Africa and the World Health Organization (WHO) in the aftermath of the Second World War. It argues that an evolving French empire often found itself at odds with changing structures of international cooperation after 1945, especially against the backdrop of mounting anti – colonial sentiment at the United Nations. In an effort to defend their empire against growing "interference" from UN agencies like the WHO, French colonial officials and doctors developed new forums for inter – colonial cooperation, such as the Commission for Technical Cooperation in Africa South of the Sahara (CTCA). When the WHO finally established a Regional Office for Africa in the early 1950s, the office quickly became mired in political debates about the role that international organizations could play in colonial territories. The office—established in Brazzaville, the capital of French Equatorial Africa—achieved little in the first years of its existence and instead became an important source of concern for colonial administrators who feared that the office would become a focal point for different critics of empire.

073   Sailors and Syphilis on Europe's Waterways: International Health Organizations and the Rhine Commissions, 1900—1953

Slawomir Lotysz

Abstract   One of the effects of World War I was a significant increase in sexually transmitted diseases (STDs) among sailors in merchant fleets around Europe. The various governments and international health organizations attempted to formally coordinate their efforts to solve the problem. The Brussels Agreement, enacted in 1924, called for organisation of specialised medical centres in all major ports of the signatory countries. Special attention was paid to the problem of STDs in the Rhine River basin. In 1936, the so – called Rhine Commission was established to help solve the issue. However, both initiatives brought only moderate results. After World War II, a new Rhine Commission was set up, this time under the umbrella of the World Health Organization (WHO), and with more tangible results. Both incarnations of the Commission show the importance of close international cooperation in managing international health problems.

091 The Rockefeller Foundation and the Early Development of China's Public Health from Hybridity Approach

Qiusha Ma

Abstract The Rockefeller Foundation's deep involvement in China's public health development in the first half of the 20th century provides a valuable case to understand cultural confrontation and cultural hybridity. It includes four parts: 1) theoretical discourse on the Foundation's overseas medical work and an explanation of the hybridity approach, 2) public health education in the Peking Union Medical College, 3) advances in rural health care, and 4) public health in a comprehensive rural reconstruction program. Recognizing the Foundation's China work as an extension of its philanthropic ideology and policy at home, this study argues that the change in the Foundation's China interests from elite education to rural reconstruction was ultimately shaped by China's own reform efforts and catalyzed by individual cultural exchange agents with cross-cultural experience. The case studies to follow provide convincing examples of hybridity, a theory of cross-cultural encounters and combinations in post-colonial studies. As an outgrowth of cultural confrontation and conflict, the hybridity of two independent and distinctive cultures is inevitable, a process which produces mixed cultural entities of an "in-betweenness" nature.

121 Settling the Matter on Indian Soil: Frictions between WHO and UNICEF over Vaccination against Tuberculosis, 1947—1951

Niels Brimnes

Abstract Writing the history of international health organisations, it is important not to assume that they were in general agreement on the strategies to be promoted in the attempt to control disease. Even within the UN the approach varied between organisations. This article analyses disagreements between WHO and UNICEF over the place of BCG vaccination in tuberculosis control. First, it argues that BCG was promoted worldwide from the late 1940s due to UNICEF priorities, and despite scientific reservations about its value among medical experts from WHO. Second, it analyses how the introduction of BCG vaccination in India under the auspices of the Scandinavian vaccination initiative, ITC, went beyond short term demonstration without becoming a genuine mass vaccination effort. This undecided position is linked to the conflicting agendas of WHO and UNICEF. Finally, the paper analyses a conflict between the two organisations over the place of BCG in the future development of tuberculosis control in India. While WHO pressed for an integrated control programme, UNICEF and ITC Director Johannes Holm wanted pure, 'vertical' mass vaccination. It is argued that the approach taken by UNICEF prevailed in these encounters and fundamentally shaped the nature of TB control in India and beyond in the 1950s.

136　From Charity to Development: Christian International Health Organizations from 1945 to 1978

Walter Bruchhausen

Abstract　For international health, the turn of the Christian churches from medical care as a matter of charity and evangelizing mission to health as a developmental issue integrated into national health policies forms one of the major trends. The debates and results of this turn are investigated for several new Christian organizations. First the German aid organizations Misereor and Bread for the World were founded in 1959 and challenged traditional church services, not the least in health. Thereby they became pace – makers for similar developments in other European and North American countries and induced the foundation of international Christian health and development organisations like Medicus

Mundi and the Christian Medical Commission. This linking the churches' participation in broader public, political or societal issues such as 'development', 'universal coverage' or 'social justice' '*for the people*' to the experiences of local congregations and action groups, i. e. '*with the people*' has contributed to the unique outlook of the primary health care concept with its emphasis on '*by the people*'. Thereby, these international Christian organisations triggered a shift from strongly paternalistic, even authoritarian sanitation policies of states to participative health action.

154   The IHO as Actor: The Case of Cannabis and the Single Convention on Narcotic Drugs 1961

James Mills

Abstract   After the Second World War the United Nations (UN) assumed the role of the League of Nations in formulating and operating the international regulatory framework for narcotic drugs. It gathered masses of information from across countries and continents while acting as both a forum and an agent for the emergence of agreed approaches to a heterodox array of substances. This paper will examine the story of the inclusion of cannabis in the 1961 Single Convention on Narcotic Drugs. It will argue that in the years after 1945, it was officials at the UN and the WHO that played crucial roles in shaping opinions of the drug and in securing its place in the Convention.

176   Quest for the Regime Hegemony: The U. S. and the Establishment of the UN Fund of Control for Drug Abuse, 1970—1990

Yong – an Zhang

Abstract   The establishment and implementation of the United Nations Fund for Drug Abuse Control (UNFDAC) was mainly supported by the US government.   The War on Drugs since the Nixon administration not only promoted the passage of the United Nations drug conventions, but also improved the positive moves by the United Nations drug control mechanism. As one of the results, the United Nations established a special fund for drug abuse control and urged the international community to actively make contributions and share responsibility in international drug control. Indeed, from the positive side, the Fund projects have become a useful complement to the US bilateral narcotics control efforts, particularly as it provided the opportunity for the United States to get involved in some regions it considered to be undesirable. At the same time, the Fund as an important part of the international drug control system provided tangible material security for the implementation of international drug control conventions. However, the establishment of the Fund, fundraising or even the setting – up of the projects, was not only handicapped by the Cold War opponent Russia, but even "close allies" of the United States were dissatisfied by the initiative, and it even became a topic of US domestic partisan political debate. The attempts by the United States to seek international drug control regime hegemony undoubtedly faced many difficulties.

218   Endocrine Disruptors: an Evolving Health Concern in International Organizations

Iris Borowy

Abstract   Endocrine disrupting chemicals (EDCs) are compounds believed to bring the endocrine system of living beings, including humans, into disorder by mimicking hormones. This paper analyzes their adoption into the work program of International Health Organization (IHOs) and surrounding difficulties. Early examples of teratogenic effects involved scandals with drugs so that the risk was constructed as a medical or pharmaceutical risk. Meanwhile, potential health damages from chemical substances, especially plastics, were perceived as parts of environmental or occupational health. Beginning in the 1970s, several IHOs, notably the Organization for Economic Cooperation and Development (OECD) and the World Health Organization (WHO) established programs which assessed the health risks of chemicals according to a dose – response model. In the 1990s, these bodies began investigating evidence that some substances commonly found in the environment might affect children and adolescents long after mothers had ingested them. Research was complicated by the virtual omnipresence of some of the substances in question and by the need for a paradigm shift from toxic qualities to biomedical interference. However, while research was initially slowed by prior categorizations of chemical – related health safety it was facilitated by an inter – agency infrastructure of research commissions in which these categorizations had been cultivated. This infrastructure included a tradition of metastudies, which gradually indicated a real risk for an expanding range of disorders.

Archives and Documents

Book Reviews

注释凡例

本刊注释一律采用每页单独排序的页下脚注。注释序号用①，②……标识。具体注释规范详见如下：

（1）著作

标注顺序：责任者与责任方式/ 文献题名/ 出版地点/ 出版者/ 出版时间/ 页码。外文文献题名用斜体，出版地点后用英文冒号，其余各标注项目之间，用英文逗点隔开。示例：

余新忠：《清代江南的瘟疫与社会》，北京：北京师范大学出版社，2015 年，第 43 页。

李贞德主编：《性别、身体与医疗》，台北：联经出版公司，2008 年，第 12 页。

Robert Arnove, *Philanthropy and Cultural Imperialism*, *the Foundation at Home and Abroad*, Bloomington：Indiana University Press, 1982, pp. 19 – 28.

（2）译著

标注顺序：责任者/ 文献题名/ 译者/ 出版地点/ 出版者/ 出版时间/ 页码。示例：

约翰·伯纳姆：《什么是医学史》，颜宜葳译，北京：北京大学出版社，2010 年，第 11 – 12 页。

M. Polo, *The Travels of Marco Polo*, trans. William Marsden, Hertford-shire：Cumberland House, 1997, pp. 55, 88.

（3）析出文献

标注顺序：责任者/ 析出文献题名/ 文集责任者与责任方式/ 文集题

名/ 出版地点/ 出版者/ 出版时间/页码。示例:

陈志潜:《河北定县农村教学基地的建立经过》,政协北京委员会文史资料研究会编:《话说老协和》,北京:文史出版社,1987 年,第183 - 184 页。

Walter Bruchhausen, "Medicine between Religious Worlds: The Mission Hospitals of South - East Tanzania during the 20th Century," in Mark Harrison, Margaret Jones, and Helen Sweet, eds., *From Western Medicine to Global Medicine: The Hospital Beyond the West*, Hyderabad: Orient Black Swan, 2009, pp. 262 -293.

(4) 期刊

标注顺序:责任者/ 文献题名/ 期刊名/ 年期 (或卷期,出版年月)。英文期刊析出文献题名用英文引号标识,期刊名用斜体,下同。示例:

张勇安:《多边体系的重建与单边利益的诉求:以美国批准联合国1961 年麻醉品单一公约为中心》,(台北)《欧美研究》2006 年第 2 期。

Richard Brown, "Public Health in Imperialism: Early Rockefeller Programs at Home and Abroad," *American Journal of Public Health*, Vol. 66, No. 9 (Sep. 1976), p. 897.

(5) 报纸

标注顺序:责任者/ 篇名/ 报纸名称/ 出版年月日/ 版次。示例:

王旭东:《重视疾病史研究 构建新疾病史学》,《光明日报》2015 年03 月28 日,第 11 版。

(6) 未刊文献

A. 学位论文、会议论文等

标注顺序:责任者 / 文献标题 / 论文性质 / 地点或学校 / 文献形成时间 / 页码。示例:

张晓利:《陆士谔医学思想研究》,博士学位论文,北京中医药大学,2009 年,第 67 页。

景军:《定县实验:社区医学与华北农村》,陈志潜教授学术思想研讨会论文,2004 年,第 23 页。

B. 手稿、档案文献

标注顺序:文献标题 / 文献形成时间 / 卷宗号或其他编号 / 收藏机

构或单位。示例:

《傅良佐致国务院电》,1917 年 9 月 15 日,北洋档案 1011 − 5961,中国第二历史档案馆藏。

"Telegram from the United States Mission to the United Nations in New York to the Secretary of Department of State, July 7, 1970," RG 59 Central Foreign Policy Files, 1970 − 1973, SOC 11 − 5, Box 3018, National Archives, College Park, MD.

(7) 转引文献

无法直接引用的文献,转引自他人著作时,须标明。标注顺序:责任者/原文献题名/原文献版本信息/原页码(或卷期)/转引文献责任者/转引文献题名/版本信息/页码。示例:

章太炎:《在长沙晨光学校演说》,1925 年 10 月,转引自汤志钧:《章太炎年谱长编》下册,北京:中华书局,1979 年,第 823 页。

(8) 再次引证时的项目简化

同一文献再次引证时只需标注责任者、题名、页码,出版信息可以省略。示例:

余新忠:《清代江南的瘟疫与社会》,第 73 页。

Robert Arnove, *Philanthropy and Cultural Imperialism*, *the Foundation at Home and Abroad*, p. 28.

稿　　约

　　医疗社会史及相关领域研究的发端和发展有其内在深层的需要和逻辑，这种需要和逻辑既有学术性的，亦有社会性的，而近年随着"禽流感""埃博拉""寨卡病毒""雾霾"和其他非传统安全问题的纷至沓来，这种需要和逻辑愈发彰显。基于这种需要和逻辑，上海大学文学院历史学系创办了《医疗社会史研究》（*Journal of the Social History of Medicine and Health*）辑刊。该刊由中国社会科学出版社出版，每年 6 月和 12 月各出版一辑。

　　《医疗社会史研究》是一个鼓励多学科或跨学科研究路径，倡导扎实的原始资料运用，对论证分析风格不拘，对文体篇幅不限的医疗社会史及相关研究领域专业学术刊物。在此，我们热诚希望国内外学界同仁不吝赐稿，文章题材不限，既欢迎观点新颖、论证严谨的长篇佳作，亦欢迎介绍国内外研究动态、书评、专访等方面的精粹短篇。来稿务求恪守学术道德，谢绝一稿多发。

　　投稿注意事项：

　　1. 由于人力所限，来稿请一律使用 Word 文档通过 e-mail 投稿。

　　2. 来稿请附 300 字以内的中英文提要和 3～5 个中文关键词。

　　3. 来稿请注明作者真实姓名、工作单位和联系方式。

　　4. 本刊实行专家匿名审稿制度，收到稿件 1 个月内无论是否刊用，均会答复作者。

　　5. 来稿引文与注释规范，请参考本刊《注释凡例》。

　　本刊联系方式：

　　投稿邮箱：jshm2016@126.com

　　通讯地址：上海市宝山区上大路 99 号《医疗社会史研究》编辑部，邮编：200444